实用临床专科护理

◎主编 李秋燕等

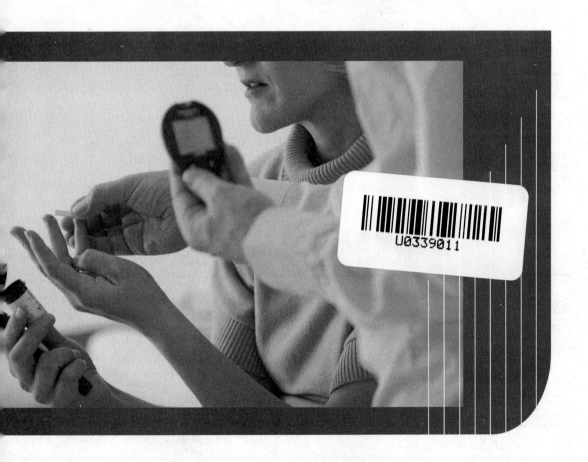

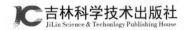
吉林科学技术出版社
JiLin Science & Techonlogy Publishing House

图书在版编目（CIP）数据

实用临床专科护理 / 李秋燕等主编 . 一长春：吉林
科学技术出版社，2023.8

ISBN 978-7-5744-0490-8

Ⅰ.①实… Ⅱ.①李… Ⅲ.①护理学 Ⅳ.①R47

中国国家版本馆CIP数据核字（2023）第105674号

实用临床专科护理

主　　编　李秋燕等
出 版 人　宛　霞
责任编辑　许晶刚
封面设计　吴　迪
制　　版　吴　迪
幅面尺寸　185mm×260mm
开　　本　16
字　　数　360 千字
印　　张　14.5
印　　数　1–1500 册
版　　次　2023年8月第1版
印　　次　2024年2月第1次印刷

出　　版　吉林科学技术出版社
发　　行　吉林科学技术出版社
地　　址　长春市福祉大路5788号
邮　　编　130118
发行部电话/传真　0431-81629529 81629530 81629531
　　　　　　　　　81629532 81629533 81629534
储运部电话　0431-86059116
编辑部电话　0431-81629518
印　　刷　三河市嵩川印刷有限公司

书　　号　ISBN 978-7-5744-0490-8
定　　价　102.00元

《实用临床专科护理》编委会

主 编

李秋燕　佛山市妇幼保健院
曲晓云　山西省儿童医院（山西省妇幼保健院）
张丽芬　山西省儿童医院（山西省妇幼保健院）
陈君霞　晋城市人民医院
周　婷　山西省儿童医院（山西省妇幼保健院）
张玉霞　山西省儿童医院（山西省妇幼保健院）

副主编

杨心蕊　太原市妇幼保健院
赵晓芬　山西省中医院
许　静　山西省中西医结合医院
赵凤英　山西省肿瘤医院
潘　瑞　山西医科大学第二医院
雷　丽　山西省儿童医院（山西省妇幼保健院）
史红芳　山西省儿童医院（山西省妇幼保健院）
王晓晖　山西省儿童医院（山西省妇幼保健院）
陈晓玲　山西省眼科医院
郭彩虹　山西省眼科医院

编 委

林玲玲　揭阳市人民医院
陈　欢　昆明医科大学第一附属医院
黄丹波　宁波大学附属第一医院
郑丹萍　宁波大学附属第一医院

前　言

　　随着优质护理活动在各基层医院的深入开展,提高护士专科护理技能已经成为各基层医院的首要任务。基于目前基层医院存在各临床专科护理操作标准不一,护士对于新技术操作掌握不熟练等问题,编者结合自己多年的临床护理经验,组织各临床专科护理骨干编写了《实用临床专科护理》一书。

　　本书本着便捷、实用的原则,全面地将外科、妇产科、儿科等专科常用护理操作项目编写成册,多数护理操作均按照评估、准备、实施、评价四个阶段进行描述,内容清晰易懂,可操作性强,旨在帮助基层医院护士及护生加强临床专科护理技能学习,使之尽快胜任临床护理工作,规范其护理行为,在确保护理安全的前提下,保证临床护理质量。本书指导性、实用性强,既可作为基层医院护士及护生自我学习用书,又可作为临床专科护理技能培训用书。

　　由于编者水平有限,书中难免有不足之处,敬请读者指正。

编　者

目 录

第一章　手术室基础护理

第一节　手术区皮肤的消毒

皮肤表面常有各种微生物,包括暂居菌群和常居菌群,特别是当术前备皮不慎损伤皮肤时更易造成暂居菌群大量而繁殖,成为术后切口感染的因素之一。皮肤消毒的目的主要就是杀灭暂居菌,最大限度地杀灭或减少常居菌,避免术后切口感染。因此,严格进行手术区皮肤消毒是降低切口感染的重要环节。

一、常用消毒剂

常用皮肤(黏膜)消毒剂见表1-1。

表1-1　常用皮肤(黏膜)消毒剂

药名	主要用途	特点
2%~3%碘酊	皮肤消毒	杀菌谱广、杀菌力强,能杀灭芽孢 常温下可挥发,应密闭保存 消毒部位有脓血可降低消毒效果 对伤口黏膜有刺激性
0.5%碘附	手术区皮肤消毒、皮肤穿刺前消毒	杀菌力较碘酊弱,可杀灭肠道致病菌、化脓性球菌等,不能杀灭芽孢,无须脱碘
0.02%~0.05%乙醇	黏膜、伤口的冲洗	杀菌力较弱,腐蚀性小
70%~75%乙醇	颜面部、取皮区消毒,脱碘	杀灭细菌、病毒、真菌,对芽孢无效 对乙肝病毒等部分亲水病毒无效
0.5%氯己定	皮肤消毒	杀菌效力与碘酊相当,但无皮肤刺激性 杀灭细菌,对抗酸杆菌、芽孢有抑制作用
0.05%~0.1%氯己定	创面、颜面部、会阴、阴道、膀胱冲洗	杀菌力弱
0.1%苯扎氯铵	皮肤消毒	双链季铵盐,杀菌力强 杀灭细菌繁殖体和某些病毒、真菌 对皮肤和组织无刺激性 适用于对碘、乙醇过敏者

注:含有效碘0.5%=5000mg/L。

目前,手术区皮肤消毒、静脉穿刺等操作前皮肤消毒均采用0.5%碘附原液均匀涂搽

2 遍, 作用 3min。

二、消毒方法

1. 消毒原则

（1）充分暴露消毒区域。尽量将患者的衣服脱去，充分显露消毒范围，以免影响消毒效果。

（2）消毒顺序以手术切口为中心，由内向外、从上到下。若为感染伤口或肛门区消毒，则应由外向内。已接触边缘的消毒纱球，不得返回中央涂搽。

（3）消毒范围以切口为中心向外 20cm。

（4）消毒液干燥后，方可铺巾或贴膜。

2. 操作方法

（1）巡回护士检查皮肤清洁情况，如油垢较多或粘有胶布痕迹者，应用松节油擦净。若发现术前毛发较长者，应剪除。

（2）器械护士将盛有碘附纱球杯及敷料钳递给医生。

（3）医生夹取碘附纱球，按顺序涂搽皮肤 1 遍，更换消毒钳后再涂搽碘附 1 遍。

3. 注意事项

（1）使用消毒液擦拭皮肤时，需稍用力涂搽。

（2）碘附液不可浸蘸过多，以免消毒时药液流向患者其他部位造成皮肤灼伤。

（3）皮肤消毒时，应用两把无菌敷料钳分别夹持碘附纱球，以免消毒过程中污染。使用后的敷料钳不可放回器械台上。

（4）碘附消毒皮肤应涂搽 2 遍，作用时间 3min。

（5）在消毒过程中，消毒者双手不可触碰手术区或其他物品。

（6）消毒过程中床单明显浸湿，应更换床单或加铺一层干的布单后再铺无菌巾，以免术中患者皮肤长时间接触浸有消毒液的床单，造成皮肤灼伤。婴幼儿手术尤应注意。

（7）注意脐、腋下、会阴等皮肤皱褶处的消毒。

（8）实施头面部、颈后入路手术时，应在皮肤消毒前用防水眼贴（眼保护垫）保护双眼，防止消毒液流入眼内，损伤角膜。

三、消毒范围

1. 头部手术　头部及前额消毒范围如图 1-1 所示。

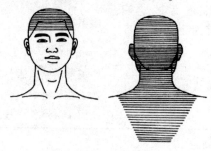

图 1-1　头部手术消毒范围

2. 口、颊面部手术　面、唇及颈部消毒范围如图 1-2 所示。

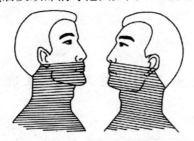

图 1-2　口、颊面部手术消毒范围

3. 耳部手术　术侧头、面颊及颈部消毒范围如图 1-3 所示。

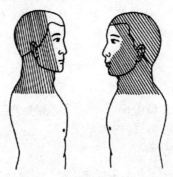

图 1-3　耳部手术消毒范围

4. 颈部手术

(1) 颈前部手术：上至下唇，下至乳头，两侧至斜方肌前缘。

(2) 颈椎手术：上至颅顶，下至两腋窝连线。如取髂骨，上至颅顶，下至大腿上 1/3，两侧至腋中线。

5. 锁骨部手术　上至颈部上缘，下至上臂上 1/3 处和乳头上缘，两侧过腋中线。

6. 胸部手术

(1) 侧卧位：前后过中线，上至肩及上臂上 1/3，下过肋缘，包括同侧腋窝。

(2) 仰卧位：前后过腋中线，上至锁骨及上臂，下过脐平行线。

7. 乳癌根治手术　前至对侧锁骨中线，后至腋后线，上过锁骨及上臂，下过脐平行线。如大腿取皮，大腿过膝，周围消毒。

8. 腹部手术　上腹部、下腹部消毒范围。

(1) 上腹部手术：上至乳头，下至耻骨联合，两侧至腋中线。

(2) 下腹部手术：上至剑突，下至大腿上 1/3，两侧至腋中线。

9. 腹股沟区及阴囊部手术　上至脐平行线，下至大腿上 1/3，两侧至腋中线。

10. 胸椎手术　上至肩，下至髂嵴连线，两侧至腋中线。

11. 腰椎手术　上至两腋窝连线，下过臀部，两侧至腋中线。

12. 肾手术　前后过腋中线，上至腋窝，下至腹股沟。

13. 会阴部手术　耻骨联合、肛门周围及臀、大腿上 1/3 内侧。

14. 髋部手术　前后过正中线,上至剑突,下过膝关节,周围消毒。

15. 四肢手术　周围消毒,上下各超过一个关节。

第二节　常用手术体位

手术体位是指在手术时的患者的姿势,不同科室的手术患者、不同的手术方式,手术体位也会有所不同。在手术时患者需要采取一定的手术体位,手术体位是否正确取决于暴露手术野是否充分、呼吸循环有没有受到影响。因此,熟练掌握手术体位的摆放尤其重要。

手术体位摆放的总体要求:患者各关节处于功能位、不过度牵引;充分暴露手术野、方便手术进行;固定牢靠,床单平整;上臂外展小于 90°,大血管、神经无受压,患者体表勿接触金属。

一、仰卧位

仰卧位包括水平仰卧位、颈仰卧位、斜仰卧位、侧头仰卧位、上肢外展仰卧位等。

1. 水平仰卧位　适用四肢、胸、腹部等手术。

(1)物品准备:头枕、膝、足垫各 1 个,约束带 1 条。

(2)方法及步骤:①患者仰卧于手术床上,头下放置头枕;②左右上肢放于身体两侧并中单或包布固定;③左右下肢伸直,膝下放置膝枕,足下宜垫足垫,以免左右下肢伸直时间过长损伤神经;④约束带固定于膝关节上 5cm,松紧度适中,防止损伤腓总神经(图 1-4)。

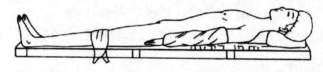

图 1-4　水平仰卧位

肝、胆、脾手术,术侧垫一小软垫,将手术床患侧摇高,使手术野有效暴露;前列腺摘除术,在骶尾部下面垫一海绵垫,将臀部稍抬高,便于手术操作;子宫癌广泛切除术,臀下垫一软垫,把手术床头背板摇低、腿部下垂,用肩托妥善固定肩部,防止滑动。

2. 颈仰卧位　适用口腔、颈前路、甲状腺、腭裂修补、扁桃体摘除、气管异物等手术。

(1)物品准备:肩垫 1 个、头枕 1 个、颈垫 1 个、啫喱头圈 1 个、约束带 1 条。

(2)方法及步骤:①肩下平肩峰放置肩垫并抬高肩部,颈下置颈垫,使头后仰达到充分显露手术野即可,不宜过度后仰,以免术后患者有强烈肩背部疼痛感;②颈下置颈枕,保证颈部不悬空;③头两侧置啫喱头圈,固定头部,避免晃动,便于手术操作;④放置器械台(图 1-5)。其余同“水平仰卧位”。颈椎前路手术,头稍偏向手术对侧;全麻扁桃体摘除,手术床头摇低。

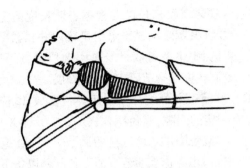

图1-5 颈仰卧位

3.斜仰卧位(45°) 适用侧胸前壁、前外侧入路、腋窝等部位手术。

(1)物品准备:棉垫4块、小软垫1个、海绵1个、搭手板1个、约束带3条。

(2)方法及步骤:①手术部位下垫一软垫,抬高患侧胸部,便于暴露手术野;②患侧上肢包裹好并固定在麻醉架上,金属物品不能接触到患者的皮肤,防止灼伤患者;③放置海绵垫于健侧并固定,防止滑动(图1-6)。其余同"水平仰卧位"。

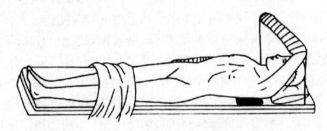

图1-6 斜仰卧位(45°)

4.侧头仰卧位 适用于颈部淋巴结清扫、耳部、颌面部等手术。

(1)物品准备:肩枕1个、啫喱头圈1个、约束带1条。

(2)方法及步骤:①患者仰卧,啫喱头圈垫于健侧头下,防止耳郭受压;②肩垫垫于肩下,将头偏向健侧。其余同"水平仰卧位"。

额面肿瘤切除术、颅脑翼点入路,上头架,将头架各螺丝旋紧,防止头架零件脱落,影响固定。同时,抬高手术床头。

5.上肢外展仰卧位 适用于上肢、腋窝、乳房等手术。

(1)物品准备:托手板1个。

(2)方法及步骤:患侧上肢外展置于托手板上,外展要小于90°,可以有效避免损伤臂丛神经。其余同"水平仰卧位"。

6.骨科牵引床的应用 适用于对位困难的股骨干骨折、股骨粗隆间骨折、髋关节镜手术等。

(1)物品准备:布套1个、棉垫4块、牵引床有关配件(会阴柱、牵引架、牵引臂、延长臂或缩短臂、腿架、双侧足托架等)。

(2)方法及步骤:①将患者向床尾方向移动至会阴柱;②将附着于骨科牵引床两侧的

牵引臂拉出,分开约 45°;③安装牵引杆长度要根据患肢长度而定;④在术侧牵引臂上装牵引架,对侧安装足托架;⑤将患者双足置于牵引足靴内并扣紧鞋带,足部包裹妥当并妥善固定;⑥卸去手术床尾腿板,调整患者双足及牵引架位置,保持距小腿关节的功能位,不过于跖屈或背屈;⑦术侧上肢于胸前固定,对侧外展。

(3)注意事项:①要在麻醉后方可进行牵引床体位摆放;②应注意保护患者隐私,会阴柱与会阴部之间要留有一定的间隙,避免压伤;③在 C 形臂 X 线机透视操作中要严格遵守无菌技术操作原则;④熟悉牵引架紧与松的调节方向,避免弄错,影响手术顺利进行;⑤牵引床各个关节要牢靠固定;⑥手术结束消毒各部件以备下次手术使用。

二、侧卧位

1. 脑科侧卧位　适用于颅后窝、枕大孔区、肿瘤斜坡脊索瘤手术等。

(1)物品准备:头枕 1 个、胸垫 1 个、下肢支撑垫 1 个、搭手板 1 个、可调节托手架 1 个、上下肢约束带 3 条。

(2)方法及步骤:①患者取侧卧位;②头下置头枕,使颈椎处于水平位置;③腋下放置胸垫,防止损伤腋神经;④双上肢固定于搭手板上;⑤胸腹部及背、臀部分别固定;⑥双下肢自然屈曲,前后分开放置,两腿间用支撑垫承托上侧下肢,并固定。

2. 一般侧卧位　适用于胸壁、肺、食管、腰部(肾及输尿管中、上段)手术等。

(1)物品准备:腋垫 1 个、头垫 1 个、双层托手架 1 个、骨盆挡板 2 个、约束带 3 条。

(2)方法及步骤:①患者取健侧卧位;②双手臂分别置于双层托手架上、下层;③取腋垫垫于腋下,为了避免压伤腋神经,腋垫距腋窝留有 10cm 距离;头垫放置于头下,注意保护耳郭,避免受压;④耻骨联合和背部分别用自带海绵垫的挡板固定;⑤下侧下肢自然屈曲,两腿之间置下肢支撑垫;⑥髋部用约束带固定。

肾及输尿管中上段手术,肾区对准腰桥或用腰垫垫高;患侧下肢伸直、健侧下肢屈曲 90°,抬高腰部;约束带固定髋部;将无菌单铺好后升高腰桥。

3. 髋部手术侧卧位　适用于髋臼骨折合并髋关节后脱位、股骨肿瘤、人工髋关节置换术、股骨干骨折切开复位内固定、股方肌骨瓣转位治疗股骨头无菌性坏死、股骨颈骨折或股骨粗隆间骨折内固定和股骨上端截骨术等。

(1)物品准备:下肢支撑垫 1 个、腋垫 1 个、头枕 1 个、方垫 2 个、挡板(肩托)2 个、约束带 1 条、骨盆挡板 2 个、双层托手架 1 个、束臂带 2 条。

(2)方法及步骤:①患者取侧卧位;②取腋垫垫于腋下;③双上肢向前放在双层托手架上并固定;④骨盆挡板 2 个分别放于患者腹侧的背部、耻骨联合上部,挡板与患者之间放置软垫挡住患者,保持体位不移动;⑤患者背侧的腰部、臀部各垫一软垫固定;⑥头枕垫于头下,保护耳郭;⑦支撑垫置于两腿之间并固定。

三、侧俯卧位

侧俯卧位(45°)适用于胸腰段椎体肿瘤、胸腹联合切口的手术、植骨术或人工椎体置换术;侧俯卧位(60°)适用于胸椎及腰椎后外侧入路的手术、胸椎结核肋骨横突切除、病灶清除术等。

1. 物品准备　腋垫 1 个、软垫 4 个、下肢支撑垫 1 个、双层托手架 1 个、骨盆挡板 2 个、约束带 3 条。

2. 方法及步骤　①术侧向上，身体呈半俯卧位(45°或 60°)；②将腋垫置于腋下；③双上肢向前放在双层托手架上并固定；④上侧下肢自然屈曲、下侧下肢伸直，两膝下置下肢支撑垫；⑤骨盆挡板 2 个分别放于患者腹侧的背部、耻骨联合上部，挡板与患者之间放置软垫挡住患者，保持体位不移动；⑥患者背侧的腰部、臀部各垫一软垫固定；⑦约束带固定髋部。

四、俯卧位

适用于头颈部、颅后窝、骶尾部、背部、颈椎后路、脊柱后入路、盆腔后路、痔等手术。

1. 物品准备　大软垫或啫喱垫 2 个、头架 1 个、方垫 2 个、弓形体位垫 1 个、小软圈 2 个、外科头托 1 个、约束带 1 条、束臂带 2 条。

2. 方法及步骤　①患者俯卧，头转向一侧或置于头架上(颅后窝、颈椎后入路手术)；②身体置于胸部弓形体位垫上，呈悬空胸腹部，保持呼吸运动不受限制，注意保护女性患者乳房；③双上肢自然向前放于头部两侧，避免指端下垂，用约束带固定；④双腿下放置软垫或啫喱垫，防止拉伤足背神经，膝关节上 5cm 处用约束带固定。

五、膀胱截石位

适用于肛门、阴道手术、尿道、会阴部、膀胱镜检查、经腹会阴联合切口、经阴道子宫切除、经尿道前列腺电切术等。

1. 物品准备　腿架 2 个、海绵垫 2 块、约束带 2 个、小软垫 1 个。

2. 方法及步骤　①患者仰卧；②放置腿架，腿与腿架之间用海绵垫保护并用约束带固定，松紧以双腿不下滑为度；③两腿高度为仰卧时曲髋的高度、腘窝自然弯曲下垂；双下肢外展；④取下手术床尾板，臀部移至手术床缘，垫软垫，有利手术操作；⑤为了防止手术床被冲洗液浸湿，臀下需垫橡胶垫；⑥将两侧手臂固定于搭手板上。

3. 注意事项　注意观察患者下肢的血供、皮温，手术结束复位时，慢慢单独放下双下肢，防止因回心血量减少，引起低血压。

六、坐位

(一)局部麻醉坐位手术

适用于局麻扁桃体手术、鼻中隔矫正、鼻息肉摘除等。

1. 物品准备　手术座椅、有座位功能的手术床、手术灯。

2. 方法及步骤

(1) 方法一：①患者坐在手术椅上；②头置于头架上并调好头架位置；③两手扶住手术椅把手。

(2) 方法二：①患者坐在手术床上；②摇高床头，摇低床尾，整个手术床后仰 15°，使患者屈膝半坐在手术床上，将软枕垫于膝下；③中单包裹双上肢固定于身体两侧。

(二)全身麻醉坐位手术

适用于颅后窝、颈椎后路手术。

1. 物品准备　脑科专用手术床及脑科头架、弹力绷带2卷、绷带2卷、棉垫数个、腹带1条。

2. 方法及步骤　①于患者一侧上肢建立静脉通道;②于肋缘下使用腹带固定于手术床背板上,可防止摆放体位时左右摇动及减少内脏血液流动;③双下肢用弹力绷带缠绕增加回心血量;④纱布遮盖双眼并涂眼膏;⑤缓慢升起手术床背板;⑥前额颞部上头架,呈低头、前屈,伸直枕颈部;⑦棉垫包裹双上肢向前并用绷带固定。

3. 注意事项　缓慢升起手术床背板注意监护生命体征变化;安装头架,注意避免气管、颈部血管受压或扭曲,头部前屈及旋转程度根据具体部位而定。

七、小儿手术体位

(一)婴幼儿仰卧位

1. 物品准备　大字架1个,四头带4根,约束带1条,中单2块,棉垫4块,背垫1个。

2. 方法及步骤

(1)1个月以内的婴儿

1)方法一:"大"字架固定法。患儿平躺在大字架上;腕关节、距小腿关节分别用四头带约束,并固定在大字架上。

2)方法二:患儿平躺在手术床上,双腿稍分开;腕关节、距小腿关节用棉垫包裹,用约束带分别将四肢固定于床缘。

3)方法三:襁褓固定法。用中单将患儿身体及双上肢包裹;用中单包裹双下肢,约束带固定于床缘。这种方法主要用于婴幼儿行气管镜、喉镜、食管镜检查。

(2)1岁以上的幼儿:同1个月以内婴儿的"方法二"。

(二)小儿俯卧位

1. 物品准备　小儿头托或啫喱垫1个、腋垫1个、小软垫3个、四头带2条、约束带1条。

2. 方法及步骤　①麻醉后,将患儿翻身置于手术床上;②将额面部置于头托或啫喱垫上,协助调整好麻醉管位置;③胸部置一软垫,将小软垫垫于两侧髂部;④为了不压迫足趾,将软垫垫于足背;⑤固定臀部。男婴手术,检查会阴部,防止外生殖器受压。

(三)注意事项

1. 根据婴幼儿体型大小,选择合适的体位垫。

2. 体位垫应选择无毒、无刺激、具有分散支压点特点的垫子。容易受压的部位最好选择啫喱体位垫(又称抗压体位垫)。

3. 俯卧位时,保证患儿腹部悬空。臀部约束带固定要牢固,防术中变动体位,造成患儿下滑。

第三节　器械护士基本操作

器械护士的基本操作是手术配合的基础,是手术安全、质量与效率的基本保证。器械护士常用的基本技术操作有穿针引线、器械传递、敷料传递、铺置无菌器械台等。

一、安装、拆卸刀片

刀片安装宜采用持针器夹持,避免割伤手指。安装时,用持针器夹持刀片前端背侧,将刀片与刀柄槽对合,向下嵌入;取下时,再以持针器夹持刀片尾端背侧,稍稍提起刀片,向上顺势推出刀柄槽。

二、穿针引线

术中对血管破裂出血或预防性止血常常需要进行组织结扎或缝扎,按不同部位的血管大小可采用不同的缝针、缝线,但穿针引线的技巧却是相同的。准确、快速地穿针引线,既方便术者操作,又缩短手术配合时间。因此,器械护士必须加强练习。常用的穿针引线法包括3种:穿针带线法、血管钳带线法、徒手递线法。

1. 穿针带线法

(1)标准:穿针带线过程中要求做到3个1/3,即缝线的返回线占总线长的1/3;持针器夹持缝针在针尾的后1/3处,并稍向外上;持针器开口前端的1/3夹持缝针。这样,术者在缝扎时有利于进针、不易掉线。传递时,将缝线绕到手背或用环指、小指将缝线夹住,使术者接钳时不致抓住缝线影响操作。常用于血管组织结扎。

(2)方法

1)右手拿持针器,用持针器开口端的上1/3夹住缝针的后1/3处。

2)左手接过持针器,握住中部,右手拇指、示指或中指捏住缝线前端穿入针孔。

3)线头穿过针孔后,右手中指顶住针尾孔,示指顺势将线头拉出针孔。

4)拉线过针孔达总线长的1/3后,右拇指、示指将线反折,合并缝线后卡入持针器的头部。

5)若为线轴,右手拇指、示指捏住线尾,中指向下用力弹断线尾。

2. 血管钳带线法

(1)标准:血管钳尖端夹持缝线要紧,以结扎时不滑脱、不移位为准。一般钳尖端夹持缝线2mm为宜,过多较易造成钳端的线移位,缝线挂不住组织而失去带线作用。传递方法同穿针带线法。常用于深部组织的结扎。

(2)方法

1)右手握18cm血管钳,左手拇指、示指持缝线一端。

2)张开钳端,与缝线并行方向夹住线头约2mm。

3. 徒手递线法

(1)标准:术者接线的手持缝线的中后1/3交界处,轻甩线尾后恰好留出线的前端给对侧手握持。尽量避免术者在线的中前部位接线,否则结扎时前端的缝线不够长,术者需倒手一次,增加操作步骤。

（2）方法

1）拉出缝线,右手握住线的前 1/3 处、左手持线尾端。

2）术者的手在中后 1/3 交界处接线。

3）当术者接线时,双手稍用力绷线,以增加术者的手感。

三、器械传递

1. 器械传递的原则

（1）速度快、方法准、器械对,术者接过后无须调整方向即可使用。

（2）力度适当,达到提醒术者的注意力为度。

（3）根据手术部位,及时调整手术器械。一般而言,切皮前、缝合皮下时递海绵钳夹持乙醇纱球消毒皮肤;切开、捏夹皮肤,切除瘢痕、粘连组织时递有齿镊,其他情况均递无齿镊;提夹血管壁、神经递无损伤镊;手术部位浅递短器械、徒手递结扎线,反之递长器械、血管钳带线结扎;夹持牵引线递蚊式钳固定。

（4）及时收回切口周围的器械,避免堆积,防止坠地污染。

（5）把持器械时,有弧度的弯侧向上;有手柄的朝向术者;单面器械垂直递;锐利器械的刃口向下水平递。

（6）切开或切除腔道组织前,递长镊、湿纱垫数块保护周围组织,切口下方铺治疗巾一块放置污染器械;切除后,递 0.5% 碘附纱球消毒创面,接触创缘的器械视为污染,放入指定容器;残端缝合完毕,递长镊撤除切口周围保护纱垫,不宜徒手拿取,否则应更换手套;处理阑尾、窦道创缘或残端时,应递 0.5% 碘附消毒。

2. 传递方法

（1）手术刀传递:注意勿伤及自己或术者,采用弯盘进行无触及式传递方法,水平传递给术者,防止职业暴露。

（2）弯剪刀、血管钳传递:传递器械常用拇指和四指的合力来实现,若为小器械,也可以通过拇指、中指和示指的合力来传递。传递过程应灵活应用,以快、准为前提。常用的传递法有 3 种。

1）对侧传递法:右手拇指握凸侧上 1/3 处,四指握凹侧中部,通过腕部的适力运动,将器械的柄环部拍打在术者掌心上。

2）同侧传递法:右手拇指、环指握凹侧,示指、中指握凸侧上 1/3 处,通过腕下传递。左手则相反。

3）交叉传递法:同时递两把器械时,递对侧器械的手在上,同侧的手在下,不可从术者肩或背后传递。

（3）镊子传递

1）手握镊尖端,闭合开口,直立式传递。

2）术中紧急时,可用拇指、示指、中指握镊尾部,以三指的合力关闭镊开口端,让术者持住镊的中部。

(4)持针器传递:传递时要避免术者同时将持针钳和缝线握住。缝针的尖端朝向手心、针弧朝背、缝线搭在手背或握在手心中,利用手腕适当力度将柄环部拍打在术者掌心上。

(5)拉钩传递:递拉钩前应用盐水浸湿。握住拉钩前端,将柄端平行传递。

(6)咬骨钳传递:枪状咬骨钳握轴部传递,术者手接柄部;双关节咬骨钳传递,器械护士手握头端,术者手接柄部。

(7)锤、凿传递:左手握凿端,柄递给术者左手;右手握锤,手柄水平递术者右手。

四、敷料传递

1.敷料传递的原则

(1)速度快、方法准、物品对,不带碎屑、杂物。

(2)及时更换切口敷料,避免堆积。

(3)纱布类敷料应打开、浸湿、成角传递,固定带或纱布应留有一端在切口外,不可全部塞入体腔,以免遗留在组织中。

2.传递方法

(1)纱布传递:打开纱布,成角传递。由于纱布被血液浸湿后体积小而不易发现,不主张在切口深、视野窄、体腔或深部手术时用于拭血。必须使用时,应特别注意进出的数目,做到心中有数。目前均采用致密纱编织的显影纱布,可透过 X 线,增加了体腔手术敷料使用的安全性。

(2)纱垫传递:成角传递。纱垫要求缝有 20cm 长的布带,夹层中含有显影钡线,使用时,将布带留在切口外,防止误入体腔。

(3)其他敷料的传递:用前必须浸湿。

1)带子传递:传递同"血管钳带线法"。常用于结扎残端组织或对组织进行悬吊、牵引。

2)引流管传递:常用于组织保护性牵引,多用 8F 导尿管。18cm 弯血管钳夹住头端递给术者,反折引流管后,用 12.5cm 蚊式钳固定。

3)橡皮筋传递:手指撑开胶圈,套在术者右手上。用于多把血管钳的集束固定。

4)KD 粒(花生米)传递:常用于深部组织的钝性分离。用 18~22cm 弯血管钳夹持递给术者。

5)脑棉片传递:多用于开颅手术时,将棉片贴放于组织表面进行保护性吸引。脑棉片一端要求带有黑色丝线,以免遗留。稍用力拉,检查脑棉片质量。浸湿后示指托住、术者用枪状镊夹持棉片的一端。

第四节 常用手术仪器的管理

随着外科手术新技术的开展,进入手术室的仪器越来越多,而且向着越来越精密、贵重的趋势发展。怎样使仪器能长期在手术中发挥应有的作用,并把损耗程度降至最低水平,这与手术室对仪器的管理密切相关。手术室对仪器的管理除设有一般的常规管理制度外,还应根据每台仪器的性能,制定不同的管理制度,确保仪器的正常运转,满足手术的需要。

一、手术仪器的一般管理制度

1. 建立档案　每台仪器领回后,应把仪器的名称、生产厂家、购买时间、价格、责任人和使用科室等填写在账本上,或输入计算机管理。对随机带来的全部资料如使用说明书、操作手册、维修手册和电路图等装袋进行集中保管,便于查询维修。

2. 加强培训　一台新仪器引进后,应由厂商技术人员介绍仪器的性能,使每个人都能熟悉仪器的使用原理,操作步骤,清洁、消毒灭菌和保养方法,并组织考核。

3. 操作指引　给每台仪器制作操作流程图,跟随仪器放置,随时提供使用操作提示。用于手术台上的部件应拍照全套图片,以作为使用、包装指引,防止损坏和丢失。必要时,请专业技师协助。

4. 使用登记　设置仪器日常使用登记本,记录日常使用情况、运行状况及仪器保养和维修情况。抢救用仪器应每天进行检查和记录,确保正常运行。

5. 专人保管　指定专人负责管理,护士长定期检查。所有仪器设备定位放置,使用后应立即归原,如贵重仪器室或指定的手术间。同时必须有防尘、防潮设施。

6. 清洁保养　使用后需要清洗处理的部分应立即处理,拆洗的配件应及时安装,防止零件遗失。检查仪器做到“三查”,即准备消毒灭菌前查、使用前查、清洁后查,发现问题及时请专业人员维修。有条件的医院可在手术室内设立简易维修室,由一名医学工程师担任仪器的定期检查和维护,及时排除使用中的故障,保证手术的顺利进行。

二、高频电刀

高频电刀广泛应用于外科手术中进行切割止血已有 30 多年的历史,其原理和使用方法早已被人们所熟悉,经过多年的发展,其使用功能及安全性已得到了大大提高。

1. 特点

(1)由微电脑控制,面板控制采用触摸式设计,输出功能以数字显示,输出时伴有不同的声光指示,操作者一目了然。

(2)浮地式输出(隔离式输出),输出的切割及凝血电流均从负极板返回,从根本上避免患者身体其他接触部位灼伤的可能。

(3)各输出口的输出功能单独激活,可以保护医生并避免患者被不需要激活的配件误伤。

(4)具备患者回路负极板接触质量监测系统,一旦负极板接触面积减少,电阻增大至不安全水平时,机器即自动报警并停止输出。

(5)有混合型功能,各种电刀笔有手控和脚控开关,可满足不同手术所需,操作方便、效果好。

2. 使用注意事项

(1)现代高频电刀功能设计多,在使用前应认识电刀的型号、功能、功率及使用方法。

(2)选用一次性负极板,电极板要平坦,紧密粘贴于肌肉丰富部位,面积≥10 平方英寸,勿放置在毛发、脂肪多及瘢痕、骨突处,避开受压、远离心电监护的电极;若小儿体重低于 15kg,则应选择婴幼儿专用负极板,放置于大腿、背部、腰部等平坦肌肉区。患者身体其他部位避免与手术床上的金属部分接触,要正确接好电源。

(3)正确连接各种连接线,使用前测试机器运转是否正常,在使用中或暂停使用期间有接触不良或异常声音发出时,应立即停止使用,并通知专业人员检查原因。

(4)电刀笔分一次性和可复性使用两种。一次性电刀笔遵循一次性使用原则;可复性电刀笔用后应按照器械清洗要求,洗净晾干,送高温或低温蒸气灭菌处理。

(5)加强术中电刀笔管理。将电刀笔固定于安全位置,术中及时清除刀头上的黏痂组织,以免影响使用效果;使用完毕可用湿水布将污血擦净晾干,避免直接用水泡洗;不用时及时撤离手术野置于器械台上或绝缘胶套筒内,防止坠下污染或手术医生非正常使用激活电刀笔开关而灼伤患者。手术需要使用两支电刀笔时,必须使用两台电刀主机。

(6)避免在有挥发性、易燃、易爆气体的环境中使用高频电刀。在气道部位手术使用时应暂时移开氧气;乙醇消毒皮肤后,需待乙醇挥发方可使用,手术台上使用后的乙醇纱球应立即弃去。

(7)对体内存放金属置入物、心脏起搏器、人工电子耳蜗、脑部深层刺激器、脊椎刺激等患者,应使用双极电极止血。特殊情况必须使用时,应请心脏科医生会诊,并在专业技师严密监视下使用。

三、双极电凝

双极电凝止血可靠,可电灼 1.0mm 以下的小血管或其分支,而不致损伤周围组织;能用于分离组织,塑形动脉瘤颈而不影响载瘤动脉。因此已广泛用于神经外科、脊椎骨外科、整形、颌面及耳、鼻等手术的使用,尤其是体内存有心脏起搏器、金属置入物(如钢板螺钉)、人工电子耳蜗、脑部深层刺激器、脊椎刺激器者。有功能单一的机体,也有与高频电刀结合使用的结合型机体,一般由主机、脚踏控制板、输出电线和电凝镊子组成。使用注意事项如下所述。

1. 双极电凝对组织损伤范围的大小取决于两个因素:单位组织通过的电流密度和电凝镊与组织直接接触的表面积。因此,为了达到既能有效地破坏某一结构,又能最大限度地避免对其他组织不必要的损害,根据手术部位和组织性质应选用 0.3~1.0mm 宽的镊尖,电凝输出不超过 4W(负载 100Ω 时,<22W)。

2. 手术野不断用生理盐水冲洗,以保持手术野洁净,并避免温度过高影响周围组织重要结构,同时可减轻组织焦痂与电凝镊子的黏附。

3. 每次电凝时间约 0.5s,重复多次,至电凝标准,间断电凝比连续电凝能更有效地防止镊子与组织粘连,以避免损伤。

4. 黏附于电凝镊子上的组织焦痂应用湿纱布或专用于擦电凝镊子的无损伤百洁布擦除,不可用锐器刮除,否则会损伤镊子表面的特殊结构而使镊尖更易黏附焦痂组织。

5. 在使用双极电凝时,镊子的两尖端应保持一定的距离,不可使两尖端相互接触而形成电流短路,失去电凝作用。

6. 在重要组织结构(如脑干、下丘脑等)附近电凝时,电凝输出功率要尽量小。

7. 脚踏控制板在使用前应套上防水的塑料套,以防止术中的血液及冲洗液弄湿脚踏控制板而难于清洁及引致电路故障;使用完毕,要将脚踏控制板擦洗干净,与主机放在一起。

8. 输出电线在清洁时要避免被刀片等锐利器具损坏电线的绝缘胶,以免在使用中造成线路短路。

9. 镊子尖端较精细,在使用、清洁、放置时要注意保护前端,勿与其他重物堆放在一起。镊子除尖端部分外一般涂有绝缘保护层,清洁时切勿用硬物刮除,否则在使用中易造成周围组织的损伤。如果使用没有绝缘保护层的镊子,则镊子不能接触非使用部位的周围组织,以免造成损伤。

10. 使用完毕,镊子、电极线应按手术的方式处理,灭菌前镊尖应上保护套。

四、螺旋水刀

ERBE 螺旋水刀是通过电动液压泵对水压进行精确控制而达到有选择性解地剖人体组织的一种非热力手术器械,由主机、介质筒内装分离介质(生理盐水)、笔式手柄和脚踏开关四部分组成,其中手柄前端为 $\Phi 120\mu m$ 的喷嘴,外套抽吸管。适用于开放性手术、腹腔镜手术及显微外科手术等。

1. 作用原理及特点　通过压力发生系统,使分离介质从 $\Phi 80\sim 120\mu m$ 的喷嘴中射出,快速旋转的高压水束沿着组织的自然界面作用并形成一个膨胀空间,对软的实质组织进行分离和切割。由于不同组织在相同水压下特性各异,可通过对水压的调节和控制,既达到组织切割,又不损伤血管、胆管、淋巴管及神经。

特点:具有高度灵活的组织选择性,组织分离定位准确;不损伤周围组织,切除时对器官损伤小,不会对组织产生热损伤;出血少,手术时间短;分离冲洗与液体抽吸使手手术野保持清晰。

2. 操作步骤

(1)打开电源,"O"表示关,"I"表示开。

(2)按触摸屏上的"中文"键。

(3)按触摸屏上的"开始"键。

(4)按触摸屏上的"继续》"按键,进入"水刀压力设定值"面板(水刀操作面板)。

(5)通过"▼""或"▲"设置术中最大压力值(表1-2)。

(6)安装介质筒和刀柄。逆时针旋转打开主机上的介质筒盖,拆除无菌介质筒外包装,将介质筒瓶口上顶介质筒盖内口使之对合卡住,然后将介质筒放入介质槽中,顺时针拧紧介质筒盖;将器械护士递下的刀柄尾部通过介质筒盖中正上孔垂直插入,并与介质连通,此时能听到固定槽内发出"咔嚓"声,表明手柄与压力介质筒连接完毕。按下压力控制阀门盖,将手柄上的喷水导管置于盖帽下,松手后导管自动被固定。操作完成后按压"继续"键,进入"脉冲/吸引"设置面板(图1-7)。

表 1-2　水刀压力设定值一览表

名称		参考水压(bar)	手术特点
直肠系膜全切除		50~60	可保护下腹神经和下段神经丛
肝	正常肝	35~45	选择性分离组织,保留血管、神经、胆管和淋巴管
	脂肪肝	20~35	
	肝硬化	40~60	
肾部分切除		16~22	减少术中出血
耳鼻喉		30~100	精细切割组织,损伤小
髓核切割冲洗		30~40	可保护椎间盘的纤维环完整无损
开放颅脑手术		6~120	对脑组织损伤小,减少出血

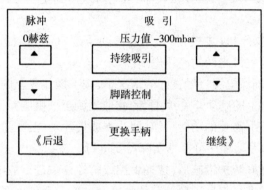

图 1-7　水刀操作面板

(7)通过触摸屏上的"▼"或"▲",根据手术需要设置抽吸或脉冲模式,然后按"继续》"键,进入"手术工作"面板,设备呈备用状态。

(8)开始使用。

3.注意事项

(1)开机后,所有的器械必须在"压力介质筒未锁定"操作面板的界面上安装,否则无法安装。

(2)正常手柄尾部的针端有一保护胶套,使其在进入介质筒的过程中保护无菌,因此,在插入介质筒时应连同保护胶套一并插入,不能拆除。

(3)水刀如操作不正确会造成水雾和泡沫。这种情况常发生于在高压下水刀喷嘴与组织作用只有 1~2cm 时。因此使用时,喷嘴与组织的距离为 2~3mm,有效切割深度在 5~10mm,同时应用吸引装置。如距离过远会影响手术视野,也会因水花反溅引起水雾。

(4)对新开展的手术,开始工作时选用较小的压力,然后根据需要调整水压,以提高水束分离组织的速度。术中如果感到切割困难时,可利用脚踏对压力再次进行调整。

(5)加强术中手柄的使用管理。手柄作用于组织时,应来回移动,不应长时间停留在组织上的某一固定位置,以免损伤周围组织或器官。不用时,则应及时收回。

（6）介质筒和手柄都是一次性使用。紧急情况下，可将其进行低温蒸气灭菌，术中由器械护士用 50mL 注射器通过介质筒瓶口注入无菌盐水。

（7）设备具有的切割分离和吸引功能可独立使用，其吸引装置配有特制的吸引袋，也可利用其他电动或负压吸引装置，其效果一样。

五、C 形臂 X 线机

C 形臂 X 线机简称 C 形臂机，是一种可移动式的 X 线机，有可推动式和固定吊天花式两种，常应用于手术室配合外科手术作定位使用。它的结构较简单，将全部机件装在活动车架上，移动方便，并且可通过影像增强器在显示器上直接显示被检查部位的 X 线图像。一般由高压发生器、X 线管、操纵控制系统、显示器等组成。较好的 C 形臂机还可自动保留数份图像，供反复观看，需要时翻录到 X 线软片上。近年发展的 C 形臂机，它是在 C 形臂机的基础上多了一个 X 线接收器，可同时观看到正、侧面的透视情况。

1. 操作步骤

（1）松开脚刹，将操作机（主机）推至床边，显示器放于易观看的位置。

（2）连接显示器与主机之间的高压电缆。

（3）插上电源，在确保电源接触良好的情况下，按下操作盘上的电源开关。

（4）松开 C 形臂机上的制动开关，将球管、接收器调至拍摄位置，然后锁紧各制动开关。

（5）在操作盘上按下需要的功能按钮，即透视或拍片功能，能量大小的调节可选择手动或自动程序调节，如手动程序可根据实际需要进行。

（6）待工作人员做好防护措施后，选择手控或脚控开关进行放电拍摄。

（7）显示器上的图像可根据需要调节清晰度及方位。

（8）拍摄完毕，按下操作盘上的电源开关按钮（红色），将电源插头拔下，并盘好电源线。

（9）把 C 形臂机退出手术野，分离主机与显示器之间的高压电缆，然后将主机及显示器推回原处，锁紧所有制动开关。

2. 仪器保养

（1）经常保持清洁，保证机器在使用时无尘，以防机器靠近手术部位时，尘埃落在手手术野内，同时也可防止灰尘引起 X 线管面放电而导致球管破裂。

（2）勿使高压电缆过度弯曲或经常摩擦受损。

（3）操纵人员须经培训后方能使用，非专业人员勿随意摆弄或拆开机器。

（4）推动式 C 形臂机体积大，移动不太方便，故应放置在经常使用的手术间附近，移动时需注意控制好方向，防止臂部撞击而破坏球管。

3. X 线的防护措施　手术室内应设有防 X 线的专用手术间，手术室四壁及天花板需用防 X 线透视的材料制造。备有可移动的铅挡板及供手术人员穿用的铅裙、铅手套及铅颈围（保护甲状腺）等。室内人员尽量离开球管和患者 2m 以上，任何与患者距离必须在 0.91m 内的人员应穿铅制防护用品，避免原发射线的照射。拍摄期间，打开手术间门口红色警示灯，以免其他人员误入。

4. 无菌操作　在手术中操纵使用时，要注意无菌操作，可预先在手术区域面上另铺设无菌单,待照射完毕揭去,或在 C-臂两头套上灭菌布套,以免污染手术区域。在拍摄时,手术组人员若暂时离开手术间,在恢复手术前,必须重新更换手术衣和手套。

另外,为能满足不同手术部位的定位照射,最好能配备方便 C 形臂机操纵的手术床。

C 形臂机的最大特点是双侧面同时定位,一次成像可获得正、侧位的立体定位效果,不用重复移动机器。

六、手术导航系统

1.神经外科手术导航系统

(1)工作原理及特点:神经外科手术导航系统是手术辅助设备。它包括医学影像工作站及一套与之相连的空间定位装置。使用中,首先由医学影像工作站获取患者的 MR 或 CT 扫描数据并重构任意方向的二维和三维图像,帮助医生更好地理解脑内结构关系,然后由高精度的空间定位系统将患者头部实际位置与扫描图像进行配准。这样,医生在术前可以通过该系统的软件模拟并在多种图像显示模式的辅助下比较、分析各种手术方案,选择并熟悉最佳入路。手术中,依靠空间定位及预设方案的引导做到钻孔和入路的精确定位,直线达到靶点,使手术更安全、更快速、切除更彻底。对病变部位较深、体积较小及某些肉眼或显微镜下观察无明显界限的情况,导航系统的应用意义更为重大。

特点:①多途径的医学影像数据获取,包括网络传输、光盘中转、胶片扫描、视频采集等;②多模式的影像显示分析,包括二维的正交面、棒视图、轨迹视图和三维的表面显示、半透明显示、复合剖面显示以及电影回放;③高精度的动态光学跟踪定位技术,定位精度 0.35mm(RMS),可跟踪有线及无线引导棒和常用手术器械;④强大的功能软件,可进行病灶定位,确定手术入路,多角度、多模式观察手术路径,进行病灶深度、面积、体积计算等;⑤大规模图像文件管理,打印输出手术方案报告;⑥可配接多种型号的显微镜;⑦与 Anatom 新世代全身螺旋手术 CT 或手术超声设备配合使用,可充分克服手术中脑移位的问题。

(2)结构组成:神经外科手术导航系统。

(3)操作步骤:①引导棒及相应手术器械消毒;②患者头部相应头发剃掉,贴上标志点;③患者头戴标志点到 MR 室或 CT 室做 MR 扫描或 CT 扫描;④将患者图像从 MR 主机或 CT 主机传至计算机,并刻在一张光盘上;⑤患者回到手术室,同时将光盘带到手术室;⑥将光盘中的图像传至图像工作站主机;⑦执行图像工作站的 NG 程序,进行术前图像预处理,分割头皮、病灶及关键部位,进行图像三维重建,规划最佳入颅点,进行术前手术计划;⑧进行标志点注册及坐标配准,找到图像坐标系统与定位系统的相互关系,之后便可在需要时实现图像引导手术进行。

2.骨科手术导航系统

(1)工作原理及特点:骨科手术导航系统是用于脊柱外科、骨科的微侵袭手术辅助设备。它包括导航工作站及一套与之相连的空间定位装置、C 形臂机定位靶和可跟踪手术器械。使用中,首先由导航工作站获取患者的 C 形臂机扫描数据并完成自动注册,这样,医生在术前可以通过该系统的软件模拟,并在多种图像显示模式的辅助下比较、分析各种手术方案,选择并熟悉最佳入路。手术中,依靠实时的空间定位及预设方案的引导做到钻孔和入路的精确定位,使手术更安全、更快速。对椎弓根钉置入、股骨钉置入等需要精确定位的手术,导航系统的应用意义更为重大。

特点:①C形臂机影像数据的自动视频采集、自动形变校正、自动注册,包括缩放、旋转、平移、亮度调节在内的图像处理工具;②强大的功能软件,定义多达20条手术路径和参考点、多平面同时观察手术器械位置,计算解剖结构的距离、手术路径的角度;③同神经外科手术导航系统的③、⑤。

（2）结构组成:骨科手术导航系统（图1-8）。

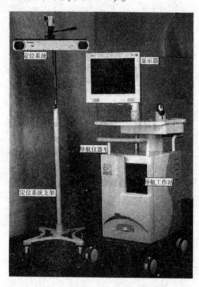

图1-8　骨科手术导航系统

（3）操作步骤:①器械灭菌;②C形臂机定位靶安装;③患者定位靶安装;④C形臂机和导航工作站连接;⑤执行导航工作站中的OG程序,进行定位系统摆放,确认C形臂机定位靶、患者定位靶处于视场最佳位置;⑥C形臂机曝光几次,同时将不同位置的影像通过视频电缆采集到导航工作站新建的患者数据库中;⑦采集到导航工作站的影像通过OG程序自动校正图像的形变、自动识别铅点位置,完成自动空间注册,便可在手术需要时进行图像引导;⑧执行导航工作站的OG程序,在图像引导状态下进行手术路径、手术参考点定义、患者解剖结构距离测量、手术路径角度测量等,并实时引导手术的进行。

3. 导航系统的开机及关机

（1）开机:导航小车的电源开关在小车右侧后面,打开电源,小车前面的电源指示灯亮,定位系统发出"嘟嘟"声,定位系统传感器电源指示灯亮,状态指示灯暗。端口1、2、3的状态指示灯变为黄色。引导棒、头颅跟踪器上的发光二极管都不亮。

（2）开计算机图像工作站:接通显示器电源开关,然后从驱动器窗口处按下计算机的电源开关,计算机开始启动,出现登录提示,在password中输入密码,然后按"确定"按钮,进入windows界面。

（3）启动程序:双击 windows 桌面上的 NG 或 OG 项目,随着"嘀嘀"两声,自动进入软件系统,约 10s 后,定位系统传感器状态灯亮,端口 1、2、3 的状态指示灯变为绿色。

（4）退出:在完成图像引导手术后,单击程序的文件菜单中的"退出"选项,即可退出软件系统。

（5）计算机退出及关机:在软件退出后,按正常的计算机操作步骤关闭计算机。

4.注意事项及问题指南

（1）场地要求及系统调整:①红外光会干扰光学跟踪定位系统的正常工作,因此导航系统场地附近不能有红外光源。另外,光学跟踪定位系统的镜头不要对着窗户。②光学跟踪定位系统的测量空间有一定范围(称为特征视场),其形状为桶状空间(图 1-9),在特征视场内,测量的精度才有所保证。从特征视场示意图可看到,在 Z 为 -1900mm,X、Y=0 之处,测量精度较高。③调整定位系统传感器的支架高度调整螺丝时,一只手要握住可升降部分支柱,以免可升降部分急速下降损坏仪器。

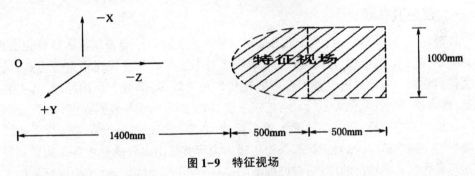

图 1-9　特征视场

O:表示空间定位装置坐标系的原点,它位于左右两个位置传感器连线的中点;X、Y、Z:定位坐标系的方向;阴影部分:特征视场,它的形状为桶状(圆柱体顶部衔接着半球),半径 500mm,长度 1000mm,距离原点 1400mm。

（2）部件之间的电气连接:①在拔掉电缆时,手要握住插头用力,而不要拽着电缆线往外拔,否则容易损坏电缆。②手术器械可以带电插拔,但要重新执行程序才能正常工作。导航小车背后有三根电缆,其中一根为电源线,一根为连着 9 芯 D 形头的电缆,将其插到定位传感器背部 RS-232 插座上;一根电缆的插头为 10 芯圆形插座,将其插到定位传感器背后的 9 芯圆形插座上。欲拔掉任一根电缆前,一定要先断开电源。③导航系统的主机未经许可,不能安装任何其他应用程序和软件;系统配置和设置未经许可,不得更改;若有疑问,应在维护工程师的指导下进行;导航系统的主机,禁止登录互联网络或用作与手术导航工作无关的工作。④在打开导航电源之前,确认连接主机和定位系统的信号线已经连接,否则,打开电源后再连接该信号线,会导致设备的损坏。⑤手术完毕,先关掉导航电源,然后将连接主机和定位系统的信号线从定位系统拔掉收好,放在导航小车的侧面,否则,未关电源就拔掉连接信号线,会导致设备的损坏。

（3）更换熔断器:在更换熔断器之前,应关掉系统电源,并将电源线从电源插座上拔掉。

5.导航系统部件清洗及灭菌消毒方法

(1)部件清洗:术后应立即对器械进行清洗。

1)器具:①可用肥皂和水清洗,不得浸泡,不能使液体进入电子连接插孔内,如不慎将电子部件浸入溶液中,确保干燥24h后再检查是否损坏;②可用软刷刷洗,不得刮擦红外线反射球;③不得使用能引起震动的消毒器械,如超声消毒器等。

2)C形臂机靶罩:用湿毛巾擦拭,不要将其浸入溶液中或进行消毒。

3)红外摄像机:①只能用专用镜头洁净布擦拭,镜头洁净布上不得应用任何化学试剂,只能使用专用镜头洗涤剂;②摄像机支杆和摄像机头用肥皂水擦拭。

4)机箱:机箱、支杆和支座,用中性肥皂水清洗,或用消毒剂擦拭。

(2)部件灭菌消毒:①所有可跟踪手术工具及患者追踪器只适用低温蒸气灭菌或熏蒸消毒;②严禁使用煮沸消毒、浸泡消毒及高压蒸汽消毒法;③若遇有乙型肝炎表面抗原(HBsAg)阳性患者,手术后可用消毒液擦拭器械,但切忌化学浸泡消毒。

七、超声乳化仪

1.结构与使用原理　超声乳化仪是利用超声波的高频振动将晶状体核乳化吸出,具有对组织损伤小、愈合快、住院时间短、术后散光小及视力恢复快而稳定等优点,成为当今世界白内障手术的先进设备。超声乳化仪的种类较多,但基本结构相似,其主要部分包括:换能器;手柄;乳化头;泵系统;控制系统,包括脚控踏板和控制面板;电源。

手柄内藏换能器,将电源转换为超声振动,并通过细棒传至乳化头。被乳化的晶状体物质经手柄内的注-吸管通过吸泵产生吸引力将其排出眼外的受水器。脚踏板具有调控超声乳化仪各项功能的作用,脚控板不同位置有不同的功能。轻压脚板原始位1挡为灌注液流出;再加压为2挡,可同时灌注与吸出;将踏脚压低为3挡,具有灌注、吸出和乳化功能。

2.使用操作程序　接通电源后,先打开主机总开关,连接好脚踏控制板并放置在医生右脚合适的位置。备好灌注液,调整好灌注液袋的高度,一般高于床头60cm。正确连接好灌注和吸引管、超声手柄等,排尽管道内的空气,预设操作的各种数值,然后对仪器超声动能进行检测,正常后再进行脚踏控制板的测试。确定一切正常后就可以开始使用仪器了。

3.清洁　手术完毕,乳化头、注-吸头、手柄、灌注管、吸出管在超声状态下,把灌注液换成蒸馏水,踩脚踏板2挡或3挡,用蒸馏水彻底清洗残留内部的晶状体碎片1min,或用20mL注射器抽取20mL蒸馏水,分别于各管腔内反复冲洗各3次,冲洗要注意是否通畅,如果不通畅应使用热的蒸馏水冲洗至通畅为止。玻璃体切割头的清洗应将操作方式切换到玻璃体切割模式下进行,把玻璃体切割头置于蒸馏水内,踩下脚踏板至2挡或3挡位置,反复进行玻璃体切割操作,清洗干净玻璃体切割头。切记不可用毛刷或其他器械取出其中残留物,也不能在空气中启动玻璃体切割的操作,以防损伤玻璃体切割头。以上各种用物清洗完毕,可用大的注射器抽取空气冲干管中水分,反复数次直至无液体为止;利用吸引机或压缩空气气枪吹干效果更佳。硅胶套用蒸馏水清洗干净即可灭菌备用。把积液盒内的液体倒掉,用蒸馏水清洗干净后消毒备用。

4.灭菌　超声手柄和乳化头、注-吸手柄和注-吸头及可反复使用的灌注和吸引管道、玻璃体切割头均可采用低温灭菌如(环氧乙烷气体灭菌)和高压蒸汽灭菌。

5.使用注意事项

(1)由于仪器管腔较细小,在环氧乙烷气体灭菌前必须完全干燥,以免灭菌过程环氧乙烷气体溶解于水中影响灭菌效果及增加毒性。

(2)超声乳化手柄经高温灭菌后,应当放在空气中自然冷却约15min之后方可使用,不能用水或其他溶液冷却,以尽可能延长使用寿命。

(3)超声乳化手柄是精密器械,禁止摔、碰、磕,以免损坏压电晶体。

(4)超声乳化仪控制版面显示的是英文提示,要求手术室护士具备较好的英语水平,以便能及时理解显示器上的内容,主动地配合医生完成手术。

八、乳腺刀

1.使用原理　乳腺刀是在影像引导定位下,通过负压及旋切系统的抽吸对乳房异常组织进行诊断性取样,不仅可以对乳房进行组织学检查,还可以部分或全部切除影像显示的异常组织。它由旋切刀、真空抽吸泵、控制器及相关软件组成,旋切刀又分套管和穿刺针两部分。在取样时,可以采用B超、X线成像、CT成像引导等方法,必要时可在不拔针的情况下进行多次瘤体的切除。

2.操作步骤

(1)患者取仰卧位,常规消毒皮肤后用B超引导定位,将1%利多卡因10mL注射到病灶底部及穿刺创道。

(2)选择合适的手术旋切刀型号,并安装。

(3)11号刀切开皮肤约3mm小口,将连接好的旋切刀成30°插入,根据需要做相应的功能选择,以获取标本;最后用3-0无损伤缝线缝合切口,皮肤用免缝胶布粘贴,干纱布覆盖固定;局部压迫10min,弹力绷带加压包扎6h。

台下助手配合时需注意以下事项。

1)开机前,检查真空罐是否完好无损,连接真空吸引管。

2)开启电源,仪器自检,确认旋刀内没有异物。

3)选择POSITION功能,准备手术。

4)根据医生要求,随时选择POSITIONING、SAMPLE、CLEAR功能状态。

5)放置MICROMARKTMII组织标志物时,主机必须设定在POSITIONING的方式。

6)术毕,退出程序、关机,清洗真空罐。

3.预防性保养

(1)保持工作手柄的清洁、干燥,不要将其浸泡于液体中或让液体进入手柄端部的连接器内。

(2)每次使用前,检查真空系统软管及真空罐是否完好、无损坏,检查仪器推车上的把手有无松脱,检查推车顶板下面的锁紧钮是否牢固,保证主机固定平稳、操作安全。常规仪器检查,每月至少 1 次。

(3)使用触摸屏前,要确保把手固定牢靠。

九、计算机气压止血器

计算机气压止血器是采用计算机数字控制,根据手术部位的需要设定压力,通过新型高效气泵快速充气加压于止血带内,从而压迫肢体,阻止血液循环,达到止血目的,是骨科四肢手术止血的一种革新性的科技产品。其最大的特点是仪器能自动调节压力,使压力恒定于设定的工作值,如有漏气,计算机马上自动反馈,自动补偿到所设定的工作值,达到恒压止血的最佳效果。

1. 使用方法及程序

(1)根据患者的情况选择合适的止血带,松紧适中缚于患者手术肢体的适当部位。一般距离手术部位 10~15cm。

(2)将止血带的充气导管紧套于仪器后面的止血带接口。

(3)打开电源开关,机器自检。

(4)分别设定保险压力、工作压力及工作时间。上肢工作压力不超过 40kPa,下肢不超过 80kPa,一般保险压力大于工作压力 5~10kPa。也可根据患者血压情况设定工作压力,工作时间不超过 1h。

(5)按“Star 键”,仪器工作压力很快稳定于工作值,时间以倒计时显示。

(6)工作时间至 50min,仪器会自动报警提醒只剩下 10min 工作时间。工作时间一到,气泵自停,排气阀自动打开,止血带压力迅速下降,肢体血供恢复。

(7)在工作过程中可改变工作压力值及工作时间:若需要在工作中提前停机排气,可按“Stop 键”;若在工作过程中,一旦止血带压力超过工作压力,而到达保险压力值,则仪器自动声、光报警,并停机。

2. 使用注意事项

(1)每次按“Star 键”前,必须先设置保险压力、工作压力和工作时间,且保险压力必须大于工作压力,否则将不能开机。

(2)止血带应扎在肢体或物体上才能充气,否则会造成破裂。将止血带扣紧后,另加绷带加固,防止打气后松脱,并可保护止血带免受污液污染。

(3)使用前应检查气带充盈情况,在使用中如发现气带漏气,应及时修复或更换,否则会导致气泵持续工作,而影响其使用寿命。

(4)按键时,应避免用力过猛,以免按键损坏失灵。

(5)绑扎止血带前应检查绑扎部位的皮肤情况,并用柔软轻薄的棉布平展保护;缠绕的松紧以可容纳两指为宜。

(6)终止使用止血带时,应缓慢松开,防止肢体血流量突然增加,伤及毛细血管并影响血压变化。

十、电除颤器

电除颤器是抢救心搏骤停的一种仪器,能释放较高的电压和弱的电流,短时间内经胸壁或直接电击心脏,使所有的心肌纤维完全停止收缩,然后由心脏具有较强自律性的窦房结发出冲动,控制心脏活动,以恢复正常心律。它由控制系统、心电图系统及电极板及其导线组成,有胸外间接除颤和开胸直接除颤两种方法,常用于心搏骤停患者的抢救,电转心律及心脏手术复跳时除颤。可选择直流电和交流电两种电源,为减轻或避免心肌损伤,常使用直流电。

1. 使用方法

(1)接通除颤器的电源,打开电源开关。

(2)一般选择"非同步"挡,"放电"开关位于"人体"挡(不同工厂出品的电除颤器用法有所差异)。

(3)胸外除颤时,电极板涂上导电胶,或包上浸泡过盐水的纱布,并将电极导线插入除颤器的相应插孔中。

(4)按下充电按钮,并注意电表上的指示针,当达到预期的能量时,即停止充电。胸外除颤一般的能量为200～300J,不超过350J,胸内除颤为50J,从小能量开始,逐渐增量。

(5)电极板安放位置有胸前左右法和胸部前后法两种,前者使用方法方便快捷效果好,并能避免术者被电击,故为常用,方法如下:一个电极板置于右锁骨下,胸骨右缘第2肋间处,另一个电极板置于左乳头下方心尖处,电极板中心在腋前线上,两电极板相间10cm以上,以防短路触电。胸内除颤可用勺状电极板夹住心脏。

(6)确定术者及其他工作人员不再与患者及病床接触时才可按下"放电"按钮。

(7)立即观察放电后示波屏上的心电图波形或听诊心脏是否复跳。若未复跳,可继续按压心脏或注射肾上腺素或碳酸氢钠后再予电击,每次电击可间隔1～2min,如此可重复2～3次。

(8)除颤完毕,先关闭电源,擦净电极板,清理导线,放置整齐,以便下次使用。

2. 使用注意事项

(1)每天检查仪器,班班交接并记录,使其处于随时备用的良好状态。

(2)使用完毕将附件放置整齐,电极板用后必须将导电胶清除干净。

(3)如除颤器充好电后又无使用,切不可将两个极板直接接触放电,如有放电功能的,可直接按除颤放电开关放电,无此功能的可在两极板之间夹一用湿布包裹的肥皂放电。

(4)患者拟进行电除颤时,应建立静脉通道,充分吸氧,备好各种抢救用物。

(5)术者按"放电"电钮时必须十分严肃认真,确认所有人员不接触床缘和患者,不要随意按压。

(6)胸内除颤使用的电极板必须是灭菌的,因此,其电极板需灭菌放置,以备应急时使用,可采用纸塑包装纸包装灭菌备用。

(7)接地式的除颤器必须接上地线方可使用。

十一、自体-2000型血液回收机

自体-2000型血液回收机(血液回收机)是利用现代化医学成果和高科技手段,把患者术中收集起来的血液,进行过滤、分离、清洗、净化后再回输给患者。这不但可以解决血源问题,而且避免了异体输血带来的各种危害。可用于出血在400mL以上的各种大手术,被严重污染的血及败血症禁忌使用。

1. 使用原理　自体血液回收机通过负压吸引装置将患者创口或术中流出的血液收集到储血器中,在吸引过程中与适当的抗凝剂混合,经多层过滤后再利用高速离心的血液回收罐把血细胞分离出来,把废液、破碎细胞及有害成分分流到废液袋中。用生理盐水或复方林格液等对血细胞进行清洗、净化和浓缩,并保存在血液袋中,再回输给患者。

2. 构造　①控制面板;②离心系统,包括离心井、离心井盖、离心电机等部分组成;③显示器;④管道夹:共有3个,即进血夹、进液夹和回血夹;⑤滚柱式调速泵;⑥气泡探头;⑦血层探测装置等。

3. 用物准备　①血液回收机1台;②一次性使用的配套物品1套,包括抗凝吸引管、抗凝血药袋、储血器、血液回收罐、清洗液袋、浓缩血袋、废液袋、抗凝溶液;③生理盐水或复方林格液数瓶;④肝素;⑤负压吸引装置1套。

4. 使用方法

(1)安装:把一次性使用的配套物品安装好,并检查各管道安装是否正确。

(2)失血的收集与抗凝:利用负压吸引使储血器形成持续负压,通过吸引头和吸血管把患者创口内的血液吸入储血器中,并经多层滤网过滤。在吸引的同时,通过连接在吸血管上的抗凝药滴管,逐滴将抗凝血药滴入吸血管与血液混合,使血液不凝固。收集的血液和抗凝血药暂时储存在储血器内备用。抗凝血药一般配500mL,常用配方有3种:500mL生理盐水加肝素2000U;ACD保养液500mL加肝素15000U;ACD保养液500mL。

(3)操作:接通电源开关,当"欢迎"界面出现时,按手动或电动键,机器就能按所选择的程序分别进行进血、清洗、排空、浓缩、回血等过程。

1)进血:进血夹打开,滚柱调速泵正转使液体流向离心罐,使储血器内的抗凝原血进入回收罐,离心式回收血罐高速旋转,在高速离心作用下,血细胞留在血液回收罐内,破碎细胞、抗凝血药、血浆等被排到废液袋。当原血不断进入血罐,血细胞累积到一定厚度时,被血层探头感知,进血夹关闭,进血停止。

2)清洗:进血停止后,清洗液夹打开,滚柱调速泵正转,生理盐水(或复方林格液)进入回收罐,对血细胞进行清洗,清洗后液体进入废液袋,洗涤血细胞留在血液回收罐中,一般清洗液为1000mL。

3)排空:当血液回收罐停止后,排空夹打开,调速泵反转,血液回收罐内浓缩细胞被注入血液袋中,可供患者随时输用。一般情况下,一次回收血250mL,若储血罐内仍有血液,可重复进血、清洗、排空操作,直至储血器内血液全部清洗完为止。

4)浓缩:浓缩只在特殊情况下使用,即当储血器内原血全部进入血液回收罐内,血层较薄,血细胞比容很低,无法使血层探头感知,而血液袋内存放有浓缩红细胞。可按浓缩键,使血液袋中的浓缩红细胞进入血液回收罐,原来较薄的血层迅速增厚,被血层探头感知,进血停止,再进入清洗。

5)回血:回血也是在特殊情况下使用,当储血器内原血全部进入血液回收罐,血细胞少,血层较薄,血袋中又无浓缩血细胞,可用回血的方式,把血液重新排到储血器中,等收集到更多的血液时,再重新进行回收处理。

6)总结:回收结束后,按总结键,显示器上出现总结界面,此时血液回收机会将各种数据自动显示出来。

5.注意事项

(1)安装一次性无菌用品前,必须详细检查包装袋消毒日期及有无破损,打开包装时注意无菌操作技术,保证使用管道内、接口端绝对无菌。

(2)回收的浓缩血红细胞均可用普通输血器直接回输给患者。在常温下,处理后的浓缩红细胞须在6h内回输给患者,在4℃冰箱内可保存24h,但原则上回收后应及时回输给患者。

(3)为使回收功能长期在正常状态稳定工作,建议定期由专业人员进行检查保养,一般3个月1次。血液回收机工作时应严格操作规程,严禁频繁开关机,关机后应至少等待15s后再开机。防止液体从显示器散热孔流入显示器内。

(4)离心时禁止打开离心盖,离心机过热时须进行维护。

十二、激光机

激光是一种特殊的光,是受激辐射所产生的光放大,与普通光的最大区别在于激光是一种单色性好、方向性和相干性强、高亮度的光。生物组织在吸收激光后会产生一系列的生物效应,如光热效应、压强效应、强电场效应、光化学效应、弱激光的刺激效应等。根据这些生物效应研制出不同类型的医用激光机,从而达到治疗各种疾病的目的,目前外科手术医生应用激光主要是在直视或内镜下对组织进行凝固、切割、汽化及击碎体内结石等,在对组织进行切割、汽化消融的同时,对组织有较好的止血效果,使手术出血少、创伤小、术后愈合快,因此,被广泛应用于各外科领域。激光机的安全使用是每一个手术人员都应十分注意的问题,一方面激光机属于贵重的精密仪器,使用不当可能缩短其使用寿命;另一方面激光能量密度很高,屡有对手术人员、患者及其他工作人员的皮肤和眼睛造成意外伤害的报道。因此,必须学会正确的使用方法。

1.操作步骤

(1)接电源,打开激光机电源总开关。

(2)将钥匙插入钥匙开关孔,顺时针旋转至"On",机器处于开机状态。

(3)按下操作盘上的"Standby"键,机器开始预热,全程需要5~10min。

(4)打开激光机的激光输出口盖并插入输出光纤,取出脚踏控制开关并放于术者合适位置。

(5)先选择激光光型,即按"KTP532nm"键或"Nd:YAG1064nm"键,然后调节输出功率、输出时间及间歇时间。

(6)做好一切准备工作后,按下"Ready(准备)"键,操作者可以通过控制脚踏开关进行工作。暂不使用时,按下"Standby"键,使机器处于备用状态。

(7)使用结束,先按下"Standby"键,拔出输出光纤并盘旋放置好,然后用钥匙关闭机器,并取下钥匙。关闭激光机的电源总开关,拔下电源插头,盘好脚踏控制开关,把机器推回原处。

2. 使用注意事项

（1）操作激光机尽量在暗室内进行,墙壁不宜用反光强的涂料。在激光机使用期间,在手术间外应有警示标志,无关人员不要随便进入。

（2）激光机内部有很多精密的光学元件,在使用时尤其要注意防潮、防尘,潮湿环境下容易使光学镜面发霉,光学性能降低;灰尘也可造成激光功能量下降,影响正常使用。光纤连接口不能用手指触摸,使用完毕即套上保护套,以防灰尘进入机内。

（3）正确连接激光机的输出系统,在各种附属设备都正常工作后才开始使用激光机,不要将激光机的脚踏开关靠近其他设备的开关,确保能准确控制。在使用间隙,应将激光机的输出置于备用位置。激光机应安装锁具,防止非工作人员操作。

（4）做好光纤的保管,光纤不能屈曲放置,防重压或掉地,光纤头要套上保护套。光纤在国内可多次重复使用,需重复使用的光纤可采用低温灭菌法灭菌。

（5）做好工作人员的安全防护,激光对工作人员造成意外伤害最多的是眼睛和皮肤,在使用前应进行安全教育,掌握基本的安全防护知识。在使用治疗时,工作人员应戴合适的护目镜,护目镜的类型视所使用的激光仪器型号而定。手术间内应尽量避免放置具有镜面反射的物品,如手术器械、仪器表面反光等。激光启前,应通知室内工作人员。此外,组织气化时产生的烟使组织突变,同时又会使病变微粒实体散播,对工作人员的呼吸道有一定的损害,所以应设有适当的通风设备。

（6）注意防火,激光功能量很高,在使用过程中,不要将激光对准含乙醇的液体、干燥敷料等易燃物品照射;手术区不要开放性给氧或开放性滴吸麻醉药;在气管内使用激光时要关闭氧气方可使用。

十三、超声止血刀

1. 使用原理及结构　超声止血刀是通过超声频率发生器（电能变机械能）作用于金属探头（刀头）、以超声频（55.5kHz）致刀头机械振荡（50~100μm）,继而使组织内水气化、蛋白氢链断裂从而使蛋白凝固、血管闭合,达到切开、凝血的效果。其优越性主要在于切割精确、可控制凝血、无烟、少焦痂。无传导性组织损伤（对组织远端的热传导和损伤远远小于电刀）,特别适用于重要脏器附近的分离、装有心脏起搏器的患者手术,广泛应用于普外科、妇科、肛肠科、内镜及其他科室。

超声止血刀的构成主要有主机、手柄、连接线、刀头系列及脚踏开关。主机为高频,由计算机控制电能量,腔镜凝固剪可转换3种刀头形状:钝面、平面、剪刀面。刀头有各种形状。

2. 操作程序

（1）使用前,检查各电源线、脚踏连接是否正确、接头是否插紧。

（2）接通电源后,先连接已消毒的操作手柄。

（3）连接手术刀头:套上转换帽（A）→上刀头（B）→用扳手（C）拧紧→打开"Power

(开关)"→选择手术所需能级、挡次(3挡,切、凝比例适中)及亮度。简称A-B-C步骤。能量输出低、组织张力小、刀头夹持力小、平面切割,则凝血好、切割慢;反之,则凝血差、切割快。

3. 器械的灭菌　输出连线、手柄、刀头均可采用高温或低温蒸气灭菌(如环氧乙烷)。

4. 保养与清洁

(1)手术刀头精细、贵重,应轻拿轻放,尤其在清洗时避免撞击或用力抛掷,以防刀头损坏。

(2)操作手柄注意不要碰撞或落地,以免改变其振动频率。

(3)使用较长一段时间后,刀锋会变热。当停止使用时,刀锋不可触及患者、悬挂物或易燃物品,以免灼伤或致燃。

(4)使用后的输出连线可用湿布擦拭干净,不宜用水冲洗;电线虽可缠绕,但也应顺其弧度盘绕,不宜过度扭曲、打折,以延长使用寿命。

十四、"结扎束"血管闭合系统

1. 工作原理与特点　Ligasure™(结扎束)血管闭合系统,采用双极高频电能输出,结合优化的闭合压力及实时的输出反馈技术,使人体组织胶原蛋白和纤维蛋白溶解、变性,血管壁融合形成透明带,产生永久性管腔闭合。目前正广泛应用于开放与腔镜手术中。

特点:①通过一次操作,可闭合Φ0~7mm的血管或组织束,形成的闭合带可抵御正常人体收缩压3倍以上的压力冲击;②即时反馈性输出,钳口纳入的不同组织均能得到可靠的闭合带;③闭合带呈透明或半透明状,在切割前可判断血管或组织束的凝固、闭合效果;④无异物残留,减少术后感染和粘连;⑤侧向热传导少,对周围组织损伤小。

2. 结构组成　主要构件有主机、脉冲闭合脚踏板、一次性闭合电极、重复用闭合钳、一次性腔镜闭合钳,一次性标准闭合电极等。

3. 操作步骤

(1)连接:连接脚踏,连接器械,打开主机电源。

(2)调节输出功率:一般设定值为2~3个亮条。组织较少时选择2个亮条,组织多则选择3个亮条。

(3)安装闭合钳:应先将不锈钢闭合钳的尾部突起嵌入到一次性电极尾部的槽中;再将一次性电极的中间部分嵌入至不锈钢闭合钳的钳身;最后将一次性电极前端两边的咬合栓由近至远地轻轻嵌入到不锈钢闭合钳前端钳口上的洞中。嵌入完毕后,应置放一块湿纱布于钳口中,轻轻关闭,以确保一次性电极前端的咬合栓完全正确的嵌入。

(4)脚踏点击:使用中,当主机发出一声短音时,提示闭合带完全形成,即可松开脚踏。

4. 注意事项

(1)使用前,判断钳口内组织的初始电阻,确定合适的能量设定。

(2)使用中,钳口不要接触金属物(如止血钳、牵开器),以免增加电流。

(3)保持电极干净。若残留组织多,可造成无输出。

(4)术毕,闭合钳可用酶清洗,打开关节,高压灭菌备用;更换一次性闭合电极;保持设备清洁,缠绕电线,定位放置。

(5)单独使用双极电凝时,不应在患者身上粘贴回路电极板,避免造成意外电灼伤。

十五、氩气电刀

1. 原理及特点　氩气电刀是一种高频能量的电刀系统,由氩气束凝血器、单双极高频电刀、电极检测系统3部分组成。其原理是利用纯氩气作为高频传导媒介,在12 000V高压、620kHz高频作用钨钢针电极,产生分布均匀、密度达100线以上的电弧,距离组织1.5cm快速凝血。产生的焦痂厚度仅有0.2~2mm,在大血管壁电凝不至于损伤血管,且对高阻抗组织(骨、韧带)也有良好的止血效果,广泛应用于外科手术中。氩气是一种惰性气体,不燃烧;氩气弧为常温,对不导电的物品(纱布、乳胶手套)不产生作用,较为安全。

2. 操作步骤

(1)打开氩气瓶开关,检查氩气瓶的压力是否足够,当压力<300PSI时,则需更换氩气瓶。

(2)插好各种插头,如电源线、脚控开关、电极板、手控刀、氩气输出管等,并检查接头是否插紧。

(3)将电极板粘贴到患者身上,用手稍做按摩,使之贴牢。

(4)打开电源总开关。

(5)按压电极板选择开关(Select/Lock),选择所连接的电极板监测电极,即单片电极或双片电极。双片监测电极,"患者接触面积指示"正常设置4~10格。按下"Unlock"键,指示灯全亮(10格全满),说明电极板与患者接触好;当<4格,说明电极板与患者的接触面不足,仪器会自动报警并中止高频电能的输出("Unlock"键无法按下),此时停止双极输出变为单极。使用中,"患者接触指示"每降3格,仪器也会自动报警,并中止高频电能的输出。

(6)打开氩气凝血器开关(On/Off),调节所需的输出功率(40~150W)。

(7)选择所需的气流量模式(automatic或manual)。在自动模式时,氩气流量随着氩气凝血功率的变化而变化;在手动模式时,氩气流量不随着氩气凝血功率变化,可根据手术需要调节氩气流量。

(8)打开单极电刀开关(On/Off)。

(9)调节所需的电刀功率(0~250W)和方式(pure cut或blend),根据需要调节混切的程度(0~9),按下手控刀上黄色的"电切"按钮(cut)或踩下"脚控"开关(cut)即可进行切割。

(10)调好所需的电凝功率和方式(pin point或spray),按下手控刀上蓝色的"电凝"按钮(coag)或踩下"脚控"开关(coag)即可进行电凝。

(11)在"面凝"(spray)状态下,可同时用两把电凝器;而在"点凝"(pin point)或"电切"(cut)状态下,先按开关的电刀有效,而另一把则不起作用。

(12)根据工作环境噪声大小,适当调节电刀的工作指示音量。

(13)按下手控刀上的氩气开关或踩下脚控开关(ABC),将氩气喷头靠近凝血的部位

(间距约1cm),自动激发出氩气束电弧进行止血。

(14)激发出电弧后,将氩气喷头略为抬起、距创缘1~2cm、与组织成角45°~60°,缓慢、匀速地移动氩气喷头,将血液从下往上吹去,让电弧束直接作用在干净的创面上,有利于一次凝血成功。

(15)若喷头发红,说明喷头与组织之间的距离太近或功率设置太高,可将喷头稍抬高或调整功率。

(16)关机时,只需关闭电源总开关、氩气瓶开关,拆除有关连接电线即可。

十六、氩氦超冷刀

氩氦超冷刀是美国近年来研制的可精确杀死癌瘤细胞的一种可靠的、高精度的治疗仪器。通过超导技术系统中氩气和氦气快速的降温与加温作用,对肿瘤组织起到彻底的损坏作用。

1. 工作原理　超冷刀头为中空形,温差电偶直接安装在刀头顶端,检测刀头温度。高压氩气在中空刀头尖端快速形成低温,向前发射1.0~1.5cm,大量氩气向后回旋形成冰球,作用于局部组织;当冰球大于肿瘤组织后,高压氦气暖气体回流,出现解冻。

2. 作用特点　选用4~8支具有温差电偶监测的超导针,在B超、CT定位或手术直视下直接穿入肿瘤组织,利用氩气急速气化冷冻组织细胞,在30s内将肿瘤组织冻至-160℃,几分钟内将肿瘤组织迅速冷冻成冰球,然后用氦气迅速解冻。这种一冷一热的温差骤变,使细胞膜破裂,达到杀死肿瘤细胞的目的。

3. 物品准备

(1)氩氦低温超导多刀头手术系统。

(2)根据肿瘤大小,准备不同型号、单独控制热绝缘的低温刀头4~8个。

(3)刀头采用环氧乙烷气体灭菌。

(4)医用氩气、氦气各1瓶。

4. 操作步骤

(1)打开氩气瓶开关,检查氩气瓶内的压力是否足够。当压力<2000kPa时,应更换。

(2)打开氦气瓶开关,检查氦气瓶内的压力是否足够。当压力<1000kPa时,应及时更换。

(3)插好各种插头,如电源线、控制开关、手控刀头、各种气体输出管道等;接头是否插紧。

(4)打开电源总开关。

(5)根据肿瘤直径,调节仪器的输出量、输出时间和输出温度。

(6)对肿瘤组织进行超低温治疗:①用盐水纱布保护好正常组织;②将超冷刀头直接插入到肿瘤组织内;③根据肿瘤性质、大小,设置输出量50%~100%,温度-138℃以下,时间15min;④开放氩气冷冻肿瘤组织,见白色雪花样球形形成,并大于肿瘤组织后,再开放氦气解冻冰球;⑤复温后,见瘤体组织变黑后拔出刀头;⑥用吸收性明胶海绵放入冰球孔中止血。

（7）关机，先关气体瓶，再关总电源开关。

5. 保养与清洁

（1）手术刀头精细、贵重，应轻拿轻放，尤其在清洁时避免撞击或用力抛掷，以防刀头损坏。

（2）使用后的各种输出连线可用湿布擦拭干净，不宜用水冲洗；电线顺其弧度盘绕，不要扭曲、打折。

（3）做好仪器表面的清洁工作，做好一次性物品的处理工作。

十七、骨动力系统

骨动力系统可同时具备钻、锯、锉等多种功能，在人体骨部手术中代替了手术医生许多的手工操作，省力、省时，使许多手术可以完成得更快，手术效果也更好。产品种类很多，但结构和使用原理相似，根据动力驱动不同分为气动式和电动式两种，气动式动力压一般为 $8kg/cm^2$ 的压缩空气或氮气；根据用途分为微型和普通型；产品中还有带冲水泵型的可进行自动喷水。气动钻一般由钻头、钻机、输气连接管、气体减压阀及气体组成；电动钻由钻头、钻机、电源导线等组成，可由脚踏控制或手柄控制。各种多用钻供使用的工具较多，有各式钻头、锯片、髓腔锉、钥匙等，以满足不同手术方式的需要。使用方法及注意事项如下所述。

1. 在使用前应了解机器的结构和功能，认识使用的工具系列，并做好记录，以防遗失，同时熟练掌握各连接部分的装卸。

2. 正确连接各部件，确保钻头、锯片安装稳固，暂不使用时将手控制开关放在关闭位置，避免意外触到开关导致误伤。

3. 输气管需顺放连接，勿扭转屈曲，不与其他锐器及重物堆放在一起，以防刺破气管；电源导线勿用暴力拉扯，否则会导致电线连接口的断裂；蓄电池在消毒前应充足电，并备有备用电池。

4. 使用部位需暴露清楚，防止卷入其他组织或纱布。由于钻速极快，金属与骨组织之间会产生大量的摩擦热，因此需要不断用盐水冲洗进行局部降温，同时还能把碎骨组织冲出以利于仪器正常工作。

5. 使用完毕应立即进行清洁。若为气钻，使用结束应先关气体开关、放尽余气，方可进行拆卸。一般没有电路的机械部分拆卸后可用清水清洗，带有电路的部件用湿布擦抹，不能直接用水冲刷，以防电线短路发生故障；不易清洁的小间隙可用湿棉签擦抹。然后对着各孔隙喷入专用清洗剂，把不易清除的污血溶解流出，直至干净为止。最后抹干，即可起到清洁保养作用。

6. 按照各机器使用说明书的要求进行消毒灭菌，一般钻头钻机采用高压蒸汽灭菌，电源导线或输气管根据使用说明采用环氧乙烷气体或高压蒸汽灭菌。

十八、手术床

现代手术床应当是多功能的，以适应各种不同外科手术的使用；坚固、可靠、耐用，具备高质量的品质，确保患者安全；功能完备，操作简便，舒适省力，可分为电动调节式和液压调节式两种,前者通过电脑控制板调节,令使用过程更为方便快捷,有的手术床面板具备 X 线透视功能,方便术中拍片、透视,但价格较为昂贵,可根据实际情况选择购置。使用注意事项包括以下方面。

1.购置时尽量统一厂家,以减少在使用方法及管理上的混乱,同时,配件也可通用,避免太多的重复购置。

2.手术床使用功能越多,其配备的配件也就越多,应注意保管好各种附件。暂不使用时,应有序地放置在专用的放置架上,勿将物品、配件或重物置于手术床底座的外盖上;手控制板应插放于手术床缘两侧面钢轨上,以保护控制面板和线路。定期检查,以防遗失和损坏。

3.在使用前应掌握手术床的正确调节方法及不同配件的用途及安装方法。

4.定期检查手术床的功能,由专业人员做好保养工作,确保手术需要。电动调节式手术床要按时充电,以方便术中使用。

十九、手术灯

手术部位必须照亮,手术医生才能区分不同的组织和结构,因此手术灯是手术必不可少的一种工具,随着外科手术的发展,对手术灯的照明要求越来越高,每一间手术间都应配备一套满足手术所需的灯光设备。按灯泡分类有卤素灯和 LED 灯两种。其安装方式有移动式、吊顶式、壁挂式,其中吊顶式最常用,大手术间应安装 2~3 盏灯以适应手术需要,有条件的应选购具有蓄电功能的灯。

1.特点

(1)无影、冷光、多反射系统设计,确保手术区域无影;有冷光源过滤器和冷光反射镜,最大限度地减少热辐射。

(2)灯的外形设计符合层流净化手术室要求,最好为多头漏空灯,确保手术间的净化空气能顺利地进行对流循环,使手术区域保持无菌状态。

(3)结构轻巧且调节范围广,稳定性好,并有可拆装的调节灯柄,方便手术者在术中的随意调节;通过调节灯柄及中央控制面板调整手术所需的照明。

(4)光线色彩逼真,接近自然光,使人容易辨别出组织的最细微的差异,同时可减少手术人员的眼睛疲劳。

(5)预留中央摄像系统,以供教学、科研及管理使用。

2.使用注意事项

(1)安装人员或专业工程人员应定期检查手术灯的紧固件是否松动,防止发生事故。

(2)非专业人员勿随意拆卸手术灯或控制电路。

(3)调节灯柄每次使用完毕应拆卸下来进行清洁、灭菌,灭菌可采用低温灭菌法,以供手术者在手术台上随意调节。也可以使用一次性灯柄套,免去术毕的处理过程。按动控制面板上的膜片时勿用力过大,以防破损而失去控制。

(4)调节手术灯位置时,应注意摆动范围,勿碰撞吊塔或输液架等。

(5)注意开、关顺序,以免损坏灯泡。开启顺序一般为:打开电源总开关→手术灯开关→调节光亮度;关闭顺序:把光亮度调节至最小→关闭手术灯开关→关闭电源总开关。

(6)做好手术灯的清洁工作,手术前半小时及手术后应湿式清洁1次,确保无尘、无污迹,备用状态下,手术灯应固定在功能位置,保持平衡。

(7)更换灯泡时,确认无误方可使用,以免损坏控制电路。

二十、输液泵

输液泵是电子度量液体输入血管速度的一种电子机械装置,目前应用的输液泵结构及式样很多,但总的目的是按要求以恒定的速度输注定量的液体。

1.分类 分为推注式注射器输液泵和常规输液泵两种,前者只接受注射器输注,一般用60mL或20mL注射器,速度控制范围为0.1~360mL/h;后者可接受注射器、袋装及瓶装液体的输注,输液速度预设定范围一般是1~1000mL/h。除最早的单通道输液泵外,目前还有双通道及多通道输液泵(一个特定的卡盒输入独立的液体,每一个通道由一个单独的程序加以控制,计算机程序允许多组液体各自以不同的速度输入)。

2.使用特点及用途 输液泵可使用外接电源或蓄电池,有灵敏的报警装置,管路有气泡、管路阻塞、开门、输液完成及电池欠压时,均能发出警报。在手术室内使用输液泵主要用于持续麻醉用药,小儿输液输血控制,危重手术患者使用抢救药物的连续微量注射及体外循环时注射抗凝血药等。

3.使用注意事项

(1)输液泵一般可以固定在输液架上,必须注意把固定螺丝旋紧防止落地,使用交流电源时电线插头要放置好,避免电源中断。若为蓄电池型,应定期检查,至少每月进行1次电池充放电,以防电池老化。输液泵发出警报时及时查找原因。

(2)在接上输液泵前,必须排尽输液管道内的空气,否则将会引起输液泵报警并停止输液。

(3)在输液过程中,应加强观察和随时注意导管是否确实在原插入的血管内和及时发现导管阻塞、药液外渗等情况,防止刺激性药物外溢引起组织损害。

(4)输液泵使用完毕应擦净可能滴在机器上的药液,放在固定的位置,避免受压。

二十一、手术显微镜

手术显微镜最早是为耳科手术研制的,但在需要做小结构精微解剖及精细缝合的领域中,它已显示出巨大的作用,能使手术者达到在普通视野下完成不了的手术操作技术。

1.构造 ①观察系统:包括目镜、变倍组合镜片、物镜、助手镜及其他装置,如分光器、镜身倾斜及旋转装置等;②照明系统;③控制系统;④支架系统;⑤附属装置,如各种放大倍数的目镜和物镜、示教镜、摄像、电视装置等。

2.操作方法及注意事项

(1)放松底座的刹车装置,收拢各节横臂,旋紧制动手轮,推至手术床边,移动应尽量在较低的位置推动支架,不能将显微镜主体或观察镜等附加装置当推动手柄,推动时要慢而稳,注意避免翻倒或碰撞,然后将制动手轮放松,根据手术部位安放显微镜,其位置应使显微镜位于可调节范围的中间位置,并使之正对手手术野的中心,避免横臂过长,满意后立刻将底座的刹车刹牢,并将各制动手轮重新旋紧。

(2)插上电源插座,摆放好足控踏板,开启电源开关。

(3)调整光源时应从最小的亮度开始,通常不要调至最亮处,使用完毕应将亮度调至最小时才关闭电源开关,以延长灯泡的使用寿命。

(4)调整目镜时因各人各眼的屈光度各有不同,因此应在手术前将自己的目镜预先加以调整。

(5)目镜调好后,即可以通过显微镜的上下或左右移动来调整物镜焦距,使呈最大清晰度。

(6)调整后,原则上不要再调整,但实际上由于手术部位的局部变动,还需常常做上下或左右方向的调整,此时,应在无菌条件下进行操作,最好的方法是使用专供手术显微镜使用的一次性无菌透明塑料薄膜套,把显微镜的镜头及前臂包好,再将镜头下相应的薄膜剪去,以方便术者在无菌状态下随意调节,或将各调节手轮用灭菌的橡皮套套上进行调节。

(7)现代显微镜都能附加摄影装置,可摄取目镜中所见的影像。

3.维护及保养 手术显微镜的光学系统、照明系统和电器线路组成复杂,结构精确,内部结构十分严密。因此,平时应注意正确使用、维护和保养。

(1)注意防尘、防潮、防高温或温差剧变。每次使用完毕应用防尘布罩盖住显微镜,保持显微镜光学系统的清洁,透镜表面定期用软毛掸笔或橡皮球将灰尘掸去或吹去,然后用脱脂棉蘸 95:5 的乙醚和无水乙醇混合液,轻轻抹镜头表面,操作时应从中央到周边反复进行直至干净为止,切勿抹拭镜头的内面,以免损伤透镜;平时每天用拭镜纸抹拭镜头表面即能达到清洁目的。放置室应有空调控制温湿度,以保持仪器的干燥,相对湿度不超过 65%,暂不使用的光学部分应放置于干燥箱或干燥瓶内,同时加入硅胶干燥剂。如果镜筒内受潮,将目镜、物镜和示教镜等卸下,置于干燥箱内干燥后再用。

(2)防止振动和撞击,尽量放置在经常使用的手术间内,避免反复推动。每次使用完毕后收拢各节横臂,拧紧制动旋钮,锁好底座的固定装置。

(3)注意保护导光纤维和照明系统,导光纤维系统是手术显微镜的重要部分,如保护不良和使用时间过久光通量下降,会严重影响光照强度。使用时切勿强行牵拉和折叠,用毕后注意理顺,不要夹压或缠绕于支架。导光纤维的两端需定期清洁,防止污染和灰尘沉积。

(4)保持各部位的密封性,严禁随意拆卸目镜、示教镜等可卸部分,拆卸后立即加防护盖。如仪器保管不良,密封性破坏,外界的潮湿气流进入仪器内,造成仪器内部发霉、生锈。

(5)手术显微镜大多数功能均受脚控开关控制,使用时切勿猛踏快踩或用力太大。快慢挡转换和上下反向运动应有一定的时间间隔,以保证电机的正常功能。旋转各螺丝装置时,只能尽两个手指最大力量,如难以旋出,不可用扳手、老虎钳等类似的工具,要用橡皮手套或纱布协助。如有不配合的现象,不可强行用力,应拆下再试,直至肯定在正确的位置上。

(6)正常情况下,每6个月请专业人员保养1次,发现异常情况及时通知维修。

二十二、手术消融系统

手术消融系统(Cardiob late™ 冲洗式射频消融系统)是在体外循环心内直视手术中,通过射频电刀笔切断异常的神经传导束,达到治疗心房颤动的目的。在射频消融过程中需持续滴注生理盐水降温,以防损伤心脏。

1. 物品准备

(1)射频发生器、脚踏、电源线、电极连接线、射频笔和分置电极。

(2)测定体积的灌注泵、连接管道和500mL的生理盐水。

2. 使用方法及操作程序

(1)选择分置电极部位:在患者身上装分置电极(与电烙器电极垫片相似),心脏正对的背部为最佳位置,背部、臀部也可以选择。

(2)准备发生器:连接电源线、脚踏连线、分置电极连线。

(3)电源控制:打开发生器电源,发生器自检10min。

(4)连接 Cardioblate™ 笔:插孔在发生器正面。如果自检显示错误信息,应关闭电源,重新打开之前按照显示板上的指示操作。通常情况下,若自检前先连接了 Cardioblate™ 笔,就会导致自检失败。

(5)检查发生器设置:系统显示的参数,为上一次电源关闭之前系统使用的参数。如有必要可做适当调整,然后按"OK"按钮。

(6)将冲洗液与 Cardioblate™ 笔相连:用灌注泵将生理盐水流速调至 300mL/h(5mL/min),切勿使用注射器驱动泵;冲洗整条管道直至生理盐水流出至 Cardioblate™ 笔尖端;每次开始消融之前,须确认冲洗已经开始。

当 Cardioblate™ 系统已经准备时,如果手术中发生器断电或 Cardioblate™ 笔与发生器脱离,应关闭发生器,拔除 Cardiobjate™ 笔,重新打开发生器电源,按上述(3)(4)步骤重新操作。

3. 负极板使用要求

(1)T204 新型负极板连接线,适合匹配医院所选用的负极板。

(2)连接线夹头,一面为黄色,另一面为蓝色。打开夹头的黄色面,插入负极板,使负极板的银色面与夹头的蓝色面为同一朝向。如连接方向错误,主机将不能发送射频能量。

(3)完成连接后的负极板,应在患者麻醉消毒前贴于其左胸背后。

二十三、充气升温机

充气升温机是一种充气式升温装置,即通过升温机将加热的空气持续吹进盖在患者身上的一次性升温毯内,达到主动升温目的。充气式升温机能替代水垫和红外灯,不必提高室内温度,防止烫伤患者,是一种安全有效的升温装置,适用于手术室、ICU 和急诊室,能预防和治疗低温症。

1. 使用方法及操作程序

(1)选择合适的升温毯:按部位分,有上身毯、下身毯、全身毯、外周毯;按大小分,有成年人毯、儿童毯、婴儿毯;按类型分,有消毒毯、普通毯。普通毯,可在术前盖在患者身上;消毒毯,则用于搭桥手术,在消毒铺巾时将升温毯提前固定在患者腰部,待取完大隐静脉、缝合切口后,再铺开充气。

(2)接通电源:选择温度标准,由下往上依次为32℃、38℃、43℃,一般选择38℃。

(3)接管固定:将升温机的螺旋软管与升温毯充气口连接,并用固定夹将软管固定在手术床缘,使之不下坠,然后开始充气、升温。

(4)关闭电源:手术结束后,断开连接软管,整理升温机。升温毯可随患者带回ICU或病房继续使用。

2. 使用注意事项

(1)每6个月或使用500h后,应更换升温装置过滤器。

(2)不要重复使用升温毯,避免增加感染机会,或导致烫伤的可能。

(3)没有升温毯时,不要直接用软管向棉毯下吹热气,以免烫伤患者。

二十四、冠状动脉流量仪

冠状动脉流量仪是应用于搭桥手术中,通过无菌的超声探头在台上直接测量所吻合血管的血流量(即单位时间内通过的血流量),来判断血管桥的通畅度。

1. 使用方法及操作程序

(1)接通电源线,打开电源。

(2)先按"AVDIO"键,绿色指示灯亮,再按"INVERT"键,绿色指示灯亮,提示机器进入工作状态。

(3)选择合适规格的测流量探头,打开递给手术台上。一端接机器端口,另一端测冠状动脉流量。用37℃温生理盐水,连续灌注金属探头,直至测量完毕。

(4)测流量时,机器发出声音、屏幕显示数据(mL/min)和"米"字,提示流量大小。如需调整声音大小,可在机器背面按"FLOW SDVND"键进行调整。

(5)测量完毕先保留探头,待手术结束后清洗干净,送环氧乙烷气体灭菌备用。

(6)测流量探头,有1.5mm、2mm、2.5mm、3mm、3.5mm、4mm各种型号。

2. 注意事项

(1)测流量的探头导线,不能打折和重压。灭菌时,需用硬盒包装,除非厂家标明"可高压灭菌"的提示,否则,探头一律用环氧乙烷气体灭菌。

(2)清洗时,勿将探头导线的接机器端与水接触,应保持干燥。

二十五、血气分析仪

血气分析仪(AVL OPTI)是一种小型的血气及生化检查设备,用于全身麻醉手术特别是体外循环手术中的血气、血生化(血糖、血钾)等检测,以保证能及时掌握患者的病情变化,做出正确判断和处理。每次检查用一次性的1mL注射器抽取动脉血0.5mL,需排尽气泡。

1. 使用方法及操作程序

(1)打开OPTII电源,等待屏幕显示"READY"字样。

（2）刷卡：将"OPTI1 样本片"包装上的条形码面对仪器右下角的信息阅读器，快速划过。蜂鸣器响，绿色状态灯亮，表示条形码阅读正确；红色状态灯亮，表明条形码错误（如过期）。

（3）按 SMC（测定仓）释放键盘，打开血气测定仓，将 OPTI1 样本片放于仓内，向下按压使之到位。

（4）关上 SMC 盖：绿灯状态灯开始闪烁，表明此时 SMC 盖不能打开。否则，OPTI1 样本片定标将被中断，此样本片作废。

（5）将患者血标本插入 OPTI1 样本片的注入口，按"ENTER"键。此时应注意，OPTI1 样本片上的接头不要与血标本上注射器柱塞接触。

（6）按"ENTER"键，依次按照仪器液晶面上的提示输入患者住院号、血氧饱和度、温度等信息。

（7）按"ENTER"键，仪器自动打印数据单，然后取出标本片，按"ESC"键复位。

2. 注意事项

（1）在打开 OPTI1 样本片包装时，避免条形码被撕毁。否则，样本片数据无法被仪器读取。

（2）如果血标本用毛细管或 AVL 微样采血器导入时，应在 OPTI1 样本片放入测定仓之前移走与注射器之接头。

（3）用光学条码棒也可输入片的信息。若条码棒损坏或不可读时，可利用键盈输入条形码的数字。

二十六、高强度聚能超声刀

1. 使用原理及结构　高强度聚能超声刀（high intensity focused ultrasound，HIFU），是目前国际上最先进的一种无创伤热能治疗系统，SonaBlate 500 System 为美国 FOCUS SURGERY 公司 2001 年研制并推出的超声影像引导的第三代产品，可用于治疗前列腺增生、前列腺癌、肾癌、肝癌、子宫癌、甲状腺癌、脑肿瘤等。

该系统特别配置适合泌尿外科使用的小型探头，通过放置在直肠腔内的超声聚能探头，在特定距离发射高强度的超声聚能波，利用超声波穿透性、方向性、聚焦性好的特点，将超声波聚焦于前列腺病灶，使病灶组织温度瞬间达到 65～100℃，使之瞬间产生不可逆热凝固性坏死，坏死组织被排出体外或被机化吸收，从而达到治疗效果。

其特点如下：①手术精确：治疗中，计算机实时计划、实时监控，保证了腺体内区域的精确聚能定位，避免了非病灶区域的损伤；②耐受性好：体外治疗，术中不出血不开刀，创伤反应明显小于开放手术及前列腺电切等其他术式；③并发症少：多重安全保护装置确保治疗时的安全，避免术后大出血及膀胱痉挛、尿失禁等其他手术并发症的发生，有效保持老年患者生活质量；④住院时间短：治疗过程大约在 30min 内完成，患者术后恢复快，身体状况好者隔日可出院；⑤风险小：尤其适用于因其他疾病或原因不能耐受开放手术的患者，如高血压、糖尿病、心血管疾病、高龄患者等。

HIFU 主要构件：①超声发生器及中心处理系统（人工智能化的计算机软件系统用于

治疗计划、操作信息反馈、手术实时监控、探头温度监控、病灶组织微型气泡反射监测等);②二合一超声探头(高频率清晰超声成像/超声焦聚治疗)及固定臂,换能探头多相焦距(4cm 和 3cm);③监视器;④冷却系统。

2.操作程序

(1)准备蒸馏水:将蒸馏水除气,溶解氧浓度$<3\times10^{-6}$(3ppm)。检查探头有无裂纹,将探头套上橡胶套,将探头与冷却管道连接。

(2)患者仰卧位、两腿分开60°并固定,保持肛周清洁,留置硅胶尿管。扩肛后,注入耦合剂,置入超声探头。

(3)采用 Sonablate 500-PC 系统对前列腺进行水平面及矢状面成像。分别在水平面及矢状面选定增生的腺体,锁定关节臂。

(4)将 4cm 及 3cm 超声探头分别聚焦,对增生的前列腺消融。术中对消融的超声图像、探头温度及反射指数进行实时监控,确保消融区域定位在选定区域,探头温度在指定温度,反射指数在安全范围。程序完成后,完成手术。

(5)清洁与保养:清洁前,拔断探头连接电缆,去除橡胶套,用乙醇洗刷探头尖部及整个探头,将探头尖浸入乙醇消毒,晾干,严防探头损伤。

二十七、电子胆道镜

1.使用原理及结构　电子胆道镜是利用机器发出红、绿、蓝三种闪烁光,顺次从软镜前端射出,并照射到胆道内的物体。物体反射光线,通过软镜前端的摄像晶片,将信号输入控制器,然后解调出 RGB 信号至监视器,显示出清晰的图像,操作者可通过监视器观察胆道内的情况。

电子胆道镜由主机(控制器)、光源(带气泵)、软镜等组成。软镜前端内置摄像晶片,收集胆道反射信号;同时还设有工作通道和通气通道,术中可通过工作通道向胆道注水、吸水和伸入操作器械;术后,还可通过通气通道对软镜进行测漏。

2.操作步骤　连接软镜与主机的电源插头→将导管束接头插入光源→打开监视器→打开主机→打开光源→对"白平衡"→连接冲水管、吸引管→检查胆道情况→伸入器械操作。

3.使用注意事项

(1)操作时,不要使软镜过度弯曲,并防止利器刺伤外皮。

(2)器械伸入软镜或从软镜中抽出,必须确保器械处于闭合状态。如果操作器械上夹持物品时(如套石篮套着石头),必须将软镜和操作器械一同抽出胆道,将操作器械上的物体彻底清理干净后,方可将器械从软镜内抽出。

(3)浸泡灭菌时必须盖上防水帽,气体灭菌时必须打开防水帽。

(4)如果发现软镜有漏气现象,则不能对软镜进行浸泡灭菌或使用。

4.保养与清洁

(1)使用后,应对软镜进行测漏,检查外皮是否完好,防止漏水损坏内部的电子元件。

(2)清洗前必须盖好防水帽。清洗软镜表面和工作通道时,应使用专用的擦布、清洗刷,保持干净,防止损伤镜面。

（3）使用压缩空气吹干工作通道的水分、抹干软镜表面的水迹,垂吊放置于干燥仪器柜内。

（4）清洗套石篮时,用10mL注射器抽吸清水注入套石篮的清洗通道,将其内部的血渍冲洗干净,用软布擦干表面及头端的钢丝,并仔细检查,如发现钢丝起毛刺断裂时,此套石篮应作废。最后,用压缩空气吹干清洗通道内的水分。

（5）清洗干净的活检钳、异物钳等器械的表面、头端及关节部位的污渍时,最好用超声清洗5~10min,再用清水冲干净烘干。

（6）清洗干净的器械表面和关节部位,应喷洒润滑油保护。

第二章 手术室整体护理工作模式

整体护理从 20 世纪 80 年代被引入我国后,各地医院护理工作结合实际情况相继建立了整体护理模式病房及相应的教育、管理制度。20 世纪 90 年代,我国部分医院手术室也陆续开展了围术期护理。手术室护士走出大门到病房对手术患者进行术前访视的咨询、安抚与查对,术中配合的安全与保护,术后随访的康复指导等工作。手术患者真正获得一个连续的、无间歇的整体护理,另一方面,根据患者的生理、心理、社会、文化、精神多方面的需求遵循健康护理规定,设计个体患者的最佳护理计划并使之得到实施。手术室护士的职责和角色发生了历史性的转变,服务范围大大延伸。服务对象:从患者至与患者有关系的人;地域:从手术室到手术室内、外;时间:从术中至术前、术中、术后;关注层面:从身体到心灵、社会。随着社会的进步、医学科学的发展及医疗体制的改革,人们对医疗、卫生保健需求日益增加。在一些国家,手术室护士加入临床路径一类的医疗护理小组进行护理活动,为手术患者提供一整套最优化的治疗护理方案,目的在于让患者获得最合理的治疗和护理,花最少的钱,在最短的时间内康复,减少并发症,提高安全度。这一切使手术室护士将整体护理不断向深度和广度拓展,迎接着改革和变化中的各种挑战。

围术期护理,相比过去单纯的手术室内护理对手术室护士提出更高要求,不仅要求其具有丰富的医学、护理学知识,而且要具备社会、人文知识,有独立解决问题的能力。

围术期护理的目标是让手术患者在决定做手术之时起到接受手术期间及康复过程,获得舒适、周到、安全的护理服务。因此,手术室护士应了解患者就医目的和手术要求,掌握正确的护理评估方法和手段,针对患者疾病特点、生理心理健康问题制订护理计划和预期目标,并通过循证护理干预和监管控制,实现手术安全和患者满意。

第一节 手术前患者的护理

随着外科医学发展和新技术、新设备的应用,微创技术和快速康复的理念被广泛接受和应用,手术变得越来越快,损伤则越来越小、住院时间也越来越短,如腔镜技术、开颅锁孔技术、介入治疗技术及快速康复理念下的手术等。目前,许多西方国家及我国香港地区为了节省昂贵的医疗资源,建立了康复中心,大手术后在医院只住院 1~2 天,病情稳定后转入康复中心;也有相当一部分医院成立日间手术室,使得原先要住院手术的患者可当天入院手术、当天出院,术前检查在社区完成,术前护理准备则在手术室准备间完成(如备皮、留置尿管、胃管等)。因此,术前护理模式发生了较大变化。

一、手术咨询门诊

手术咨询门诊由手术室护士或外科病房资深护士出诊,为拟手术的患者提供咨询、指导和联络等服务。咨询护士应具有丰富的工作经验和扎实的专业基础,要有良好的沟通技巧和表达能力,能正确地向患者解释手术的意义及负面影响,保障患者的知情权利。咨询门诊应毗邻外科门诊,当遇有难以解释的问题时可及时与就诊医生联系。当外科医生拟订该患者需做手术时,会介绍患者去咨询门诊,接受相关知识宣教。咨询护士职能和工作范围视各家医院的情况和习惯而定,有所不同。该科护士将收集患者术前的资料,补充必要的检查;安排手术日期,发放手术须知宣教资料;指导患者术前准备,提前与院方确认手术时间的方式;遇到特殊情况,如恶劣天气的应对及术后的流程和指导。患者有了这些信息可以清楚地知道接下来的安排及手术前的各种准备,有疑问也能及时联系。

二、手术知识讲座

每周安排各类手术知识讲座,对象是患者及其亲属。讲座形式有播放录像、幻灯和发放宣传图片等。

1. 介绍手术室环境、术前须知,患者进出手术室的过程、要求等,使患者对手术有一个大致的了解,减少陌生感和恐惧心理。如去手术室前要去除饰物、手表、义齿,进入手术室后需输液、贴心电监别电极、取一定体位等,均要告诉患者。有条件者,可请手术后的患者到现场讲解,效果很好。

2. 讲解镇痛、麻醉,与术后肠蠕动恢复的关系;讲解术中留置各种管道,如引流管、胃管、输液管、尿管、气管插管的作用,大约留置时间,对康复的影响;指导训练胸腹式呼吸、咳嗽、翻身,甚至是卧床大、小便等。

3. 接受患者的咨询,通过咨询,可增加患者及其亲属对手术的认识和理解、树立信心,减少不安与猜测,避免不必要的担忧,做到事先有准备,遇事不慌。

三、访视手术患者及其亲属

美国手术室护士协会(AORN)规定:术前访视是手术室护士的职能和职责之一。通过术前访视建立护患之间的信赖关系,提供与手术相关的知识和信息,能减轻和消除患者术前焦虑、紧张和恐惧心理,增强安全感、信任感、依赖感和舒适度,以最佳的心态愉快、主动接受手术。事实上,手术患者非常需要有一位了解、参与手术全过程、熟悉并信任的护士守候在身旁,并获得关心和照顾,因此,术前访视最理想是由手术巡回护士负责。同时了解患者的基本情况和特殊问题,做到心中有数,提前准备。术前访视主要达到以下目的。

1. 了解患者心理活动及心理障碍,以提供正确的心理疏导。

(1)填写手术患者术前访视评估表和术前标准护理计划表。分别设计普外科、骨科、神经外科、妇产科、眼科、心胸外科等专科表格,既方便护士操作,又有利于针对性地收集资料,根据存在的问题进行疏导。个别问题应区别对待,确保心理护理的效果和质量。

(2)发放"手术须知""疾病基本常识"等宣教册子,让患者获得更多的信息,取得患者的密切配合。指导患者术前晚用抗菌皂液沐浴;实施大中手术或头颈部手术时,术前要洗头、术晨更换干净衣服,术前禁食 8h、禁水 6h,不可涂口红、上指甲油;前往手术室之前,去除眼镜、义齿、助听器,若必须借助助听器和眼镜交流的患者,宜让患者准备盛器,护士可代为保管。

访视过程中,对于患者提出的特殊问题,如癌肿能否根治、是否会复发、这次手术一定成功吗等,应尽量保持与手术医生口吻一致,避免含含糊糊,避免详尽解释手术过程或步骤,做好保护性医疗措施,必要时让主管医生解释。同时,要避免伤害患者自尊,注意保护患者隐私等。

2. 了解患者的基本情况和特殊情况,以便提早准备。可从病历和检查中了解患者是否伴随基础疾病(如糖尿病、心脏病等);探视过程中了解患者语言沟通有无障碍、活动是否受限、是否过于肥胖或过瘦、有无压疮风险、有无跌倒风险、建立静脉通道的血管部位情况等,并将信息记录在访视单中,据此做好手术物品准备并采取护理干预措施。

3. 提高护士的专业水平和独自处理、解决问题的综合能力,必须进行系统的培训。

4. 介绍手术患者进出手术室的时间及术后有可能在麻醉复苏室、重症监护病房(ICU)暂时留观的目的,解除恐惧。

5. 告诉患者术中特殊体位,必要时指导患者术前练习,如甲状腺手术的仰卧位。

6. 告诉患者术后身体可能有何管道,各管道作用。通常,在术后全身麻醉即将清醒的蒙眬状态中,多数患者第一感受就是气管导管的刺激和难受;部分患者则第一时间感受到的是留置尿管导致的尿急、疼痛。如果术前已告知患者这些问题,则复苏期将更容易忍受,有效减轻麻醉复苏期躁动有可能导致的血压升高、误拔管道、切口裂开及坠床的风险。

第二节 手术中患者的护理

当患者送入手术室后,巡回护士(最好是术前探视患者的护士)要热情接待,探视护士若未能承担该患者的巡回或器械护士时,要将当天担任巡回的护士介绍给患者,并将该患者的情况交代给巡回护士。尽量减少患者进入手术室后的陌生、无助感。

一、继续心理支持

巡回护士的态度和行为对患者有相当大的影响,要以姓相称、亲切招呼患者、露出热情友好的微笑,让患者宽慰并知道其在手术室被作为一个人受到尊重和重视。例如,询问患者冷不冷、昨晚睡得如何、是否感到口渴;给患者加个适合的枕头、摸摸患者的手脚是否冰凉、为患者提供温暖盖被、为患肢加一个合适的垫枕抬高等,这将使患者感觉到他的不适你都知道,而且愿意帮助他,取得他的信任,最大限度地缓解他的忧虑和恐惧。另外,有的患者会因为进入手术室之前未能见到清晨匆匆赶来的家属而备感焦虑,此时巡回护士可以为他们想想办法,可不可以在患者未进入手术间时让其家属更衣换鞋到等候区与患者见面或通过手机讲上几句呢?家人的安慰和鼓励对患者是莫大的支持。

二、安全核对

核对患者的手腕带信息、病历、影像资料、通知单、手术部位标识等。进行核对时要告诉患者,是常规的核对,避免患者误认为你对他一无所知而感到恐慌。核对时要注意方法,对姓名和手术部位,要让患者自己说出来。例如,请你说出你的全名;你知道这次是做的什么手术吗？左侧还是右侧？

三、进行术前准备

有条件的手术室,应建立患者准备室。患者可以在此处做皮肤准备,甚至建立静脉通道和导尿。但也有建议在麻醉后进行导尿,降低患者不适感觉。为患者备皮时应用无损伤的方法进行去毛,可用剪除替代刮除,还可用脱毛剂抹于皮肤处,几分钟后用软布抹除。去毛后,皮肤要彻底清洁干净。协助医生实施麻醉、手术体位摆放等工作。

四、做好核对与防护

患者进入手术室起,护士已成为其全部利益的临时保护人。要认真落实麻醉医生、手术医生、手术护士三方共同参与实施的《手术安全核查》《手术患者风险评估》制度;规范护理操作,认真落实手术患者安全目标各项护理措施,有效规避护理风险;维护安静手术环境,不让患者受到惊扰,保护患者的隐私,采取预防患者低体温的措施,避免各种意外的发生。

对于非全麻手术的患者,术中的护理工作显得尤其重要。整个过程中患者意识清醒,对周围环境非常敏感,可听见金属器械的撞击声、电刀切割时"嘶嘶"声、凿骨声等,甚至特别留意工作人员的谈话内容。根据这些情况,巡回护士要控制手术间的环境,做到说话轻、走路轻、开关门轻、拿放物品轻和操作轻。当术中出现脏器牵拉、振动等感觉时,应尽量在发生前告诉患者,并予以一定的解释,使患者有心理准备;对于全麻手术患者,诱导期应协助患者放松并守护床旁。由于个体差异较大,有些全麻患者术中意识间断存在,听觉比其他感觉消失得慢。因此,无论何种麻醉,均须注意保持手术间安静。

五、做好术中护理记录

术中护理记录内容有手术物品清点登记;出血量、输血量、输液量、尿量;术中特殊用药及用量;术中置入物,包括假体、晶体、瓣膜、关节及各种管道,如胃管、尿管、引流管、造口等;电刀负极板放置的位置,皮肤有无压伤、烫伤等意外情况;使用头托体位双侧颧骨处皮肤受压情况,侧卧位时髂部皮肤受压情况等;热水袋复温的使用记录。可制作表格记录。

第三节　复苏期患者的护理

复苏期患者的观察和护理,包括记录患者在麻醉恢复全过程的病理变化。负责复苏期护理的护士,需有一定麻醉学基础,对麻醉药及麻醉出现的问题能及时发现,并有一定的处理能力;熟悉呼吸机、心电图及监测仪的使用和观察。复苏期的观察和处理质量,直接影响到患者的安危。复苏期患者的观察与护理,一般由麻醉医生或麻醉科护士负责。

一、复苏期常见并发症及处理

1.舌根后坠　患者出现鼻翼翕动,胸骨切迹下陷,肋间肌内陷,胸廓活动受限,异常呼吸或无通气等上呼吸道梗阻症状。处理:将患者头后仰,托起下颌,放置口咽通气管或患者取侧卧位。

2. 喉痉挛　多发生在拔除气管导管、吸引分泌物或放置通气管道时发生,患者出现咳嗽、呼吸困难。处理:立即用麻醉面罩给氧,严重时按医嘱静脉注射氯琥珀胆碱10~20mg,行人工呼吸。

3. 喉头水肿　小儿和头颈部手术行气管插管的患者较易发生,可用麻黄碱做喉头喷雾或雾化吸入。

4. 迁延性无呼吸　为使用肌松药引起的残余作用,须立即通知麻醉医生行气管插管,并进行人工呼吸,明确诊断后予以拮抗治疗。

5. 肺不张、支气管痉挛、吸入性肺炎　胸内和腹上区手术麻醉后肺部并发症,应注意观察,及时请专家处理。

6. 低氧血症　由于麻药、手术部位疼痛等因素对肺功能的影响,易致低氧血症。麻醉恢复期需给氧,中等以上手术后宜吸氧3h或至低氧血症改善。

7. 心律失常　疼痛、输液过量、低血容量、缺氧及增快心率药物的残余作用等可引起窦性心率过快;高平面椎管内麻醉、使用胆碱酯酶抑制药及因颅内压增高、膀胱胀满等引起心动过缓,要及时发现,给予相应处理。

8. 急性肺水肿　术中处理低血压时常补液过量,当麻醉作用消退、血管张力恢复时,回心血量增加,有可能出现急性肺水肿。此外,血管活性物质释放引起的毛细血管通透性改变是急性肺水肿发生的诱因之一。急性肺水肿患者可出现泡沫痰,肺部啰音,应密切观察,及时请专家处理。

二、严密观察,预防意外发生

1. 根据患者术中出血量、尿量及体液丢失量、输血量、输液量,给予输液纠正,使之达到平衡。

2. 注意观察患者的生命体征,观察出血量及出血体征,如面色苍白,皮肤湿冷,脉搏细弱、快,血压下降等;观察对输血、输液、升压药的反应;发现问题及时向主管医生报告。

3. 当患者出现烦躁不安,首先要考虑患者有无缺氧、膀胱胀满,某些麻醉药(如氯胺酮)在苏醒期引起的幻觉也可导致烦燥,须加固定带束缚,以防坠床。

4. 对脊椎手术患者,复苏期要特别注意下肢活动情况,因手术或麻醉引起的血肿、脊椎错位压迫脊髓,矫正角度过大引起脊髓牵拉过度等,可造成脊髓损伤,其恢复取决于早期诊断和早期治疗,如在6h内行椎板减压术,多数患者可以恢复。因此,细致的观察非常重要。

5. 颅脑外科手术还须密切观察患者的瞳孔、血压等与颅内压变化有关体征,早期发现颅内血肿,及时减压,避免恢复期脑疝的发生。此外,应注意保持尿管的通畅,患者因膀胱胀满躁动也可引起颅压增高,增加颅内出血的危险性。

6. 颈部手术的患者,要注意患者的呼吸及切口的引流情况,防止切口部位的出血压迫气管。

7. 注意观察患肢的皮肤温度、颜色和局部循环情况,因绷带包扎过紧、石膏夹板或管型石膏的压迫,或手术区血管的栓塞,都可引起肢体的缺血和坏死。及时发现、及时处理是非常重要的。

8. 对患者进行评估,可达到麻醉复苏指标后方可离开。

第四节　手术后患者的护理

术后 2~3d,随访手术患者。在我国香港,有一半以上的术后随访是通过电话实现的。

一、继续服务保障、促进患者康复

1. 及时向患者通报手术成功的消息,以安抚患者情绪,有利康复。

2. 稳定患者情绪。

3. 对手术历时长、特殊体位或身体瘦弱者,重点观察局部皮肤是否受损、有无压伤等,及时发现,并协助解决。

二、解释患者提出的护理问题

重点是术后镇痛对肠蠕动的影响、留置管道对局部的刺激、置入假体的注意事项及术后卧床的具体要求等,避免术后并发症的发生。

三、征求反馈意见

征询护理服务质量的意见和建议,有助评估术中护理效果,针对问题与不足,制订措施,做好手术室全程护理,加快手术室的全面建设。

第三章　手术室护理工作程序与流程

手术室的护理工作繁忙而复杂,且与相关科室联系又多。因此,手术室应制定严格的护理工作程序与流程,来提高手术室护理质量,避免差错、事故发生。

第一节　手术室一般工作流程

一、洁净手术室的通道流线布局

洁净手术室的人员、物品流动是影响空气洁净度的重要媒介。建立合理的流程,加强对洁净区域的保护能阻止室外污染侵入室内,控制污染源,减少手术室污染发生。手术室各部分紧密衔接,相互影响,一些流程甚至跨部门运行,这就要求手术室建立合理的工作流程,所有工作人员要加强团队精神,破除部门之间的障碍,避免因工作流程、职责不清造成的工作困难。

1. 单通道布置　所有工作人员、患者、各类手术物品均使用同一通道,手术后的污染物品经就地初步消毒处理后可进入通道。

2. 双通道布置　医务人员、患者、洁净物品供应使用洁净通道,术后器械、敷料、污物等使用污染通道。

3. 多通道布置　当手术室平面和面积允许时,多通道更利于分区,减少人、物流量,防止交叉污染。

二、人员出入流程

手术室各个通道的出入口设置明显的标识,各区工作人员严格按照岗位职责分工细致、责任明确,建立科学可行的工作流程。

1. 手术患者出入手术室流程

(1)进出手术室使用患者通道。

(2)由专人根据手术患者接入通知单,使用室外接送车到病房接患者,接至手术室后,在门厅进行患者内、外接送车转换。为患者盖清洁的棉被,戴手术帽。

(3)护士进行患者核对后,将患者送入麻醉诱导室或手术间。

(4)手术结束后,巡回护士送患者进入麻醉恢复室,患者生命体征稳定后由麻醉恢复室医生签字,在手术室门厅换室外接送车,由麻醉恢复室护士护送患者回病房。如患者病情稳定可直接由巡回护士送返病房。

2. 工作人员出入流程

(1)进出手术室使用工作人员通道。

(2)换鞋处设外部区域与清洁区域分隔栏,工作人员在换鞋处取出洁净拖鞋放入清洁区,脱鞋后跨过分隔栏穿洁净拖鞋,进入更衣室。按规定着装,戴手术帽、口罩。

(3)经过缓冲间清洗双手,进入手术区域。

三、手术物品流程

1.外来手术物品 外来手术物品经专用通道接收。一次性材料经总务护士检验后去掉外包装箱,小件物品装入专用整理箱,进入手术室一次性物品储存库。大件仪器、设备在手术室外拆除外包装,进行初步清洁后进入手术室通道,组装完成后彻底清洁表面送入手术间。

2.器械、敷料类无菌物品 器械、敷料类无菌物品由手术室中心供应室灭菌(或医院供应中心灭菌),通过手术室内洁净电梯进入无菌敷料间,由工人(或晚班护士)根据次日手术敷料、器械预订单送达各个手术间。

3.污染物品 手术结束后,所有污染物品经外走廊、污染电梯送出。污染敷料扎紧袋口送至存放处;器械类物品用清洁包布包裹送入手术室中心供应室(或医院供应中心)处理;普通垃圾类物品装入黑色塑料袋中,医疗垃圾类物品装入黄色塑料袋中,按照各类垃圾运送方法分别送出。

4.特殊感染物品 特殊感染的手术物品、垃圾,在手术室内将污染器械、垃圾、敷料分类打包,外包装上注明"特殊感染""隔离"等字样,由外走廊污染电梯送出。

四、手术预约与流程安排

医生在病房的医生工作站向手术室工作网发出手术预约信息,次日常规手术预约时限为0:00~10:00。信息内容包括手术患者的基本情况、诊断名称、手术名称、手术医生及特殊要求备注等。手术室护士长将手术安排好后进行确认。病房手术医生从医院局域网查询次日手术的安排情况。急诊手术即时发出信息,通过手术室工作网上的急诊手术提示,护士长尽快安排手术并通知病房手术时间。

五、手术计价流程

由巡回护士先填写计价单,交到护士站,再由护士工作站专人录入,保证手术收费的准确性和规范性。

六、一次性材料管理流程

1.制订计划

(1)月计划:根据当月手术量,总结当月一次性材料实际消耗量,结合历史同期手术量及同期消耗量制定次月领用计划。

(2)当日计划:每天根据次日手术情况,对手术使用的无库存特殊材料,填写特殊材料领用申请单,向一次性材料管理处领用一次性贵重手术材料。

2.领取

(1)月计划申请材料:一次性物品管理处或设备处根据手术室月计划按时将一次性材料送达手术室。

(2)当日计划申请材料根据手术使用时间及时送达手术室。

（3）总务护士验收、签字,详细记录手术材料入库登记单。

3. 发放

（1）常用低值一次性材料:普通手术缝针、缝线、手术薄膜、输液器、留置针、敷贴、吸引管等,由值班护士根据手术间的使用情况按周领取,放置于手术间固定位置。

（2）百元左右的高值材料:骨蜡、可吸收缝线、止血纱布、生物蛋白胶等物品,由值班护士在手术前1天,根据次日手术的需要,准备相应的物品盒,手术前发给巡回护士。巡回护士按需取用,手术结束后将物品盒与记账单交值班护士清点核实。

（3）特殊贵重材料:消化道吻合器、心脏瓣膜、人造血管、钛板等高值材料,手术前由巡回护士填写特殊手术材料领用单领取,手术后由总务护士将记账单与领用单核实,做到谁领取谁负责。

4. 反馈

（1）用后的一次性材料由巡回护士记账,总务护士核对。

（2）总务护士登记一次性贵重材料使用情况,保证高值物品的安全使用。

（3）收集手术中一次性材料的使用情况及出现的问题,及时向一次性材料管理处反馈使用信息。

（4）建立手术物品管理的计算机网络系统,与一次性材料管理处、财务处联网,使手术室的物资管理更加安全、高效。

第二节　手术室专科护理工作程序与流程

一、外科手消毒程序

1. 清洗双手、前臂及上臂下1/3

（1）洗手之前应当先摘除手部饰物,并按要求修剪指甲。

（2）取适量清洗剂,按洗手的揉搓程序揉搓双手的每个部位、前臂和上臂下1/3。

（3）揉搓的程序

1）用流水弄湿双手,取适量清洗剂于手掌表面后揉搓,双手手指并拢,手掌对手掌摩擦。

2）手掌对手背手指交叉揉搓。

3）手掌对手掌手指交叉揉搓。

4）手指背侧在手掌中摩擦。

5）大拇指在手掌中旋转。

6）手指尖在手掌中摩擦。

7）揉搓手腕、前臂和上臂下1/3。

（4）一次洗完后,手朝上,肘朝下,用流动水冲洗双手、前臂和上臂下1/3。如此共计3次,时间共计10分钟,用无菌毛巾彻底擦干双手、前臂和上臂下1/3,擦过肘部的毛巾不可再擦手部。

2. 外科手消毒　取适量的高效泡沫手消毒剂均匀涂抹双手、前臂和上臂下 1/3,并认真揉搓每个部位共 3~6min,或充分揉搓至消毒剂干燥后穿手术衣戴手套。

二、洗手护士工作程序

1. 术前 1 天阅读手术通知单后做访视,了解手术患者情况,如术前诊断、施行手术、手术局部解剖、物品准备。

2. 做手术间平面卫生。

3. 和巡回护士、麻醉师一起核对手术患者及手术部位。

4. 核对手术用物。

5. 正确摆放体位,要求手术野暴露充分,卧位舒适,不影响患者呼吸、循环等功能,便于术中观察患者,保护患者防止压疮及电灼伤。

6. 与巡回护士核对各种灭菌包外包装、灭菌指示胶带、灭菌日期及术前用药、乙醇、盐水等用物。

7. 按外科手消毒程序洗手,穿手术衣,戴手套。

8. 铺无菌器械台后与巡回护士共同核对,清点台上所用一切器械、纱布、显影纱垫、带线棉片、缝合针、棉球、棉签、纱球的数量。

9. 术中配合要精神集中,传递器械及时、准确,保持无菌器械台托盘整洁、干燥、台上布局合理,一切锐利器械、显微器械要注意保护,器械的锋利面不可朝下放置。

10. 手术前、关闭体腔前、关闭体腔后均需与巡回护士共同核对纱布、带尾纱垫、缝合针、棉球和器械的数量。特殊手术按规定清点。

11. 术中妥善保存取下的标本,术后核对标本,在标本登记本上签字。

12. 手术结束后负责敷料、器械、吸引器提篮、垃圾的处理,杜绝器械混入敷料内,发现器械缺失,应立即查找。

13. 术毕收拾完,补齐手术间常规物品。

14. 如为感染手术,严格执行感染手术处理制度。

三、巡回护士工作程序

1. 择期手术巡回护士于术前 1 天下午,携带术中护理记录单、访视宣教单访视患者,通过阅读病历了解患者科室、床号、姓名、性别、年龄、术前诊断、手术相关检查结果、既往史及过敏史。并到病房与患者直接交流沟通,了解患者体型、静脉、手术区域皮肤情况及心理状态,提出护理问题,向患者介绍手术配合相关要求,将术前访视宣教单交给患者或家属,并认真填写手术患者记录单中术前访视栏目内容。

2. 根据访视情况准备次日手术体位用物,体位枕用治疗巾包裹且一人一单。

3. 患者入室后查对病历,内容包括患者姓名、性别、年龄、术前诊断、腕带标识、手术部位切口标识、各种检查结果、手术野情况。

4. 术日核对手术间物品,手术用物。

5. 做手术间平面卫生。

6. 协助麻醉师配合麻醉工作,包括静脉输液、麻醉给药、导尿,严格执行无菌操作,用药三查九对。

7. 各种手术用仪器摆放到位,并提前测试备用。

8. 正确摆放体位,要求手术野暴露充分,卧位舒适,不影响患者呼吸、循环等功能,便于术中观察患者,保护患者防止压疮及电灼伤。

9. 与洗手护士共同核对手术用各种灭菌包外包装、灭菌日期、灭菌指示胶带,并分别于手术前、关闭体腔前、关闭体腔后清点术中所用物品(器械、带线棉片、纱布、针、带尾纱垫、纱球等),清点的同时记录。严禁使用手术需要清点的物品进行与手术无关的其他操作,以免给清点工作带来不便。术中临时增加的需清点的物品,应及时清点登记。

10. 认真执行手术安全核查制度,分别在麻醉实施前、手术开始前和患者离开手术室前,由具有执业资质的手术医生、麻醉医生和手术室护士三方共同核对患者身份和手术部位等内容,手术完后三方分别在"手术安全核查表"上签字。

11. 术中随时供应台上所需用物,保证仪器正常使用,知晓手术步骤,严格执行并监督手术人员的无菌技术操作,观察患者情况及时、到位。

12. 保持手术间安静、整洁,控制参观人数,不脱岗,有事找同班人员替班。

13. 文件书写项目齐全、字迹工整、无涂改,记录准确、及时、使用医学术语。特殊情况详细记录,如遇交接班应严格执行交接班制度。

14. 凡无洗手护士的手术,巡回护士负责该手术的一切敷料、器械及标本的处理工作,并请手术医生于核对栏内签字。

15. 术后协助医生将患者伤口包扎好,擦净患者身上的血迹,更换新尿袋,保证输液通畅。三通应取下,带齐患者物品(病历、片子、衣裤),并携带手术护理记录单、手术患者认定卡,送患者回病房或 ICU。送患者途中注意观察患者病情变化,保暖。到病房搬运患者应平稳,并与当班护士进行交接班(输血、输液、各种引流管、患者皮肤情况),如实填写手术护理记录单、手术患者认定卡,并与病房或 ICU 护士共同签字。

16. 术后将手术间物品擦拭干净、物归原处,使用后的一次性物品(注射器、输血器)按要求处理。

17. 按要求处理标本,在标本登记本上签字。

18. 如为感染手术,严格执行感染手术制度。

19. 手术完毕填写手术记账单。

四、接患者至手术室工作程序

1. 仔细查看手术患者排班表、手术时间,患者病房号、床号、姓名、性别、年龄、术前诊断、麻醉方式、手术名称、手术部位、手术间号等。

2. 整理好平车及被单,携带手术患者排班表,更换外出衣帽和鞋到病房或 ICU 接患者。

3. 到病房或 ICU 时主动告诉护士,讲明要接患者的姓名、病房号、床号,查看病历,体温是否正常,各项检查是否齐全,是否备血。核对带到手术室的患者影像资料及药品无误后,把平车推进患者所在病房床前,与病房或 ICU 护士再次核对患者姓名、病房号、床号、腕带标识、手术名称、手术部位、术前医嘱执行情况等。

4. 检查患者术前备皮情况及皮肤情况，是否更换清洁衣裤；请患者把佩戴的手表、发夹、义齿等取下。

5. 逐项核对手术患者认定卡，并与病房或 ICU 护士共同签字。

6. 保证患者舒适、安全、途中竖起护栏，根据患者情况调整头枕高度，尽量安慰患者，态度和蔼、耐心、周到。注意观察患者，遇有昏迷、躁动、神志不清者要适当加以约束。

7. 患者进入手术室后，非开颅手术患者带上一次性帽子，患者进入指定手术间，为患者保暖。

五、术后送患者回病房或 ICU 工作程序

1. 术毕帮患者包扎好，全身血迹擦干净，检查患者身上手术用物是否除去，将带回的静脉输液固定好，三通取下，保持各种引流管通畅。

2. 将患者所带来的物品准备齐全，包括病历、影像资料、患者衣裤等，并带回病房或 ICU。

3. 搬动患者动作要轻柔，尤其对脑干瘤手术患者，避免搬动过猛、过急，以防止脑干移位，呼吸停止。

4. 护送患者到病房或 ICU，途中注意观察患者，竖起护栏。注意保暖，以防术后肺炎。

5. 到病房或 ICU 后与值班护士核对患者病房号、床号、姓名、腕带标识；交清手术名称、手术体位、麻醉方式、各种引流管是否通畅；术中患者情况及术后皮肤有无压疮及电击伤等情况。

6. 交清所带的物品，包括病历、影像资料、患者衣裤等，并交清所输液体的名称及浓度，如带回未输完的血，需与病房护士一起再次核对输血单。

7. 与病房或 ICU 护士在手术患者术中护理记录单、手术患者认定卡上共同签字。

8. 将对接车推回手术室，并整理干净备用。

六、取血程序

1. 手术中用血由负责该手术的麻醉师提出申请。

2. 手术巡回护士首先电话通知血库备血，然后通知助理护士，携带取血登记本及取血盒取血。

3. 助理护士到血库取血

(1) 助理护士与血库人员共同核对患者姓名、病区号、床号、住院号、血型、血袋条形码，检查输血袋是否严密，有无破损和漏血。

(2) 核对无误后，取血护士在血库登记本、取血本、输血单上签字。

4. 取血后将所取血液送至手术间，巡回护士与麻醉师认真核对上述各项。

七、输血程序

1. 巡回护士与麻醉师共同核对患者的床号、姓名、住院号，血袋条形码、血型、交叉配血结果、血液的种类和剂量、有效期，检查输血袋是否严密、有无破损和漏血。并在血袋上双签字。

2.输血前,再次核对正确后,在临时医嘱单、输血单上双签字。

3.输血前血液温度过低,可用水浴加温法,水温控制在37℃以下。

4.输血必须使用输血器。

5.输血前,应先静脉滴注生理盐水冲管后,方可输血。输血完毕同样用生理盐水静脉滴注后,方可进行其他液体的输入。

6.调节滴速,随时观察患者输血后反应,术中出现反应即刻停止输血且报告医生处理,同时立即通知血库,血库人员亲自看患者后填表。

7.输血完毕后,将血袋放于指定地点,术后送病房,并在血袋上写明受血者的科别、床号、姓名、住院号、输血时间,保留48小时备查。

八、标本处理程序

1.固体标本处理程序

(1)手术取标本前,洗手护士备容器于手术野上方,医生将其所取标本放于其中,洗手护士及时将标本移至标本袋内,巡回护士妥善保管。

(2)标本过少时,将标本袋内注入少量生理盐水,医生可将标本直接放入标本袋内保存。

(3)根据医嘱需分别处理的不同标本,应分别放置,并做好标记。

(4)巡回护士将标本去向如实记录在手术护理记录单上。医生或患者带走手术所取标本,请医生在手术护理记录单上签字。

(5)术中送快速病检,标本袋上应贴标签注明患者姓名、科别、床号、住院号、病理标本名称、送检日期,通知送检员。在交接本上登记、签字、核对后,与病检申请单一起交送检员送病理科。

(6)手术未结束取下的标本,洗手护士应负责保管。医生拿走标本给家属观看,应告知洗手或巡回护士。送回后交给巡回护士放于稳妥处(器械台第2层),待手术结束后行标本处理。

(7)手术结束后,巡回护士对标本进行处理

1)选择合适标本袋放置标本,将术中浸泡标本盐水滤出,用10%甲醛液浸泡固定标本,溶液应没过标本。

2)标本袋应贴标签:①根据标本病检申请单,填写患者姓名、科别、床号、住院号、病理标本名称、送检日期,标签贴于标本袋外,与病检单一同送病理科;②同一患者有多个病理标本时,每份标本袋分贴标签,并将所有标本置于一个容器内,容器外再贴一个标签。

(8)逐项填写病理标本登记本,洗手护士(无洗手护士的由手术医生代替)、巡回护士共同核对并签字,互相督促标本处理工作。

(9)标本处理出现问题,由洗手护士、巡回护士共同负责。

2.液体标本处理程序

(1)处理液体标本时选择合适加盖容器。

(2)使用甲酸固定液,甲醛与标本的比例为1∶10,10mL标本液放1mL 10%甲醛。

(3)同时送检固体和液体标本应填写两张病检申请单,分别送检。

(4)其他要求同固体标本。

九、腔镜器械刷洗程序

腔镜器械结构复杂,管道多,在刷洗时须将可拆卸和各种关节、手柄、套芯全部卸下。

1. 初洗(冲洗)

(1)流动水下彻底冲洗,用纱布擦洗镜身。

(2)用毛刷刷洗各管腔管道,刷洗时必须两端见刷头,并洗净刷头上的污物。用高压水枪反复冲洗各管道。

(3)活检钳、异物钳等器械先放入清水中,用小刷刷洗钳瓣内面和关节处,清洗后并擦干。

(4)清洗纱布一次性使用,清洗刷一用一消毒。

2. 酶洗(洗涤)

(1)多酶洗液的配置和浸泡时间按产品说明书进行。

(2)将擦干后的内镜置于酶洗槽内,将器械全部浸泡于多酶洗液内,用纱布擦洗,管腔内注满清洗液。

(3)擦干后的附件、各类按钮和阀门用多酶洗液浸泡,反复刷洗。多酶洗液使用后应更换。

3. 漂洗、干燥

(1)多酶清洗液浸泡后的内镜用清水、纯化水或蒸馏水漂洗,器械及管腔用水枪彻底冲洗。

(2)腔内、管道用气枪吹干,其余部件用布擦干,擦涂器械油保养或交专人保管或消毒、灭菌。

4. 注意事项

(1)感染手术器械先用含量为 1000～2000mg/L 有效氯消毒液浸泡 30 分钟,再按上述方法刷洗消毒备用或灭菌。

(2)摄像系统镜头部分宜用湿纱布及镜头纸擦拭,不可用水冲洗,以免损坏图像处理中心;粉碎机手柄部分宜用湿纱布擦拭,不可用水冲洗以免损坏电机。

(3)刷洗光学视管时注意保护,避免碰撞,且不可触及强酸、强碱。

(4)腔镜器械刷洗应逐个小心清洗,禁止大把抓,以免相互碰撞。

十、手术后器械、敷料处理程序

1. 手术间器械、敷料处理程序

(1)锐器如缝合针、手术刀片、注射针头等直接放入锐器回收盒,回收盒 2/3 满后送焚烧。

(2)一般废弃物如用过的纱布、缝线、一次性注射器针筒等置于手术间的黄色塑料袋内。

(3)手术敷料处理程序:清理手术单上杂物,如皮肤保护膜、线头等,卷起手术单放入白色污衣袋;感染手术敷料装入黄色污衣袋,注明"感染"标志送洗涤中心。特殊感染手术敷料装入两层黄色塑料袋中,注明"特殊感染",焚烧处理。

(4)手术器械的处理程序:手术后将器械按照使用前的顺序放入器械盒中,清点数目,在器械盒外包清洁包布,填写器械交接卡片,感染手术器械注明"感染"标志,使用污染走廊的器械车送至手术室中心供应室或医院供应中心器械清洗室。

(5)污水吸置于吸引器瓶内,经处理后倾倒。

2.手术室中心供应室或医院供应中心器械处理工作程序

(1)根据手术器械回收查对标准、器械交接卡片清点核对手术器械。

(2)接台手术急需的手术器械放入半自动清洗机中清洗,清洗后用快速灭菌器灭菌后待用。

(3)手术器械的清洗严格按照器械清洗规范,使用器械清洗机及清洗液。常规清洗方法包括机械清洗、手工清洗,机械清洗适用于大部分常规器械的清洗;手工清洗适用于精密、复杂器械的清洗和有机物污染较重器械的初步处理。精密器械的清洗,应遵循生产厂家提供的使用说明或指导手册。

(4)使用清洗机清洗后的器械还需专人用细钢刷对齿间及关节进行特殊处理,保证器械性能的良好。

(5)感染手术按照卫生部要求,打开外层包布,直接装入感染手术专用洗消灭菌器中进行消毒。消毒方法:注水加温 60℃ 1min,排水进蒸汽、121℃ 15min。或根据污染情况选用 1000~2000mg/L 有效氯作用 0.5~2h。消毒后的器械再按照手术器械清洗程序处理。

(6)清洗后的器械由清洁区取出,按照使用器械名称打包,内放灭菌指示卡,外贴灭菌指示胶带,灭菌包追踪卡,签器械名称,准备灭菌。

3.常用灭菌器的使用程序　手术中常需要使用快速灭菌器,手术室护士要熟练掌握各类小型灭菌器的使用程序及灭菌注意事项,保证手术物品的灭菌质量及工作安全。

(1)快速灭菌器使用程序

1)将电源插入插座内。

2)在水舱内加入蒸馏水,检查蒸馏水达到水位线以上。

3)将灭菌的物品放置快速灭菌器内托盘上,关闭舱门。

4)打开灭菌器电源开关,显示舱门关闭合格。

5)根据灭菌物品种类选择"裸露器械""包裹器械""水剂"按键。

6)按"开始"按键。观察灭菌器使用情况,发生报警现象及时查找原因进行解除。

7)灭菌器温度上升,显示舱内温度和压力。到达预定灭菌温度和压力后,显示灭菌剩余时间。

8)灭菌结束后,舱内压力、温度下降,压力指示表显示为"0"时,可打开舱门,戴隔热手套或使用托盘手柄取出灭菌物品,防止烫伤。

9)快速灭菌器不能灭菌凡士林类物品,不宜用于人体植入材料的灭菌。

10)每周按常规做快速灭菌器细菌监测。

(2)卡式灭菌器使用程序

1)将电源插入插座内。

2)在水舱内加入蒸馏水,检查蒸馏水达到水位线以上。

3)装入要灭菌的物品,上下对正盒盖,将卡式盒插入机器内。

4)选择循环程序。

5)按"开始"键启动循环。

6)听到提示音后灭菌完成,按"停止"键。

7)等待显示可以拔出卡式盒后,拔出卡式盒待用。

8)关闭电源。

9)每周按常规做卡式灭菌器细菌监测。

(3)环氧乙烷低温灭菌程序

1)环氧乙烷消毒是一种低温化学消毒方法。消毒温度为 55～60℃,对不耐高温、高压的物品,如橡胶类、电池、腔镜等物品进行灭菌。

2)所需灭菌物品彻底清洗处理后,分装于符合国家标准的包装袋中,放入灭菌指示卡。包装袋大小应适中,留出拆包装时的余地即可,过大造成浪费,过小影响灭菌效果。

3)包装袋塑封后注明灭菌物品的名称、型号、灭菌有效日期,放入环氧乙烷锅内进行灭菌。

4)灭菌时间为 12～16h,保存时间可根据包装材料的性质、保存的环境、保存物品类别等因素决定有效期限,通常为 6 个月。

第三节　基础护理技术操作程序与流程

基础护理技术操作是每一位临床护士必须掌握的基本功,从事手术室专业的护士也不例外。笔者按照护理程序重新修订了常见的几项基础护理技术操作流程,作为手术室护士规范化培训、"三基"训练的参考。

一、无菌技术操作程序

1.无菌操作的环境是否符合操作要求,无菌用物有无过期、受潮和被污染的可能。

2.操作者　仪表符合要求、剪指甲、洗手、戴口罩。

3.用物　按需备齐用物,放置有序,环境清洁、干燥。

4.无菌持物钳使用　打开盛无菌持物钳的容器盖,持钳上端 1/3,垂直、闭合取钳,用时保持钳端向下,用后钳端闭合放回干筒,每 4 个小时更换 1 次。

5.从无菌包夹取无菌物品　查看无菌包名称、灭菌日期、化学指示条,解带或撕开粘贴,揭开包布外、左、右、内角,开包用无菌钳取物,按原折痕包回,注明开包有效期(开包后 24h 内有效)。

6.铺无菌盘　盘面清洁、干燥,用无菌巾铺盘,扇形折叠(无菌面朝上),从无菌容器夹取物品,放入无菌盘,覆盖封边,4 小时内有效。

7.从无菌容器夹取物品　内面朝上开盖,无菌钳取物,用毕盖严。倒无菌溶液:检查瓶签、药物质量,开瓶塞,瓶签向上冲洗瓶口,从原处倒液,消毒瓶塞后盖瓶,注明有效时间。

8. 戴无菌手套　检查手套号码、灭菌日期,打开手套袋,取手套,戴手套,进行无菌操作,脱手套时口翻转脱下。

9. 用物整理　物归原处,洗手。

10. 操作效果　动作利索准确、无污染。

二、肌内注射法操作程序

1. 评估

(1)患者的病情、年龄、意识状态及治疗目的。

(2)注射部位组织状况(应避免在有瘢痕、炎症、硬结等地方注射)。

(3)药物的性质、作用及不良反应。

(4)患者有无药物过敏史,对肌内注射和药物的认知程度及心理反应。

(5)操作者:仪表符合要求,洗手、戴口罩。

2. 准备

(1)用物按需备齐用物,按医嘱备药物。

(2)环境清洁、安静。

(3)患者查对、解释、体位舒适(使肌肉放松)。

3. 实施

(1)吸药:查对医嘱、药物,消毒开启安瓿、取注射器、吸药、排尽空气。

(2)进针:查对患者姓名、床号、医嘱,帮助患者摆体位、选部位、消毒皮肤、进针(成90°角)、固定、回抽无血。

(3)记录:签字。

(4)患者:帮助患者取舒适体位,询问感觉。

4. 评价

(1)病床单元整齐、清洁。

(2)用物妥善清理,物归原处。

(3)患者感觉良好,无不良反应。

(4)操作效果严格遵守"三查九对"原则,无菌观念强,选位正确,持针、进针正确,能运用无痛注射技术,注药均匀慢注。

三、静脉留置针输液操作程序

1. 评估

(1)患者的病情、年龄、意识状态、心肺功能情况及治疗目的。

(2)注射部位组织状况(有无瘢痕、炎症、硬结等)及静脉状况(解剖位置、充盈程度、弹性及滑动度)。

(3)药物的性质、作用及不良反应,患者有无药物过敏史、对静脉输液和药物的认知程度,以及心理反应。

2. 准备

(1)按需备齐用物,按医嘱备药物。

（2）查对、解释、排便、体位舒适。

（3）操作者仪表符合要求,洗手,戴口罩。

（4）环境清洁,安静。

3. 实施

（1）加药:对医嘱、药物、输液卡→检查药液→贴加药卡→启盖→消毒→加药→核对安瓿。

（2）插管:对光检查药液的质量,检查输液管、消毒、插管。

（3）穿刺:对床号、姓名、药物,挂瓶,排尽管内空气,选粗而直的静脉,系止血带、消毒皮肤、嘱握拳、再排气、穿刺、见回血、降低角度送软管、退出针芯、松拳、松止血带、调滴速。

（4）固定:用透明敷贴或无菌纱布遮盖、固定。

（5）调速:根据年龄、病情、药物性质,调节输液速度。

（6）记录:记录穿刺日期时间,核对输液卡、药物、姓名、签字,挂输液卡。

（7）妥善清理,物归原处,实施健康教育。

4. 评价

（1）患者感觉良好,无不适。

（2）操作效果严格遵守"三查七对"原则,无菌观念强,一次排气成功,一针见血,调速适当。

四、女性留置尿管或导尿术操作程序

1. 评估

（1）导尿环境、目的。

（2）患者的年龄、病情、意识状态、排尿状态、膀胱充盈度（通过腹部触诊了解）、泌尿系统功能。

（3）患者的自理能力、合作程度及耐受力,患者的心理反应及对导尿的认知水平。

2. 准备

（1）操作者仪表符合要求,洗手、戴口罩。

（2）用物按需备齐用物,查看有效期,放置合理。

（3）患者查对,能自理者先行清洗外阴（不能自理者协助其洗净）。

（4）环境清洁、关门窗、屏风遮挡。

3. 实施

（1）摆体位:携物至床旁,脱对侧裤腿,盖于近侧腿部,臀下垫巾,仰卧屈膝位,双腿外展,注意保暖。

（2）初步消毒:弯盘置外阴旁,左手戴无菌手套,消毒阴阜、两侧大阴唇,左手分开大阴唇,消毒小阴唇、尿道口（由外向内、自上而下、每个棉球限用 1 次）,撤去污物,擦手（消毒液）。

（3）开包:导尿包置两腿间打开,根据情况于无菌区内添加导尿管、注射器、无菌水、润滑油等物品,戴手套、铺孔巾、检查尿管及气囊、润滑尿管、排列用物。

(4)消毒:暴露尿道口(左手分开并固定小阴唇),消毒尿道口、小阴唇、尿道口,撤出弯盘。

(5)插管:置另弯盘于孔巾口旁,用专用钳或用手持尿管,轻插4~6cm。停留尿管者见尿再插1~2cm,放尿或取尿标本(5mL),钳夹尿管引流端。留置尿管者:气囊腔注水,无菌纱布裹尿管外,穿过孔巾,接引流袋、固定于床旁、撤孔巾、脱手套、穿裤。

(6)患者:询问患者感觉,交代注意事项,帮助患者取舒适卧位。

(7)用物:妥善清理,归原。

(8)记录:导尿情况及尿量。

(9)拔管方法:置弯盘、戴手套、用注射器抽空囊内的水,用纱布裹尿管轻轻往外拔,擦净外阴、脱手套、穿裤、整理床单元。

4.评价

(1)患者感觉痛苦减轻,无不良反应。

(2)操作效果符合无菌操作原则,无污染,无尿路损伤,达到目的。

五、单人心肺复苏技术操作程序

1.评估　评估患者的意识、呼吸和颈动脉搏动,现场环境。

2.准备

(1)操作者仪表符合要求。

(2)准备纱布、硬板床或木板。

(3)患者平卧在地板或床板上。

3.实施

(1)判断:轻摇其肩,呼叫"喂! 你怎么了?"

(2)呼叫:"快来人呀!"或呼救叫人打120电话。

(3)体位:躯体摆成一直线,头、颈、脊柱保持在同一纵轴上。

(4)开放气道:使用压额举颏法或下颌推前法打开呼吸道。

(5)判断呼吸(5秒内完成):视,有否胸廓起伏;听,有否气流声音;感觉,用面部感觉有否气流。

(6)人工呼吸:给予两次缓慢的人工呼吸(每次呼吸2秒)。保持气道开放位置,一手捏鼻,深吸气后将嘴唇紧贴患者嘴唇吹气至胸廓上升。

(7)检查循环征象:扪颈动脉有无搏动。示指与中指并拢触及气管正中部位,向旁滑移2~3cm于气管和胸锁乳突肌之间的凹陷处,触及颈动脉搏动,迅速检查患者有无其他动作征象。

(8)心脏按压:跪于患者胸部右侧,用示指及中指触沿肋弓下缘向中间滑行,找到肋骨与胸骨连接处;将另一手掌贴在紧靠手指的胸骨下半部,原手指移动的手掌重叠放在这只手背上,手掌根部长轴与胸骨长轴一致,双手指紧扣翘起,保持肘关节伸直,按压时双臂垂直向下,以胸骨下陷4~5cm,按压、通气比例30∶2,频率为100次/分钟。按压通气周期5次后重新评估。

（9）判断复苏指征：呼吸、脉搏、瞳孔。

（10）患者：整理衣服，复苏后体位。

（11）病床单元整齐清洁。

（12）用物清理，物归原处，洗手，记录患者病情。

4. 评价

（1）患者复苏成功，无意外损伤。

（2）操作效果：动作快、稳、准，心肺复苏技术符合要求。

第四节　常用手术体位摆放程序

一、垂头仰卧位摆放程序

1. 准备

操作者：着手术衣、戴口罩、帽子、修剪指甲。

用物：肩垫 1 个，圆枕 1 个，小沙袋 2 个，中包布 1 块，约束带 1 根，头圈 1 个。

环境：清洁、安静。

2. 体位摆放　患者仰卧位，头下铺 1 块三角巾。操作者右手抬起患者，左手置肩垫于双肩下（平肩峰），圆枕置于患者颈下，头两侧小沙袋置于三角巾内固定，保持头后仰且不悬空，三角托盘固定于头部，内缘平患者下颌部，双下肢自然放于身体两侧用中包布固定，约束带固定双下肢膝部，放置腿部托盘。

3. 整理

（1）检查患者体位是否舒适、摆放是否合理。

（2）整理用物，归位。

二、侧卧位摆放程序

1. 准备

操作者：着手术衣，戴口罩、帽子，修剪指甲。

用物：腋垫、腿垫各 1 个，双侧托手架，沙袋 2 个，约束带 1 根，四头带 2 根，麻醉头架 1 个，挡板 2 个，头圈 1 个。

环境：清洁、安静。

2. 体位摆放　置双层托手架于床垫下，患者取侧卧 90°（术者协助），将双手放在托手架上，置头圈，腋下垫 1 个腋垫，距腋窝约 10cm，四头带固定双上肢，胸背部两侧各垫 1 个沙袋置于腋垫下固定，两腿之间放 1 个大软垫（泌尿外：上腿伸直，下腿屈曲；胸外：上腿屈曲，下腿伸直），约束下肢（泌尿外：大腿下 1/3；胸外：髋部），如肢体不稳，需在两侧加挡板固定，上麻醉头架。

3. 整理

（1）检查患者体位是否舒适、摆放是否合理。

（2）整理用物，归位。

三、俯卧位摆放程序

1. 准备

操作者:着手术衣,戴口罩、帽子、修剪指甲。

用物:中单 1 床,托手板 2 块,束臂带 2 根,软枕 3 个,弓形架。

环境:清洁、安静。

2. 体位摆放　将弓形俯卧位架摆放于手术床上,根据需要,调整好支架的宽、高、弧度。麻醉稳定后,将患者双臂下垂紧靠躯体,医生、护士分别站在患者身体两侧,托住患者的头背部、腰骶部及双下肢,使头、颈、胸在同一水平线,以脊椎为轴心向一侧缓慢旋转90°,放在俯卧位架上;切口部位对准弓形架中部;头支撑在头架上。双上肢平放,置于身体两侧,中单固定,或自然弯曲置于头部两侧的托手板上,用束臂带固定。双膝关节至大腿处垫 1 个软枕,双下腿下垫 2 个大软枕,使踝关节自然弯曲下垂。

3. 整理

(1)检查患者体位是否舒适、摆放是否合理。

(2)整理用物,归位。

四、截石位摆放程序

1. 准备

操作者:着手术衣,戴口罩、帽子、修剪指甲。

用物:腿架 2 个,布垫 2 块,一次性中单 1 块,绷带 2 卷,小软垫 1 个,麻醉头架 1 个。

环境:清洁、安静。

2. 体位摆放　将腿架固定床缘,并在其面上平铺软布或海绵,备好束缚带。患者仰卧于手术床上,脱去病员裤,将患者向下平移,臀部移至手术床缘,两腿屈髋、屈膝置于腿架上,调节腿架的角度和高度,保持腘窝舒适,不受压,绷带固定双腿,取下或摇下手术床尾,臀下放 1 个小软垫,软垫上铺 1 块一次性中单,固定双手,上麻醉头架。

3. 整理

(1)检查患者体位是否舒适、摆放是否合理。

(2)整理用物,归位。

第四章　手术室医院感染控制与管理

第一节　手术部位感染的控制与管理

一、概述

医院感染是指患者入院时既不存在,也不处于潜伏期,而在医院内发生的感染,包括在医院内获得而于出院后发病的感染。手术部位感染(surgical site infection,SSI)是医院感染的一种主要形式,是外科患者最常见的医院感染。美国全国医院感染监测系统(National Nosocomial Infections Surveillance,NNIS)报告 SSI 是第 3 位最常见的医院感染,占住院患者发生医院感染数量的 14%~16%,在手术患者中,SSI 是最常见的医院感染形式,约占全部感染的 38%。中国医院感染监测网监测资料显示,SSI 占全部医院感染的 10.1%,SSI 发病率仅次于呼吸道感染和泌尿道感染,居第 3 位。造成 SSI 的常见病原菌主要为内源性细菌如金黄色葡萄球菌、凝固酶阴性葡萄球菌和大肠埃希菌等。SSI 的危险因素包括患者方面和手术方面,一旦发生 SSI 将影响医疗服务质量和患者的预后,延长患者住院时间,增加医疗花费,增加患者痛苦,导致手术失败,增加患者病死率。美国疾病预防和控制中心(Centers for Disease Control and Prevention,CDC)认为 SSI 是手术患者最常见的不良事件,美国每年发生 50 万例 SSI,每例增加 7~10d 的住院天数,增加 2~11 倍病死率,每年治疗 SSI 的支出达 100 亿美元。国内报道手术部位感染直接经济损失中位数为每人 3419 元人民币,延长住院天数 8d。目前国内外将 SSI 发生率作为衡量医疗机构医疗质量的重要指标,以便有效控制医院感染,提高医疗质量。

二、手术切口的分类及感染诊断标准

1. 外科手术切口的分类　依据卫生部《外科手术部位感染预防和控制技术指南(试行)》,根据外科手术切口微生物污染情况,外科手术切口分为清洁切口、清洁-污染切口、污染切口、感染切口。

(1)清洁切口:手术未进入感染炎症区,未进入呼吸道、消化道、泌尿生殖道及口咽部位。

(2)清洁-污染切口:手术进入呼吸道、消化道、泌尿生殖道及口咽部位,但不伴有明显污染。

(3)污染切口:手术进入急性炎症但未化脓区域;开放性创伤手术;胃肠道、尿路、胆道内容物及体液有大量溢出污染;术中有明显污染(如开胸心脏按压)。

(4)感染切口:有失活组织的陈旧创伤手术;已有临床感染或脏器穿孔的手术。

2. 外科手术切口愈合等级

(1)甲级:指愈合优良,无不良反应的初期愈合。

（2）乙级：指愈合处有炎症反应，如红肿、硬结、血肿、积液等，但未化脓。

（3）丙级：切口化脓，并因化脓需将切口敞开或切开引流者。

3. 外科手术部位感染的诊断标准 1999年美国CDC根据多年的监测结果，提出手术部位感染概念代替以往使用的手术切口感染，其范围不仅包括切口部位的感染，还包括器官/腔隙感染。依据卫生部《外科手术部位感染预防和控制技术指南（试行）》，外科手术部位感染分为切口浅部组织感染、切口深部组织感染、器官/腔隙感染。

（1）切口浅部组织感染：手术后30d以内发生的仅累及切口皮肤或者皮下组织的感染，并符合下列条件之一：①切口浅部组织有化脓性液体；②从切口浅部组织的液体或者组织中培养出病原体；③具有感染的症状或者体征，包括局部发红、肿胀、发热、疼痛和触痛。下列情形不属于切口浅部组织感染：①针眼处脓点（仅限于缝线通过处的轻微炎症和少许分泌物）；②外阴切开术或包皮环切术部位或肛门周围手术部位感染；③感染的烧伤创面及溶痂的二、三度烧伤创面。

（2）切口深部组织感染：无置入物者手术后30d以内、有置入物者手术后1年以内发生的累及深部软组织（如筋膜和肌层）的感染，并符合下列条件之一：①从切口深部引流或穿刺出脓液，但脓液不是来自器官/腔隙部分；②切口深部组织自行裂开或者由外科医生开放的切口，同时，患者具有感染的症状或者体征，包括局部发热、肿胀及疼痛；③经直接检查、再次手术探查、病理学或者影像学检查，发现切口深部组织脓肿或者其他感染证据。同时累及切口浅部组织和深部组织的感染归为切口深部组织感染；经切口引流所致器官/腔隙感染，无须再次手术归为深部组织感染。

（3）器官/腔隙感染：无置入物者手术后30d以内、有置入物者手术后1年以内发生的累及术中解剖部位（如器官或者腔隙）的感染，并符合下列条件之一：①器官或者腔隙穿刺引流或穿刺出脓液；②从器官或者腔隙的分泌物或组织中培养分离出致病菌；③经直接检查、再次手术、病理学或者影像学检查，发现器官或者腔隙脓肿或者其他器官或者腔隙感染的证据。

三、手术部位感染的流行病学

1. 病原学 施行手术必然会损伤患者的皮肤和黏膜屏障，当手术切口的微生物污染达到一定程度时，会发生手术部位的感染。引起SSI的病原菌主要为位于患者皮肤、黏膜（胃肠道、口咽或泌尿生殖器黏膜）或空腔脏器的内源性菌丛，通常为需氧革兰阳性球菌，如葡萄球菌。病原体种类由于年代、地域的不同有较大的差异。美国NHSN 2006—2007年的资料显示，SSI以金黄色葡萄球菌居首位，占30.0%，其次为凝固酶阴性葡萄球菌（CoNS）、肠球菌属、大肠埃希菌、铜绿假单胞菌。分别占13.7%、11.2%、9.6%和5.6%。英国2010—2011年SSI监测结果提示，SSI常见病原菌依次为肠埃希菌属、金黄色葡萄球菌、肠球菌属、CoNS等。中国医院感染监控网1999年1月至2001年12月报告的外科SSI病原体主要为葡萄球菌属、大肠埃希菌、铜绿假单胞菌、肠杆菌属、克雷伯菌属、不动杆菌属。近年随着耐药菌的增多，耐甲氧西林金黄色葡萄球菌（MRSA）和耐甲氧西林凝固酶阴性葡萄球菌（MRCoNS）的出现是SSI病原谱最重要的变化。SSI的病原菌因手术类型而异,如胸外科及心脏手术后最常见的病原菌为金黄色葡萄球菌,其次为 CoNS、肺炎链球菌和革兰阴性杆菌;泌尿外科手术多为革兰阴性杆菌;骨科手术可能的病原体有葡萄球菌属、产气荚膜杆菌等。细菌的致病性取决于细菌的毒力和手术部位细菌的负荷量。感染的发生取决于细菌产生的毒素和细菌抵抗吞噬与被破坏的能力。手术部位微生物污染后感染的风险取决于污染的剂量、病原体的毒力和患者抵抗力水平。

2. 微生物来源

(1)来自手术人员:手术人员是手术部位医院感染微生物的重要传染源。虽然手术人员已完全按照无菌操作常规进行工作,但当手术人员皮肤有感染而手套一旦破裂,手术人员的手就成为患者手术部位感染的重要菌源。手术人员皮肤的鳞屑所带有的细菌,内衣所沾有的细菌,也可透过潮湿的手术衣、无菌巾进入手手术野或经过手术室内空气传播至手手术野,使患者发生手术部位感染。有文献报道,7 次术后切口感染暴发均为手术人员会阴部携带的甲型 β-溶血性链球菌引起。手术人员的头发是另一个重要的细菌储存处。某地医院 3 次暴发切口感染,均从手术人员头发中找出同源金黄色葡萄球菌。还有资料报道,手术人员鼻腔带有金黄色葡萄球菌为 40%,手术人员可通过咳嗽、喷嚏、呼吸和说话使细菌排至空气中或通过带菌飞沫直接喷出,污染手手术野。虽然手术室工作人员按照常规都戴有口罩,$10\sim35\mu m$ 的颗粒虽不能穿透口罩,但却能从口罩下缘落入手手术野。曾有实验将一些"示踪颗粒"置入手术人员鼻孔和面部皮肤上,结果表明,手术人员说话越多,落入手手术野中的"示踪颗粒"越多。

(2)来自于患者本身:细菌来源于手术邻近的感染灶或有开口与外界相通的空腔脏器,在对上述部位进行手术过程中,这些部位所带有的细菌污染了手术者的手套、无菌器械及无菌巾、垫而又未能及时更换,造成邻近部位的手术感染。细菌还可以经淋巴和血液循环播散,引起手术后感染。

(3)环境:空气中的飞沫、尘埃都会携带微生物,可成为播散细菌的媒介,它可来自上呼吸道、人员走动时的散布。据 WHO 调查结果表明:空气中浮游菌达 $700\sim1800cfu/m^3$ 时,则术后感染率显著增高;若降低到 $180cfu/m^3$ 以下,则感染率明显下降。此外,由于重力的作用,微生物容易聚集停留在地面上。

(4)不洁的医疗器具:手术过程中使用的器具要求达到无菌。手术器械经高压蒸汽无菌处理后一般都能达到无菌状态,但目前有些医院仍对部分手术器械采用化学浸泡的方法,尤其是一些锐器和较精细的器械,使用化学浸泡的方法就更为普遍。戊二醛、甲醛等作为灭菌剂,对物品作用相当时间后,确能起到灭菌作用,但作为化学灭菌剂,不仅要有与器械充分作用的时间,更要注意到药物的稳定性和有效浓度及无菌保存液本身有可能被污染等问题。1998 年,深圳某医院因浸泡手术器械的戊二醛配制浓度过低,致使浸泡的手术器械未能达到灭菌的目的,进而造成 166 名产妇术后发生龟形分枝杆菌混合感染,给医院、患者和社会带来了严重的损失。使用虽经无菌处理但已超过有效期的器械,或虽未超过有效期但已被污染的器械,如无菌包布潮湿的器械包,均可将细菌带入手术部位而造成手术后感染。近年卫生部通报的多起医院感染事件均与使用不洁的医疗器具有关。

3. 手术部位感染的危险因素　手术部位感染的危险因素包括患者方面和手术方面。

（1）患者方面

1）年龄：婴幼儿免疫系统发育不完全；老年人免疫功能减退，均易造成术后感染。

2）营养状况：严重的术前营养不良会延缓伤口的愈合，增加手术部位感染的发生危险。有文献报道，此类患者的手术部位感染率为 22.4%，远高于普通人群。

3）健康状况：有严重基础疾病的患者容易发生感染。各种慢性病如慢性肾炎等会使手术部位感染率增高。

4）肥胖：肥胖患者的手术部位感染率高于普通人群。由于脂肪组织的血流量和血容量都较低，供血少的组织容易发生感染。此外，脂肪组织影响手术操作和显露，延长手术时间，脂肪层的无效腔难以完全消灭等均会增加术后感染的机会。

5）吸烟：吸烟可以使伤口愈合速度减慢，可能会增加 SSI 的发生危险。在英国的一项研究显示，228 例伤口中，吸烟和不吸烟者的伤口感染率分别为 12.0% 和 2.0%。

6）糖尿病和血糖控制：研究发现胰岛素依赖型糖尿病和手术部位感染有关，有效控制血糖水平对降低 SSI 具有一定作用。

7）金黄色葡萄球菌的定植：金黄色葡萄球菌是最常见的导致 SSI 发生的细菌。一项多变量分析显示，患者术前鼻孔中有金黄色葡萄球菌定植是胸心外科手术后发生 SSI 最强的独立危险因素。

8）其他因素：免疫抑制药的应用可使切口感染增多 3 倍。术后应用激素除会增加患者对感染的易感性外，还可掩盖感染而延误诊断。肿瘤患者由于接受手术和化放疗等，机体抵抗力低下，而成为导致手术部位感染率增加的一个因素。

（2）手术方面

1）术前住院时间：等候手术时间的长短与手术部位感染存在一定关联。各种报道显示，等候手术时间越长，发生手术部位感染的风险越高。缩短手术前住院时间，能减少院内固有致病菌定植于患者的机会。

2）手术部位的皮肤准备：手术部位的皮肤准备是预防手术部位感染的重要环节，包括术前沐浴、正确的脱毛方法、彻底清洗手手术野附近皮肤的污染物。传统使用剃刀剃毛会造成皮肤损伤，增加真皮层细菌的定植。建议术前不需常规清除毛发，若要去除毛发，则建议剪毛或使用脱毛剂，并做好手术部位的皮肤清洁。无论采用何种方式去除毛发，其皮肤准备的时间应越接近手术开始的时间越好。规范的手术部位皮肤消毒可以有效降低 SSI 的发生率。

3）手术持续时间：手术持续时间是导致 SSI 的独立危险因素，手术持续时间越长，手术部位感染率越高。随着手术持续时间的延长，创面的细菌数量增加；长时间的暴露干燥、牵拉损伤组织；出血、麻醉时间延长，导致机体免疫力下降等因素会增加感染机会。

4）手术部位和切口类型：手术部位不同，感染率也不尽相同。切口类型是手术部位感染的危险因素，手术部位感染例次率与手术切口的污染程度密切相关，随清洁切口、清洁-污染切口、污染切口而增加，急诊手术的手术部位感染例次率明显高于择期手术；术前有感染灶的患者比无感染灶的患者更容易发生手术部位感染。

5)术者操作因素:术中、术后对切口的保护和预防处理措施对切口愈合过程和感染的发生具有至关重要的影响;对于切口感染的预防,重要的是外科医生的无菌观念。在手术中切开皮肤、皮下组织后注意保护切口;手套一旦污染,应立即更换手套;尽量减少不必要的组织损伤。

6)低温:低体温是手术部位感染的重要原因之一,低体温可导致凝血功能的障碍,也可使多种免疫功能无法发挥正常作用,长时间的低体温还会导致能量消耗的增加。

7)环境卫生因素:手术室的空气质量直接影响到手术部位感染发生率。据研究,手术室采取不同的消毒方式所致的空气质量不同,从而使其 SSI 的发生率不同。紫外线灯照射消毒其 SSI 发病率最高(6.37%)、室内净化机组其次(3.02%)、层流组最低(0.90%),各组间差异有统计学意义。手术室空气中的飞沫、尘埃可携带病原菌、带菌微粒直接进入手术部位或先落到器械、敷料等而后污染手术部位。人员流动是手术室空气中细菌数量变化的主要原因,故应控制参观人数,并减少在手术室的走动。

8)抗菌药物的预防性使用:术前 30min 至 2h 开始预防性使用抗菌药物,能有效降低 SSI 的发生。手术超过 3h 或失血 1500mL 时可以重复给药一次,预防用药不超过 24h。

四、外科手术部位感染的预防控制措施

根据手术部位感染的危险因素采取综合预防控制措施,包括术前、术中和术后。

1. 术前

(1)尽量缩短患者术前住院时间。择期手术患者应当尽可能待手术部位以外感染治愈后再行手术。

(2)有效控制糖尿病患者的血糖水平。

(3)正确准备手术部位皮肤,彻底清除手术切口部位和周围皮肤的污染。术前备皮应当在手术当日进行,确需去除手术部位毛发时,应当使用不损伤皮肤的方法,避免使用刀片刮除毛发。

(4)消毒前要彻底清除手术切口和周围皮肤的污染,采用卫生行政部门批准的合适的消毒剂以适当的方式消毒手术部位皮肤,皮肤消毒范围应当符合手术要求,如需延长切口、做新切口或放置引流时,应当扩大消毒范围。

(5)如需预防用抗菌药物时,手术患者皮肤切开前 30min 至 2h 或麻醉诱导期给予合理种类和合理剂量的抗菌药物。需要做肠道准备的患者,还需术前 1 天分次、足剂量给予非吸收性口服抗菌药物。

(6)有明显皮肤感染、破损或者患感冒、流感等呼吸道疾病及携带或感染多重耐药菌的医务人员,在未治愈前不应当参加手术。

(7)手术人员要严格按照《医务人员手卫生规范》进行外科手消毒。

(8)重视术前患者的抵抗力,纠正水电解质平衡紊乱、贫血、低蛋白血症等。

2. 术中

(1)保证手术室门关闭,尽量保持手术室正压通气,环境表面清洁,最大限度减少人员数量和流动。

(2)保证使用的手术器械、器具及物品等达到灭菌水平。

(3)手术中医务人员要严格遵循无菌技术原则和手卫生规范。

(4)若手术时间超过3h,或者手术时间长于所用抗菌药物半衰期,或者失血量大于1500mL,手术中应当对患者追加合理剂量的抗菌药物。

(5)手术人员尽量轻柔地接触组织,保持有效地止血,最大限度地减少组织损伤,彻底去除手术部位的坏死组织,避免形成无效腔。

(6)术中保持患者体温正常,防止低体温。需要局部降温的特殊手术执行具体专业要求。

(7)冲洗手术部位时,应当使用温度为37℃的无菌生理盐水等液体。

(8)对于需要引流的手术切口,术中应当首选密闭负压引流,并尽量选择远离手术切口、位置合适的部位进行置管引流,确保引流充分。

3. 术后

(1)医务人员接触患者手术部位或者更换手术切口敷料前后应当进行手卫生。

(2)为患者更换切口敷料时,要严格遵守无菌技术操作原则及换药流程。

(3)术后保持引流通畅,根据病情尽早为患者拔除引流管。

(4)医生、护士要定时观察患者手术部位切口情况,出现分泌物时应当进行微生物培养,结合微生物报告及患者手术情况,对外科手术部位感染及时诊断、治疗和监测。

第二节 感染监测

感染监测是医院感染管理的重要内容,医院应有计划、连续、系统、科学地开展手术室医院感染的各项监测工作,从而有效地预防和控制医院感染的发生。感染监测的主要内容有医院感染监测、环节质量监测及消毒灭菌效果监测等。

一、感染监测的目的和要求

1. 监测目的

(1)了解医院感染的危险因素,及时采取干预措施,切断感染途径,减少医源性感染的发生。

(2)了解消毒灭菌效果,改进和加强手术室感染管理,为手术患者的安全提供保障。

(3)监督医护人员手卫生和无菌操作的执行情况,提高感染控制各项规范的执行力度。

(4)了解医院感染发生情况,评价感染控制效果,完善和改进工作流程,达到持续质量改进。

2. 监测要求

(1)成立手术室医院感染监控小组,由麻醉科主任、手术室护士长、麻醉科感控医生和感控护士组成,负责对本科室工作过程中可能存在的与医院感染发生有关的各个环节进行监测,如手卫生、手术中无菌操作执行情况、无菌物品管理情况、消毒液使用情况等。一旦发现违反操作规范和其他感染危险因素应立即采取措施予以纠正。

（2）建立感染监测制度，制订监测计划，由专人负责对手术室环境、医务人员的手、消毒液、无菌物品等进行微生物学监测，并做好记录。当怀疑医院感染暴发与手术室方面的因素有关时，应及时全面监测，并进行相应致病性微生物的检测。

（3）对监测人员进行知识和技能的培训，监测方法正确、规范，提高分析和判断能力。

（4）在监测过程中发现有医院感染暴发和集聚性医院感染发生的情况，应及时向上级部门汇报。

（5）定期总结分析监测资料，提出监测中发现的问题，向相关科室、相关医务人员进行反馈，并提出改进建议。

二、感染监测的内容及方法

（一）医院感染监测

应长期、系统地收集、分析手术患者医院感染发生情况，包括科室、部位、影响因素，可通过感染管理科、手术医生、信息系统或临床追踪了解。监测重点部位医院感染发生情况如手术部位感染、呼吸机相关性肺炎、导管相关性血流感染、导尿管相关感染。应重点做好手术部位感染目标性监测。

手术部位感染目标性监测如下。

1. 监测目的　通过对外科手术后患者发生的手术部位感染的监测，了解不同手术部位感染率及其危险因素，并及时发现感染率变化情况，以利于有针对性地及时采取干预措施，达到迅速有效地控制手术后感染的目的。

2. 监测内容

（1）基本资料：监测月份、住院号、科室、床号、姓名、性别、年龄、调查日期、疾病诊断、切口类型（清洁切口、清洁-污染切口、污染切口）。

（2）手术资料：手术日期、手术名称、手术腔镜使用情况、危险因素评分标准（表4-1）、围术期抗菌药物使用情况、手术医生。

（3）手术部位感染资料：感染日期与诊断、病原体。

表4-1　危险因素评分标准

危险因素	评分标准	分值
手术时间（h）	≤75 百分位数	0
	>75 百分位数	1
切口清洁度	清洁、清洁-污染	0
	污染	1
ASA 评分	Ⅰ、Ⅱ	0
	Ⅲ、Ⅳ、Ⅴ	1

3. 监测方法

（1）针对所要监测的外科手术种类，医院感染管理专职人员每天去病房了解被监测手术患者的情况，并填写调查登记表。与手术医生确定换药时间，查看手术切口愈合情况,督促医生对异常切口分泌物送检,及时追查送检结果。

(2)每手术患者需建立出院后追踪档案,患者出院时,给予出院指导,并告知一旦切口出现异常,及时与感染管理科联系,随访观察至术后 1 个月(有置入物的为 1 年)。

(3)每个月对监测资料进行汇总,分析感染发生的可能因素及感染率的变化趋势。

(4)监测结果可反馈给临床科室,临床科室及手术室寻找发生感染的原因,评价自己的工作成效,确定下一步工作目标。

(二)环节质量监测

手术室工作中有许多环节因素是医院感染发生的危险因素,如医务人员手卫生、手术中无菌操作、隔离防护执行情况;消毒药械管理;一次性用品、手术器械、外来器械、麻醉器具使用管理处理情况及医疗废物处理情况等,手术室及相关职能部门应严格监控,及时查找工作中薄弱环节,加以整改。其中医护人员的手是医院感染的主要传播媒介,据报道直接或间接经手传播病原菌而造成的感染占医院感染的 30%,应重点做好手卫生依从性的监测。

手卫生依从性监测如下。

1. 监测目的　了解手术室工作人员(含外科医生、麻醉医生、器械和巡回护士)手卫生执行情况,探讨提高手卫生依从性的措施,督促医务人员规范执行手卫生操作。

2. 监测内容　包括手卫生指征、手卫生方法(洗手、卫生手消毒和外科手消毒)、手卫生时间是否正确。其中手卫生指征:①直接接触每个患者前后;②接触患者黏膜、破损皮肤或伤口前后;③接触患者血液、体液、分泌物、排泄物、伤口敷料后;④进行无菌操作、接触清洁、无菌物品前;⑤接触被传染性致病微生物污染的物品后;⑥穿脱手术衣前后,摘手套后。

3. 监测方法

(1)随机选择医务人员观察,随机观察手卫生指征,在医务人员注意到被观察时即终止观察。

(2)监测情况反馈给相关人员,提出整改措施。

(三)清洁、消毒与灭菌效果监测

1. 手术器械、器具和物品清洗与清洁效果监测

(1)日常监测:在检查包装时进行,应目测和(或)借助带光源的放大镜检查。清洗后的器械表面及其关节、齿牙应光洁、无血渍、污渍、水垢等残留物质和锈斑。

(2)定期抽查:每月应随机至少抽查 3 个待灭菌的包内全部物品的清洗效果,检查的方法与内容同日常监测,并记录监测结果。

(3)可采用蛋白残留测定、三磷酸腺苷(ATP)生物荧光测定等:监测清洗与清洁效果的方法及其灵敏度的要求,定期测定诊疗器械、器具和物品的蛋白残留或其清洗与清洁的效果。

2. 手和皮肤黏膜消毒效果监测

(1)手消毒效果监测

1)采样时间:接触患者、进行诊疗活动前采样。

2)采样方法:被检者五指并拢,用浸有含相应中和剂的无菌洗脱液的棉拭子在双手指曲面从指根到指端往返涂擦各两次,一只手涂擦面积约$30cm^2$,涂擦过程中同时转动采样棉拭子,剪去操作者手接触部分,将棉拭子投入$10mL$含相应中和剂的无菌洗脱液试管内,及时送检。

3)合格标准:①卫生手消毒,监测的细菌菌落总数应$\leqslant 10cfu/cm^2$;②外科手消毒,监测的细菌菌落总数应$\leqslant 5cfu/cm^2$。

4)注意事项:开展卫生手消毒效果监测的同时,应关注洗手依从性的监测。每季度对手术室开展手消毒效果监测。

(2)皮肤消毒效果监测

1)采样时间:达到消毒效果后及时采样。

2)采样方法:用5cm×5cm的标准灭菌规格板,放在被检皮肤处,用浸有含相应中和剂的无菌洗脱液的棉拭子1支,在规格板内横竖往返均匀涂擦各5次,并随之转动棉拭子,剪去手接触部位后,将棉拭子投入$10mL$含相应中和剂的无菌洗脱液的试管内,及时送检。不规则的皮肤处可用棉拭子直接涂擦采样。

3)合格标准:遵循外科手消毒卫生标准。

4)注意事项:采样皮肤表面不足5cm×5cm,可用相应面积的规格板采样。

3.物品和环境表面消毒效果监测

(1)采样时间:在消毒处理后或怀疑与医院感染暴发有关时进行采样。

(2)采样方法:将5cm×5cm的灭菌规格板放在被检物体表面,用浸有含相应中和剂的无菌磷酸盐缓冲液(PBS)或生理盐水采样液的棉拭子1支,在规格板内横竖往返均匀各涂抹5次,并随之转动棉拭子,连续采样4个规格板面积,被采表面$<100cm^2$,取全部表面;被采表面$\geqslant 100cm^2$,取$100cm^2$。剪去手接触部分,将棉拭子放入装有$10mL$无菌检验用洗脱液的试管中送检。门把手等小型物体则采用棉拭子直接涂抹物体采样。采样物体表面有消毒剂残留时,采样液应含相应中和剂。

(3)合格标准:细菌总数$\leqslant 5cfu/cm^2$。

(4)注意事项:每季度进行物体表面消毒效果监测,怀疑与医院感染暴发有关时,进行目标微生物的检测。

4.空气消毒效果监测

(1)采样时间:采用洁净技术净化空气的房间在洁净系统自净后与从事医疗活动前采样;未采用洁净技术净化空气的房间在消毒或规定的通风换气后与从事医疗活动前采样;或怀疑与医院感染暴发有关时采样。

(2)采样方法:洁净手术部(室)可选择沉降法(表4-2)或浮游菌法,参照《医院洁净手术部建筑技术规范》(GB50333-2013)要求进行监测。浮游菌法可选择六级撞击式空气采样器或其他经验证的空气采样器。监测时将采样器置于室内中央$0.8\sim 1.5m$高度,按采样器使用说明书操作,每次采样时间不应超过30min。房间面积$>10m^2$者,每增加$10m^2$增设一个采样点。

表 4-2　洁净手术室静态(空态)时空气采样方法(沉降法)

等级	空气洁净度级别		布点要求	细菌最大平均浓度(个/Φ90·0.5h)	
	手术区	周边区		手术区	周边区
Ⅰ	100 级	1000 级		0.2	0.4
Ⅱ	1000 级	10 000 级		0.75	1.5
Ⅲ	10 000 级	100 000 级		2	4
输Ⅲ	100 000 级				5

　　未采用洁净技术净化空气的手术间采用沉降法:室内面积≤30m²,设内、中、外对角线三点,内、外点应距墙壁 1m 处;室内面积>30m²,设四角及中央五点,四角的布点位置应距墙壁 1m 处(图 4-1)。将普通营养琼脂平皿(Φ90)放置各采样点,采样高度为距地面 0.8~1.5m;采样时将平皿盖打开,扣放于平皿旁,暴露规定时间后盖上平皿盖及时送检。

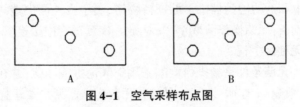

图 4-1　空气采样布点图

A.室内面积≤30m²;B.室内面积>30m²

　　(3)合格标准

　　1)洁净手术部空气中的细菌菌落总数符合 GB50333-2013 的要求(表 4-2)。

　　2)非洁净手术部细菌总数≤4cfu/Φ90 15min。

　　3)注意事项:①采样前,关闭门、窗,在无人走动的情况下,静止 10min 进行采样;②平板摆放如取一条对角线,避免离门近的一条;③工作人员不要靠近自动门,以免影响监测结果;④每季度进行空气消毒效果监测,若怀疑与医院感染暴发有关时,进行目标微生物的检测。

5. 消毒液监测

(1)使用中消毒液有效浓度监测:使用中消毒液的有效浓度可使用经国家卫生行政部门批准的消毒剂浓度纸(卡)进行监测。

(2)使用中消毒液染菌量监测

1)采样方法:用无菌吸管按无菌操作方法吸取 1.0mL 被检消毒液,加入 9mL 中和剂中混匀。醇类与酚类消毒剂用普通营养肉汤中和,含氯消毒剂、含碘消毒剂和过氧化物消毒剂用含 0.1%硫代硫酸钠中和剂,氯己定、季铵盐类消毒剂用含 0.3%吐温-80 和 0.3%卵磷脂中和剂,醛类消毒剂用含 0.3%甘氨酸中和剂,含有表面活性剂的各种复方消毒剂可在中和剂中加入吐温-80 至 3%;也可使用该消毒剂消毒效果检测的中和剂鉴定试验确定的中和剂。

2)合格标准:①灭菌用消毒液:无细菌生长;②皮肤黏膜消毒液:菌落总数≤10cfu/mL;③消毒用消毒液:菌落总数≤100cfu/mL。

3)注意事项:①采样后 4h 内检测;②使用中消毒剂应每季度进行监测,灭菌剂应每个月进行监测;③对未使用的低效消毒剂和皮肤黏膜用消毒剂,使用前应按照使用中消毒液染菌量的方法进行细菌检测,未检出细菌为合格。

6. 灭菌物品监测

(1)灭菌物品

1)采样时间:在消毒或灭菌处理后,存放有效期内采样。

2)采样方法:①敷料类:纱布、棉球、无菌包内物品,于无菌条件下剪取面积约 1cm× 3cm 的样品,全部置于培养试管中,然后放(36±1)℃恒温箱培养 48h,观察结果;②导管类:无菌条件下,用无菌剪刀取被检导管 1~3cm,置肉汤培养试管内送检;③医用缝线:用无菌剪刀剪取中间层缝线,或将线圈直接置入肉汤管中送检;④缝合针、针头、手术刀片等小件,各取 5 枚,分别投入肉汤管中送检;⑤一般器械(持物钳、手术剪、镊子等):无菌条件下,用浸有含中和剂的肉汤棉拭子涂搽持物钳、镊子内外侧尖端,将棉拭子放入肉汤试管内送检;⑥引流条:无菌操作剪取 1~3cm,放入肉汤试管中送检。

3)合格标准:无细菌生长。

4)注意事项:①无菌条件是指操作空间采用空气消毒或净化,并在酒精灯下操作,操作时戴帽子、口罩、手套、工作服等;②每月进行无菌物品监测并做好监测记录。

(2)灭菌内镜及附件

1)采样时间:在消毒灭菌后、使用前进行采样。

2)采样部位:为内镜的内腔面。

3)采样方法:用无菌注射器抽取 10mL 含相应中和剂的缓冲液,从待检内镜活检口注入,用 15mL 无菌试管从活检孔出口收集,及时送检,2h 内检测。

4)合格标准:无菌生长。

5)注意事项:①灭菌后的内镜及附件应每月进行生物学监测并做好监测记录;②采样部位为内镜的内腔面。

第三节　清洁、消毒与灭菌

一、清洁、消毒、灭菌的概念

清清、消毒、灭菌是预防和控制医院感染的重要措施,是确保医疗安全的重要环节,包括手术室内环境、手术器械、常用物品的清洁、消毒、灭菌等。

1. 清洁(cleaning)　是指用物理方法清除物体表面的污垢、尘埃和有机物,其目的是去除和减少微生物,并非杀灭微生物。常用的清洁方法有水洗、机械去污和去污剂去污。适用于医院地面、墙壁、家具、医疗护理用品等物体表面的处理及物品消毒、灭菌前的处理。

2. 消毒(disinfection)　是指用物理或化学方法杀灭或清除传播媒介上病原微生物,使其达到无害化的处理。接触皮肤黏膜的医疗器械、器具和物品必须达到消毒水平。

3. 灭菌(srerilization)　是指用物理或化学方法杀灭或清除传播媒介上一切微生物的处理,包括致病微生物和非致病微生物。灭菌是个绝对的概念,灭菌后的物品必须是完全无菌的。进入人体组织、无菌器官的医疗器械、器具和物品必须达到灭菌水平。

二、手术室常用消毒灭菌方法

1. 压力蒸汽灭菌　压力蒸汽灭菌是热力消毒灭菌中效果最好的一种方法,也是目前医疗机构最常用的一种灭菌方法;适用于耐高温、耐高压、耐潮湿的器械、器具和物品的灭菌。作用原理是利用高压下的高温饱和蒸汽杀灭所有的微生物及其芽孢,高温饱和蒸汽可导致微生物蛋白质凝固和变性,酶失去活性,使微生物死亡。高热释放的潜热可增强灭菌效果。

(1)每天灭菌器运行前要进行常规检查,以保证使用安全和灭菌效果良好,包括灭菌器压力表处于"0"的位置;记录打印装置处于备用状态;柜门密封圈平整无损坏,柜门安全锁扣灵活,安全有效;灭菌柜内冷凝水排出口通畅,柜内壁清洁;电源、水源、蒸汽、压缩空气等运行条件符合设备要求。预真空灭菌器应在每天开始灭菌运行前空载进行 B-D 试验。

(2)无菌物品包装要合适。灭菌包装材料应允许物品内部空气的排出和蒸汽的透入。器械包重量不超过 7kg,敷料包重量不超过 5kg。灭菌包体积下排气压力蒸汽灭菌器不超过 30cm×30cm×25cm;预真空高压灭菌器不超过 30cm×30cm×50cm。

(3)无菌物品装载要合理。无菌包之间应留间隙以利蒸汽穿透,纺织类物品应放上层、竖放,金属器械类放置于下层。下排气压力蒸汽灭菌器的装载量不应超过柜室容积的 80% 和不小于柜室容积的 10%;预真空高压灭菌器的装载量不应超过柜室容积的 90% 和不小于柜室容积的 5%。

(4)观测并记录灭菌器运行过程。随时观察压力及温度情况,控制加热速度,使柜室温度的上升与物品内部温度的上升趋向一致。

(5)无菌物品按要求进行卸载。从灭菌器卸载取出的物品,待温度降至室温时方可移动,冷却时间应大于30min。检查化学指示卡变色情况,检查有无湿包现象。无菌包掉落到地上或误放到不洁处应视为污染。

(6)快速压力蒸汽灭菌方法可不包括干燥程序;运输时避免污染;4h内使用。

(7)定期监测灭菌效果。①物理监测:每锅进行,连续记录灭菌温度、压力、时间等,应记录临界点的时间、温度与压力值;②化学监测:每个灭菌包外粘贴化学指示胶带,在高危险性灭菌包中央放置化学指示卡,通过观察颜色的变化,判断是否经过灭菌处理和是否达到灭菌条件;③生物监测:每周监测一次,采用嗜热脂肪杆菌芽孢对灭菌器的灭菌质量进行生物监测。

2. 干热灭菌 干热灭菌是目前医疗机构使用干热灭菌器进行灭菌的一种方法,其热力传播和穿透主要依靠空气对流和介质传导,灭菌效果可靠。适用于耐热、不耐湿、蒸汽或气体不能穿透物品的灭菌,如玻璃、油脂、粉剂等物品的灭菌。

(1)按干热灭菌器的产品使用说明书进行安装、使用、维护,确保灭菌器的安全使用。

(2)物品包装不宜过大,体积不超过10cm×10cm×20cm,油剂、粉剂的厚度不应超过0.6cm,凡士林纱布条厚度不应超过1.3cm,装载高度不应超过灭菌器内腔高度的2/3,物品间应留有充分的空间,以利于热空气的对流。

(3)灭菌时不应与灭菌器内腔底部及四壁接触,灭菌后温度降到40℃以下再打开灭菌器,以防炸裂。有机物品灭菌时温度不能超过170℃。

(4)灭菌过程中不得中途打开灭菌器的门,放入新的物品。

(5)灭菌时间的记录必须从灭菌室内达到设定温度开始计算。

(6)每批次进行物理监测,每一灭菌包进行化学监测,每周采用枯草杆菌黑色变种芽孢进行生物监测。

3. 环氧乙烷灭菌 环氧乙烷气体杀菌力强、杀菌谱广,可杀灭各种微生物包括细菌芽孢。环氧乙烷不损害灭菌的物品且穿透力强,适用于不耐高温、湿热如电子仪器、光学仪器等诊疗器械的灭菌,是目前最主要的低温灭菌方法之一。环氧乙烷灭菌器是用于环氧乙烷灭菌的专用设备。一般医疗机构常用100%环氧乙烷的小型灭菌器。

(1)环氧乙烷灭菌器必须安放在通风良好的地方。切勿将环氧乙烷灭菌器或气罐置于接近火源处,并尽量远离主要的通道。气罐不应存放在冰箱中。

(2)残留环氧乙烷排放应遵循生产厂家的使用说明或指导手册,设置专用的排气系统,并保证足够的时间进行灭菌后的通风换气。金属和玻璃材质的器械,灭菌后可立即使用。

(3)灭菌物品必须清洗干净,并在室温下干燥,避免过分失水。拟灭菌物品和所用包装材料应该存放在相对湿度40%~60%的室内。

(4)包装必须采用能渗透空气、蒸汽和环氧乙烷气体的材料,如皱纹纸、纤维质布、纸塑包装等。

(5)保证足够的灭菌时间。根据灭菌物品的洁净程度、物品的干燥度、包装材料的种类和密度、包裹的大小、灭菌时的温度,确定合适的灭菌时间。

(6)每次灭菌均应进行程序监测。每锅应做生物监测,采用枯草杆菌黑色变种芽孢,对环氧乙烷灭菌质量进行生物监测。

4.过氧化氢等离子体低温灭菌　过氧化氢等离子体灭菌是一项新的低温灭菌技术。机制是利用 H_2O_2 气体化学作用和等离子体物理作用的综合作用将微生物杀灭。在医院主要用于诊疗器械的灭菌,特别适用于怕高温、怕湿的精密仪器的消毒灭菌。具有快速、低温、环保、节能等优点。

(1)灭菌前物品应充分干燥,器械带入水分会引起设备报警或影响设备正常运行。

(2)灭菌物品应使用专用包装材料和容器。灭菌物品及包装材料不应含植物性纤维材质,如纸、海绵、棉布、木质类、油类、粉剂类等,以免吸收过氧化氢气体而影响对物品的灭菌效果。

(3)包装好的物品应逐个、单层、并排放置在无盖灭菌置物筐内,确保物品不能叠压。

(4)每锅进行物理监测;每包进行化学监测;每周进行一次生物监测,在灭菌锅相应位置放置生物指示物(嗜热脂肪杆菌芽孢菌片),灭菌后进行微生物培养,以检测设备的灭菌效果。

5.低温甲醛蒸汽灭菌　甲醛是一种灭菌剂,对所有微生物都有杀灭作用。甲醛气体灭菌效果可靠,使用方便,对灭菌物品无损害,适用于对湿、热敏感、易腐蚀医疗器械的灭菌。

(1)应使用甲醛灭菌器进行灭菌,不应采用自然挥发的灭菌方法。

(2)环境温度和湿度对灭菌效果影响较大,灭菌时应严格控制在规定范围。

(3)甲醛残留气体排放应遵循生产厂家的使用说明或指导手册,设置专用的排气系统。

6.紫外线消毒　紫外线属电磁波,其波长在 210~328nm,杀菌作用最强的波段是 250~270nm。目前我国使用的有紫外线消毒灯管和紫外线消毒器。

(1)在使用过程中,应保持紫外线灯表面的清洁,一般每两周用90%乙醇棉球擦拭一次,发现灯管表面有灰尘、油污时,应随时擦拭。关灯后应间歇 3~4min 再开灯或移动灯管,防止损坏。

(2)用紫外线灯消毒室内空气时,房间内应保持清洁干燥,减少尘埃和水雾,每 10m² 安装 30W 紫外线消毒灯一支,有效距离不超过 2m,消毒时间 30~60min。温度低于 20℃ 或高于 40℃,相对湿度大于 60% 时应适当延长照射时间。在室内有人活动时,首选高强度紫外线空气消毒器,消毒效果可靠,一般开机消毒 30min 即可达到消毒合格。

(3)用紫外线消毒物品表面时,应使照射表面受到紫外线的直接照射,有效距离为 25~60cm,消毒时间为 20~30min。消毒时间从灯亮 5~7min 后开始计时。照射后应开窗通风。

(4)不得使紫外线光源照射到人,以免引起损伤。紫外线对人的眼睛和皮肤有刺激作用,直接照射 30s 就可引起眼炎或皮炎,故照射时人应离开房间,必要时戴防护镜、穿防护衣。

(5)紫外线灯使用过程中由于其辐照强度逐渐降低,应定时检测,新灯的辐照强度不得低于 90W/cm²,使用中的辐照强度不得低于 70W/cm²。记录使用时间,凡使用时间超过 1000h、辐照强度低于 70W/cm² 者,应及时更换灯管。

7. 循环风紫外线空气消毒器　适用于有人状态下的室内空气消毒。消毒器由高强度紫外线灯和过滤系统组成,可以有效杀灭进入消毒器空气中的微生物,并有效地滤除空气中的尘埃粒子。遵循卫生部消毒产品卫生许可批件批准的产品使用说明,在规定的空间内正确安装使用。

(1)消毒时应关闭门窗。

(2)进风口、出风口不应有物品覆盖或遮挡。

(3)用湿布清洁机器时,须先切断电源。

(4)消毒器的检修与维护应遵循产品的使用说明。

(5)消毒器应取得卫生部消毒产品卫生许可批件。

8. 静电吸附式空气消毒器　适用于有人状态下室内空气的净化。采用静电吸附和过滤材料,消除空气中的尘埃和微生物。应遵循卫生部消毒产品卫生许可批件批准的产品使用说明,在规定的空间内正确安装使用。

(1)消毒时应关闭门窗。

(2)进风口、出风口不应有物品覆盖或遮挡。

(3)消毒器的循环风量(m³/h)应大于房间体积的 8 倍以上。

(4)消毒器应取得卫生部消毒产品卫生许可批件。

(5)消毒器的检修与维护遵循产品的使用说明。

9. 化学消毒灭菌　化学消毒灭菌法是利用液体或气体化学药物来抑制微生物的生长繁殖或杀灭微生物的方法。凡不适用于热力消毒灭菌的物品,都可以选用化学消毒灭菌法,如患者的皮肤黏膜及周围环境、光学仪器、某些塑料制品的消毒。但应减少或尽量避免使用化学消毒剂用于灭菌。

(1)根据物品的性能和各种病原微生物的特性,选择合适的化学消毒药品。

(2)严格掌握消毒剂的有效浓度、消毒时间及使用方法。

(3)待消毒的物品必须先洗净擦干,以免影响有效浓度,降低灭菌效果。

(4)消毒剂应定期更换。易挥发的药物要加盖,并定期检测,调整浓度。

(5)物品浸泡时要全部浸泡在消毒液内,并将器械轴节打开。浸泡中途另加物品应重新计时。

(6)消毒液中不能放置纱布、棉花等物,因这类物品可吸附消毒剂降低消毒效力。

(7)消毒后的物品在使用前用无菌生理盐水冲净,以避免药物刺激人体组织。

三、手术室环境、各类物品消毒灭菌方法

1. 选择消毒与灭菌方法的原则

(1)使用经卫生行政部门批准的消毒药械,并按照批准使用的范围和方法使用。

(2)根据物品污染后的危害程度选择消毒、灭菌的方法。

1)高度危险性物品,必须选用灭菌方法处理。

2)中度危险性物品,可选用中水平或高水平消毒法。但中度危险性物品的消毒要求并不相同,有些要求严格,如内镜、体温表等必须达到高水平消毒,需采用高水平消毒法

消毒。

3)低度危险性物品,可用低水平消毒方法,或只做一般的清洁处理即可,仅在特殊情况下,才做特殊的消毒要求。

(3)根据物品上污染微生物的种类、数量和危害性选择消毒、灭菌的方法。

(4)根据消毒物品的性质选择消毒方法。

1)耐高温、耐湿度的物品和器材,应首选压力蒸汽灭菌。

2)不耐热、不耐湿及贵重物品,可选择环氧乙烷或低温蒸汽甲醛气体消毒、灭菌。

3)器械的浸泡灭菌,应选择对金属基本无腐蚀性的消毒剂。

4)选择表面消毒方法,应考虑表面性质,光滑表面可选择紫外线消毒器近距离照射或液体消毒剂擦拭。

2.环境及各类物品消毒与灭菌方法

(1)环境

1)空气:①安装空气净化消毒装置的集中空调通风系统;②使用空气洁净技术,净化系统应在手术前30min开启,接台手术前应自净30min;③循环风紫外线空气消毒器或静电吸附式空气消毒器或其他获得卫生部消毒产品卫生许可批件的空气消毒器;④紫外线灯照射消毒;⑤能使消毒后空气中的细菌总数≤4cfu/(15min·Φ9cm)、获得卫生部消毒产品卫生许可批件的其他空气消毒产品。

2)手术室内墙体表面、地面、各种物体表面:每天手术开始前和结束后,连台手术间进行湿式清洁、消毒,被血液、体液污染时先去污再消毒,消毒可用500mg/L含氯消毒液或采用1000~2000mg/L季铵盐类消毒液擦拭。

(2)手术器械及用品:通常情况下应遵循先清洗后消毒灭菌的处理程序。被朊毒体、气性坏疽及突发原因不明的传染病病原体污染的诊疗器械、器具和物品应先做特殊处理再按常规清洗消毒灭菌。

1)一般器械:①耐热、耐湿手术器械首选压力蒸汽灭菌;②不耐热、不耐湿手术器械如电子仪器、光学仪器等物品采用低温灭菌方法;③耐热、不耐湿手术器械采用干热灭菌。

注意事项:要求手术器械由供应室集中清洗,一用一灭菌。

2)锐利器械(含刀片、剪刀、穿刺针等):①压力蒸汽灭菌;②可采用过氧化氢等离子体或环氧乙烷低温灭菌。

注意事项:一用一灭菌,严禁戊二醛浸泡灭菌。

3)腔镜及附件:①适于压力蒸汽灭菌的内镜及附件,首选压力蒸汽灭菌法;②不适于压力蒸汽灭菌的内镜及附件,可采用过氧化氢等离子体或环氧乙烷灭菌或采用2%戊二醛浸泡10h。

注意事项:使用后的腔镜器械的清洁、消毒、灭菌必须符合《内镜清洁消毒技术规范》的有关要求,可在供应室集中处理,亦可在符合要求的手术室内处理。消毒剂需保持有效性,定期更换,每天测试浓度并记录。

4)手术缝线:根据不同材质选择相应的灭菌方法,如压力蒸汽灭菌法或环氧乙烷灭菌法;不能重复灭菌;严禁戊二醛浸泡灭菌。

5)外来医疗器械:根据厂家提供清洁、包装、灭菌方法和循环参数,由供应室进行清洁、消毒、灭菌。

6)置入物:根据器械公司提供的清洁、包装、灭菌方法和灭菌循环参数进行处理。

注意事项:一次性使用。置入物灭菌应在生物监测结果合格后方可放行。紧急情况下置入物灭菌可在生物PCD中加用第5类化学指示物,指示物合格可作为提前放行的标志,生物监测结果应及时通报使用部门。

7)手术用敷料:采用压力蒸汽灭菌。

注意事项:①纱布类、棉球类可一次性使用;②布类一用一清洁一灭菌;③感染性疾病使用的布类应集中摆放,单独清洗消毒。

(3)麻醉用具:麻醉用具的使用,要求一人一用一消毒或一次性使用。

1)麻醉喉镜片:①清洗擦干后500mg/L含氯消毒剂浸泡消毒30min;②热力消毒90℃5min或93℃3min。

2)可视喉镜:①接触主机部分采用75%乙醇擦拭;②接触患者部分:酸性氧化电位水冲洗5min;2%戊二醛溶液浸泡10min;邻苯二甲醛5min。

3)氧气面罩、麻醉口罩:①热力消毒90℃5min或93℃3min;②用500mg/L含氯消毒剂擦拭。

4)麻醉机螺纹管:①清洗消毒机清洗消毒(清洗消毒90℃5min或93℃3min)、烘干自然完成;②新生成酸性氧化电位水浸泡30min;③500mg/L含氯消毒剂中消毒30min;④低温等离子或环氧乙烷灭菌。

(4)其他物品

1)吸引瓶、引流管:①湿热消毒(清洗消毒90℃5min或93℃3min);②500mg/L含氯消毒剂浸泡消毒30min,流动水冲净晾干。

注意事项:一人一用一消毒或更换,有条件者使用一次性吸引、引流装置。

2)氧气湿化瓶、氧气连接管:①清洗消毒机清洗消毒(清洗消毒90℃5min或93℃3min);②氧气湿化瓶用500mg/L含氯消毒剂浸泡30min后,流动水冲洗,晾干备用。

注意事项:一人一用一消毒或更换,有条件者使用一次性装置,湿化液用无菌水。

3)洗手刷:压力蒸汽灭菌,一人一用一灭菌。

4)卫生洁具(拖把、抹布):①清洗消毒机清洗消毒(清洗消毒90℃5min或93℃3min);②用500mg/L含氯消毒剂浸泡30min后,流动水冲洗,晾干备用。

注意事项:不同区域、不同手术间的洁具应分开使用,并注明标识。

四、无菌物品的储存

1. 无菌物品的储存条件

(1)所有进入手术室洁净区的物品、药品、设备,均应拆除外包装,擦拭干净方可进入。

(2)无菌器械应分类、分架存放在无菌物品存放区。一次性使用无菌物品应去除外包装后,进入无菌物品存放区。

(3)物品存放架或柜应距地面20~25cm,离墙5~10cm,距天花板50cm。

(4)无菌物品存放环境:温度<24℃,相对湿度<70%,换气次数 4~6/h。

2.无菌物品储存有效期

(1)环境的温度、湿度达到的规定时,使用纺织品材料包装的无菌物品有效期宜为14d;未达到环境标准时,有效期宜为7d。

(2)医用一次性纸袋包装的无菌物品,有效期宜为1个月。

(3)使用一次性医用皱纹纸、医用无纺布包装的无菌物品,有效期宜为6个月。

(4)使用一次性纸塑袋包装的无菌物品,有效期宜为6个月。

(5)硬质容器包装的无菌物品,有效期宜为6个月。

第四节　隔离技术

为传染病患者或者其他需要隔离的患者实施手术时,应当按照《传染病防治法》有关规定,严格按照标准预防原则并根据致病微生物的传播途径采取相应的隔离措施,加强医务人员的防护和手术后物品、环境的消毒工作。

一、隔离的种类与方法

隔离是采用各种方法、技术,防止病原体从患者及携带者传播给他人的措施。

1.隔离原则

(1)在标准预防的基础上,医院应根据疾病的传播途径(接触传播、飞沫传播、空气传播和其他途径传播),结合医院的实际情况,制定相应的隔离与预防措施。

(2)一种疾病可能有多种传播途径时,应在标准预防的基础上,采取相应传播途径的隔离与预防。

(3)隔离病室应有隔离标志,并限制人员的出入。黄色为空气传播的隔离,粉色为飞沫传播的隔离,蓝色为接触传播的隔离。

(4)传染病患者或可疑传染病患者应安置在单人隔离房间。

(5)受条件限制的医院,同种病原体感染的患者可安置于一室。

(6)建筑布局符合医院隔离的要求。

2.种类与方法　随着隔离预防技术的不断发展,1996 年美国医院感染控制实践顾问委员会(HICPAC)对隔离系统进行了修订,疾病分类隔离系统由七类改为三种类型,即接触隔离、飞沫隔离、空气隔离。

(1)接触隔离:接触传播是指病原体通过手、媒介物直接或间接接触导致的传播。经接触传播疾病如肠道感染、多重耐药菌感染、皮肤感染等的患者,在标准预防的基础上,还应采用接触传播的隔离与预防措施。主要措施有以下几种。

1)应限制患者的活动范围。要求住单人隔离间或同种病原体感染者同室隔离,避免与其他患者接触。

2)应减少转运。如需要转运时,应采取有效措施,减少对其他患者、医务人员和环境表面的污染。

3)隔离病室物体表面每天定期擦拭消毒,仪器设备用后应清洁、消毒或灭菌,患者出院后做好床单元消毒或病室终末消毒。

4)接触隔离患者的血液、体液、分泌物、排泄物等物质时,应戴手套;离开隔离病室前,接触污染物品后应摘除手套,洗手和(或)手消毒。手上有伤口时应戴双层手套。

5)进入隔离病室,从事可能污染工作服的操作时,应穿隔离衣;离开病室前,脱下隔离衣,按要求悬挂,每天更换清洗与消毒,或使用一次性隔离衣,用后按医疗废物管理要求进行处置。接触甲类传染病应按要求穿脱防护服,离开病室前,脱去防护服,防护服按医疗废物管理要求进行处置。

(2)空气隔离:空气传播是带有病原微生物的微粒子(≤5μm)通过空气流动导致的疾病传播。接触经空气传播的疾病患者,如肺结核、水痘等,在标准预防的基础上,还应采用空气传播的隔离与预防。主要措施有以下几种。

1)患者应安置在单人隔离房间或同种病原体感染者同室隔离。通向走道的门窗须关闭,有条件时尽量使隔离病室远离其他病室或放置负压病室。

2)无条件收治时,应尽快转送至有条件收治呼吸道传染病的医疗机构进行收治,并注意转运过程中医务人员的防护。

3)当患者病情容许时,应戴外科口罩,定期更换,并限制其活动范围。

4)室内空气用紫外线或消毒液喷洒消毒。

5)医务人员应严格按照区域流程,在不同的区域,穿戴不同的防护用品,离开时按要求摘脱,并正确处理使用后物品。

6)进入确诊或可疑传染病患者房间时,应戴帽子、医用防护口罩;进行可能产生喷溅的诊疗操作时,应戴防护目镜或防护面罩,穿防护服,当接触患者及其血液、体液、分泌物、排泄物等物质时应戴手套。

(3)飞沫隔离:飞沫传播是带有病原微生物的飞沫核(>5μm),在空气中短距离(1m内)移动到易感人群的口、鼻黏膜或眼结膜等导致的传播。接触经飞沫传播的疾病患者,如百日咳、白喉、流行性感冒、病毒性腮腺炎、流行性脑脊髓膜炎等,在标准预防的基础上,还应采用飞沫传播的隔离预防。主要措施有以下几种。

1)患者应安置在单人隔离病房或同种病原体感染者同室隔离。

2)应减少转运,当需要转运时,医务人员应注意防护。

3)患者病情容许时,应戴外科口罩,并定期更换。应限制患者的活动范围。

4)患者之间、患者与探视者之间距离在1m以上,探视者应戴外科口罩。

5)加强通风,或进行空气的消毒。

6)医务人员应严格按照区域流程,在不同的区域,穿戴不同的防护用品,离开时按要求摘脱,并正确处理使用后物品。

7)与患者近距离(1m以内)接触,应戴帽子、医用防护口罩;进行可能产生喷溅的诊疗操作时,应戴防护目镜或防护面罩,穿防护服;当接触患者及其血液、体液、分泌物、排泄物等物质时应戴手套。

3.隔离手术室的设置 手术室内应设一般手术间和隔离手术间,有条件的可设置负压手术间。层流洁净手术室,隔离手术间应设置在手术室的入口处,包括前缓冲室、单独刷手间,并设有隔离标志。无条件的医院或特殊情况下不能在隔离手术间进行手术,应先做无菌手术,后做一般手术,手术结束后,应当对手术间进行终末消毒。隔离手术间清洁工具单独使用,标志明确,与其他手术间不能混用。手术室内只放置手术必备物品。手术中所用的部分医疗用品如输液器、输血器、气管导管、套管、牙垫、吸痰管、吸氧面罩、防渗漏单、大单、中单,医务人员使用的帽子、口罩、手套、鞋套等均使用一次性用品。必要时备隔离防护服、防护口罩、眼罩,备高效消毒液和手消毒液,需要时方便使用。

二、特殊感染手术的处理

特殊感染手术指的是甲类和按甲类管理的乙类传染病感染患者,包括鼠疫、霍乱、传染性非典型性肺炎、人感染高致病性禽流感、肺炭疽、脊髓灰质炎、破伤风、气性坏疽、艾滋病、朊毒体及其他突发事件原因不明等。

1. 特殊感染手术的预防措施

(1)应选择靠近手术室入口的隔离手术间(最好负压)进行,有"隔离"标志,禁止参观,尽量减少环境的污染。

(2)参加手术人员应穿具有防渗透性能的隔离衣、戴双层手套、防渗透性能的口罩、面罩或防护眼镜、隔离鞋。如医务人员手皮肤有破损,应避免参加手术。进入手术间后,不得随意出入。

(3)手术间物品、设备尽可能准备齐全,但力求精简。不用的物品术前移出手术间,不能移动的物品用大单遮盖,以减少污染范围。

(4)人员分工明确,应安排巡回护士2人,其中1人负责由室外专人供应物品,内外用物不能相混,以免交叉感染。手术间内准备消毒液2盆,一盆用于手术器械初步清洗,一盆用于物体表面擦拭消毒。

(5)疑似或确诊特殊感染的患者宜选用一次性诊疗器械、器具和物品(包括治疗巾、大孔巾、手术衣、敷料、针、线、吸引瓶、吸引管、床单等),以及患者推车上铺一次性中单,使用后应进行双层密闭封装焚烧处理。

(6)严格医疗操作程序,手术操作中应小心谨慎,避免意外损伤。使用后锐器应当直接放入锐器盒内,禁止对使用后的一次性针头复帽。

(7)术中接触伤口的敷料、一次性医疗用品,应放置在防水防漏的红色塑料袋内,尽量减少地面的污染。切除的肢体用双层黄色垃圾袋包扎,并注有特殊感染标识,单独运送。

(8)可重复使用的污染器械、器具和物品,气性坏疽感染应先采用含氯或含溴消毒剂1000~2000mg/L浸泡30~45min或以后,有明显污染物时应采用含氯消毒剂5000~10 000mg/L浸泡至少60min后,送供应室清洗消毒灭菌。

(9)突发原因不明的传染病病原体污染的处理应符合国家当时发布的规定要求。

(10)手术间的环境消毒

1)负压手术间于术前1h采用高风量运行净化程序,手术开始后调节为低风量运行,在手术结束前1h再采用高风量。

2)手术台及床垫(正反面)用1000~2000mg/L含氯消毒剂或0.5%过氧乙酸擦拭,作用30min,并用紫外线照射消毒1h。

3)治疗车、托盘、器械桌、推车监护仪连线、血压计袖带等物品用含有效氯1000mg/L消毒液擦拭,地面及2m以下墙壁用消毒液喷撒、擦洗。

4)手术间空气:手术结束后,继续运转负压15min再用1000mg/L含氯消毒剂擦拭回风口内表面,达到自净要求后方可进行下一手术;Ⅰ类手术间应更换粗效滤网和粗效、中效、亚高效过滤器;Ⅱ类手术间(或非负压手术间)按照终末消毒的方法处理。①紫外线灯照射:采取悬吊式或移动式直接照射,时间≥30min,强度>70μW/cm²且≥1.5W/m³。②熏蒸:0.1%过氧乙酸1g/m³熏蒸消毒,或5%过氧乙酸按2.5mL/m³或3%过氧化氢按20mL/m³气溶胶喷雾,密闭24h后通风。

(11)所有手术人员离开手术间时,应脱掉防护用品,进行手的清洁消毒,然后在门口换清洁鞋后才能外出。

2.朊毒体消毒隔离措施 朊毒体是人畜共患的传染性中枢神经系统慢性退行性变的病原体,人类常见朊毒体病如库鲁病、克雅病、杰茨曼-斯脱司勒-史茵克综合征、致死性家族性失眠症等,动物朊常见毒体病如牛海绵状脑病(疯牛病)、羊瘙痒症等。朊毒体对常用的理化消毒及灭菌因子抵抗力很强,消毒及灭菌处理困难。其消毒隔离措施如下。

(1)严禁朊毒体病患者及任何退行性中枢神经系统疾病患者捐献组织器官。

(2)对该患者或疑似患者的血液、体液及手术器械等污染物必须彻底灭菌。使用后的器械单独放置,按"消毒→清洗→再消毒→高压灭菌"的处理方法。

(3)耐热器械先浸泡于1mol/L NaOH溶液60min,清洗后再行134~138℃预真空压力蒸汽灭菌18min(或者132℃ 30min),也可将污染器械浸泡在4% NaOH溶液中,再于121℃下排气蒸汽灭菌60min。

(4)不耐热器材用2mol/L NaOH浸泡60min或用20000mg/L有效氯次氯酸钠或优氯净浸泡60min以上,再洗净。

(5)患者用过的一次诊疗性器械、器材或物品应放入防水防漏的双层黄色医疗垃圾袋内,并标记传染性污物,单独运送到医疗垃圾站进行无害化处理。

(6)患者的提取液、血液等用10%漂白粉溶液或5%次氯酸钠处理2h以上,能使其失去传染性。

(7)医护人员及实验室研究人员应严格遵守安全操作规程,加强防范意识,注意自我保护。同时,告知医院感染管理及诊疗涉及的相关临床科室。

(8)由于现有灭菌方法对朊毒体病感染的医疗设备进行灭菌时不充分,如条件允许,朊毒体感染患者使用过的神经外科器械应该丢弃。

(9)医疗设备:先经清洗设备洗涤,再通过134℃预真空灭菌18min或132℃下排气压力灭菌1h。快速灭菌不适用于该类器材的灭菌处理。没有按正确方法消毒灭菌处理的物品应召回重新按规定处理。

(10)污染环境的表面应用清洁剂清洗,采用10000mg/L的含氯消毒剂消毒,至少作用15min。为防止环境和一般物体表面污染,宜采用一次性塑料薄膜覆盖操作台,操作完成后按特殊医疗废物焚烧处理。

3. 群发性特殊感染手术配合与处理　如果同一天手术中有 3 例或 3 例以上同种同源感染病例,消毒隔离措施则应特别加强。除现有特殊感染手术护理措施外,还应做到以下防护。

(1)手术科室应于术前 1 天或术前提前通知手术室做准备,在手术通知单上明确注明感染疾病的名称、特殊感染类型、感染的部位/程度、手术方式、预计手术时间、术中所需特殊的手术用物和器械以及参与手术的医护人数等。

(2)手术室成立专科手术护理小组,将手术团队(手术医生、麻醉医生、护理人员、工人)分为三组。A 组直接接触患者,每台手术安排护理人员 1~3 名及工人 1 名,主要负责全程的护理及手术配合;B 组不接触患者,一般安排 1~2 名护理人员及工人 1 名,主要负责在隔离区内传递物品和信息,患者进出感染区后立即对隔离区进行消毒,减少对手术室环境的污染;C 组不接触患者,不进入隔离区域,主要负责在隔离区域外传递物品和信息,控制人员进出。

(3)设临时手术区域,分为感染区(手术室间)和隔离区(患者进出所经过的区域),悬挂隔离标识牌,严格控制手术人数,严禁无关人员进出,减少对手术室环境的污染。手术室间原则上应安排在负压手术间或感染手术间进行手术。若现有房间不足,应严格控制当日手术例数或实施错峰手术等。

(4)手术间门口地面铺一 500mg/L 含氯消毒液的双层湿垫,使用一次性手术包、敷料、手术衣等。

三、医疗废物管理

手术中产生的废弃物应严格按《医疗废物管理条例》及有关规定处理。

1. 严格实行分类收集。手术使用的一次性手术器械、医用耗材如一次性注射器、输液器和各种导管等、各种敷料及患者产生的排泄物、分泌物、血液、体液、引流物等感染性医疗废物和手术中产生的废弃的人体组织、器官、病理标本、实验动物的组织、尸体等病理性医疗废物应放入带有"警示"标识的专用包装物或容器内,医用针头、缝合针、手术刀、备皮刀、手术锯等损伤性医疗废物放入硬质、防渗漏、耐刺专用锐器盒内。

2. 放入垃圾袋或者容器内的各类废物不得取出。包装物或者容器外表面被污染,应当对被污染处进行消毒处理或者增加一层包装。

3. 盛装的医疗废物达到包装物或者容器的 3/4 时,应当使用有效的封口方式,使包装物或者容器的封口紧实、严密。

4. 各种医疗废物不得混入生活垃圾。如不慎将生活垃圾混入医疗废物中,则按照医疗废物进行处理。少量药物性废物可混入医疗垃圾,标签上要注明。

5. 隔离传染患者或疑似传染患者产生的医疗废物,用双层专用包装物,并及时密封。

6. 收集的医疗废物放入规定场所有盖容器内并注明科室、日期、内容,每天与转运人员分类称重、双签名交接,防止丢失。

7. 在处理医疗废物时要注意个人防护,穿工作服,戴帽子、口罩、手套。

8.剖宫产产妇分娩后胎盘应当归产妇所有。产妇放弃或者捐献胎盘的,可以由医疗机构进行处置。任何单位和个人不得买卖胎盘。如果胎盘可能造成传染病传播的,医疗机构应当及时告知产妇,按照《传染病防治法》《医疗废物管理条例》的有关规定进行消毒处理,并按照医疗废物进行处理。

9.医疗机构必须将胎儿遗体、婴儿遗体纳入遗体管理,依照《殡葬管理条例》的规定,进行妥善处置。严禁将胎儿遗体、婴儿遗体按医疗废物实施处置。

第五章　心胸外科手术配合

第一节　瓣膜置换成形手术配合

一、概述

1.适应证　主动脉瓣狭窄及关闭不全,二尖瓣脱垂、狭窄或关闭不全,三尖瓣脱垂或关闭不全等。

2.麻醉方式　体循环下全身麻醉。

3.手术体位　仰卧位。

4.手术切口　胸骨正中切口。

5.手术用物

(1)器械:心脏器械、换瓣补充器械。

(2)布类:衣包、开胸布包。

(3)其他类:2-0换瓣线、4-0 prolene线、测瓣器、机械瓣膜或同种异体瓣膜换瓣器械、测瓣器、相应瓣膜。

二、手术步骤与配合

(一)主动脉瓣置换术

1.胸骨正中切口,显露心脏

(1)消毒皮肤:递海绵钳夹持络合碘纱布消毒。

(2)铺手术巾:手术野贴手术薄膜,递手术巾,递手术薄膜,干纱垫1块协助贴膜。

(3)自胸骨切迹起,沿前胸中线向下达剑突下方4~5cm腹壁白线上段切开皮肤、皮下组织:递有齿镊,122号刀切开,电刀止血,干纱布拭血。

(4)剥离胸骨甲状肌的胸骨附着处,紧贴胸骨后壁全长推开疏松结缔组织:递中弯钳,撑开胸骨上窝处肌肉组织;递胸骨后剥离子游离胸骨后壁;递线剪纵向剪开剑突软骨。

(5)纵向锯开胸骨:递电锯锯开胸骨,并递骨蜡涂在骨髓腔。

(6)显露胸腺、前纵隔及心包:递胸骨开胸器,显露手术术野。

(7)切开心包,显露心脏:递长镊或血管钳夹起心包,递组织剪剪开心包,递压舌板垫在心包下,电刀切开心包,并递7×17圆针4号丝线悬吊心包。

2.于升主动脉前壁右冠状动脉入口的上方,左侧至主动脉与肺总动脉间沟,右侧向下至无冠窦的中点,切开主动脉;灌注心肌保护液,心包腔内置冰屑:递11号刀切一小口、长梅氏组织剪扩大;递主动脉直接灌注头2支,排气后经左冠窦和右冠窦直接灌注。

3.显露主动脉瓣　递5-0 prolene线带垫片双头针2针,在主动脉切口两缘做牵引线,递橡皮头蚊式钳 2 把夹线尾。

4. 从左、右冠状瓣交界处开始,依次切除左冠瓣、右冠瓣:递组织钳夹住瓣叶中点做牵引,组织剪依次切除。

5. 间断缝合上瓣法

(1)按瓣环的 3 个弧形,逐针缝合并依次排列固定:递 2-0 换瓣线线褥式缝合,全圈缝合 12~15 针。

(2)测量瓣环,选择适当型号的人造瓣膜:递测瓣器测量,递人造瓣膜。

(3)安装瓣:将缝线穿过人造瓣膜的缝环;递带橡皮头蚊式钳,分 3 组钳夹缝线,然后下瓣、打结;递线剪剪除多余缝线。

(4)检查瓣膜开放情况:递测瓣器检查。

6. 关闭主动脉切口 递带垫片 4-0 prolene 线 2 根,先于切口两端各做一个带垫片缝合,然后下瓣、打结;两端缝线在切口中部会合打结。

7. 关胸 清点器械、敷料等物品数目。

8. 缝合心包 递血管钳提起心包缘,递 7×17 圆针 4 号丝线缝合。

9. 固定胸骨 递 3~4 根钢丝穿绕左右胸骨片,递钢丝钳对合钢丝,麻醉医生做气管内加压通气,充分膨肺。

10. 缝合肌肉、皮下组织和皮肤 递 2-0 可吸收线间断或连续缝合肌肉、皮下组织,1-0 可吸收线缝合皮肤。

11. 对合皮肤 递有齿镊 2 把。

12. 覆盖切口 递海绵钳夹持乙醇纱球消毒切口皮肤,纱布覆盖切口。

(二)二尖瓣置换术

1. 手术切口

(1)房间沟左心切口

1)分离房间沟左心切口:递无损伤镊夹持左心房,递梅氏剪解剖分离。

2)于左心房壁上做纵向长切口:递 11 号刀切开、长梅氏组织剪扩大切口。

3)向前左方牵开心房切口,显露左心房腔:递心房拉钩牵开显露。

(2)房间隔切口

1)切开右心房:递 11 号刀切开。

2)纵向切开房间隔,进入左心房:递组织剪剪开,递 5×14 单头针涤纶线牵引房间隔。

2. 如左心房及左心耳内有血栓,应先予以清除 递血栓勺或刮匙取出血栓,递大量生理盐水(1000mL)冲洗左心房,递血栓镊夹出残留小血栓。

3. 距前瓣叶基部 2~3mm 处,切除二尖瓣 递持瓣钳 2 把夹持前瓣中央牵向后瓣侧,展开前瓣叶;递 11 号刀切开、长梅氏剪沿瓣环剪除瓣膜。

4. 缝合上瓣法

(1)间断缝合上瓣法

1)于瓣环上(相当于 3 点、6 点、9 点、12 点处)依次缝合:递带垫片 7×17 双头针 1-0

涤纶编织线褥式缝合4针。

2)测定瓣环大小:递测瓣器测量,递所需人工瓣膜。

3)将上述4点缝线按4等份缝在人工瓣缝合环上,瓣膜就位、固定:递带垫片7×17双头针1-0涤纶编织线褥式缝合16~20针;每完成1/4周,递蚊式钳夹住缝线;缝完全程后人工瓣膜就位、打结。

4)检查瓣膜开放情况:递试瓣器检查。

(2)连续缝合上瓣法

1)于瓣环上分4等份缝置定点线:递2-0 prolene 缝合。

2)自后瓣侧起针,向两侧缝瓣环、上人工瓣缝合环,每定点线处打结,直至完全瓣环:递2-0 prolene 线缝合。

5.关闭左心房切口或右心房切口 递带垫片3-0 prolene 连续缝合左心房切口;或递6×14双头针涤纶线连续缝合房间隔,再递带挚片4-0 prolene 双头针连续缝合右心房切口。

(三)二尖瓣成形术

1.显露二尖瓣 配合同"二尖瓣置换术(1)"。

2.人造环瓣环成形术 递带垫片7×17双头针1-0涤纶编织线在前叶侧褥式缝合4~6针,后叶侧褥式缝合8~10针;递人造环,将缝线酌情按常规间距通过该环,收紧缝线,打结。

3.Reed法缩环术或交界区折叠缩环术 递无创镊夹住瓣叶游离缘,确定进针位置;递带垫片7×17双头针1-0涤纶编织线褥式缝合或半荷包缝合,然后按成形标准打结。

4.关闭左心房切口,递灌洗器注水检查瓣膜闭合情况 递带垫片2-0或3-0 prolene 连续缝合。

(四)三尖瓣成形术

1.于上、下腔静脉插管之间纵向切开右心房壁 递11号刀、组织剪切开。

2.显露三尖瓣 递心房拉钩牵开右房壁,显露二尖瓣。

3.三尖瓣环扩大成形术

(1)从下移的瓣叶基部进针、向正常的瓣环在室壁上做折叠缝合:递带垫片双头针4-0涤纶编织线缝6~10针,并结扎缝线。

(2)于前瓣叶后端与冠状静脉窦之间的瓣环缝缩术:递带垫片4-0双头涤纶编织线缝合。

4.关闭右房切口 递灌洗器注水检查三尖瓣闭合情况;递4-0聚丙烯线或4×12单头4-0涤纶编织线连续缝合。

(五)三尖瓣置换术(房位置换术)

1.显露三尖瓣 配合同"三尖瓣成形术1~2"。

2.距瓣叶基部2~3mm处,沿瓣环切除三尖瓣及所附腱索 递持瓣钳2把夹持前瓣中央处,展开瓣叶;递11号刀切开、长梅氏组织剪剪除。

3. 设置保护冠状静脉窦的缝线　于冠状静脉窦开口上方的右心房壁上、距窦口边缘 2~3mm 处进针。递带垫片双头针 4-0 无损伤线缝合 1 针。

4. 设置新瓣环及其缝线

（1）在相当于前瓣口两端的瓣环上设置第 2、第 3 针缝线使之形成新的瓣环支点：递带涤纶垫片 7×17 涤纶编织线 1-0 双头无损伤缝线。

（2）缝置新瓣环上其他缝线：递带涤纶垫片 7×17 涤纶编织线 1-0 双头针无损伤线缝 12~14 针。

5. 缝置人工瓣膜（多为生物瓣）

（1）测定心瓣环大小：递测瓣器测定，递所需人工瓣膜，如为生物瓣须在生理盐水中漂洗 3 遍，彻底清除戊二醛残留液。

（2）将人工瓣膜固定在新瓣膜环上：将缝线设置在人工瓣膜缝合环上，结扎缝线，递线剪剪除多余缝线。

（3）检查瓣膜成形情况：递试瓣器检查。

6. 关闭右房切口　配合同"三尖瓣成形术 4"。

三、护理要点

1. 左室破裂　术中操作轻柔，如发生破裂，立即插管建立体外循环，降温阻断，拆除人工瓣膜，2-0 prolene 线带垫片双头针修补破损裂门，迅速补充血容量防止休克；在头部、大血管处放置冰袋；使用升压药。

2. 栓塞　清除左房血栓、钙化物时可在瓣下左室腔内塞 1 块纱布；反复用冰盐水冲洗；开放升主动脉前排尽气体。

3. 出血　术前停用阿司匹林；监测活化凝血时间（ACT）；补充新鲜血制品、维生素 K 等止血药；热纱布压迫创面；使用生物蛋白胶。

4. 瓣周漏　术中严密缝合；用双头针带垫片褥式修补，较大漏口用心脏补片加固缝合；严重者重新换瓣。

5. 对瓣膜的保护　禁止触摸瓣叶，须接触时垫用纱布；生物瓣膜因浸泡在戊二醛液中，打开后应用盐水反复清洗。

6. 低心排血量　常规使用洋地黄和利尿剂；酌情使用正性肌力药物和血管扩张维持左房压在 15mmHg；补充液体要适当，既不能控制太严以致血容量不足，也不能输入过多、过快，加重心脏和肾的负担。

7. 心律失常　二尖瓣置换术后最常见心动过缓、房颤，应用阿托品等提高心率；根据血压给予多巴胺、异丙肾上腺素等；静脉滴注利多卡因；使用起搏器。

8. 维持水、电解质平衡　长期服用利尿药可致低血钾。监测电解质及血气分析，及时补充电解质。

第二节 心血管手术配合

一、体外循环下冠状动脉旁路移植手术（冠状动脉搭桥术）

(一)概述

1.适应证

(1)有心绞痛病史,药物不能控制。

(2)左主干病变,狭窄<50%。

(3)有3支病变有症状。

(4)急性心肌梗死。

2.手术高危因素

(1)左室功能不全。

(2)高龄。

(3)心肌梗死急性期。

(4)肝肾功能不全。

(5)合并心脏瓣膜病变、室壁瘤形成、心肌梗死后室间隔穿孔等。

3.麻醉方式 全身麻醉。

4.手术体位 仰卧位,胸背正中垫高15°~20°。

5.手术切口 胸骨正中切口。

6.手术用物

(1)器械类:心脏器械、取大隐静脉器械1套、取乳内动脉或腹腔胃网膜左动脉器械拉钩1套、搭桥用器械1套。

(2)布类:衣包、开胸布包。

(3)其他类:吸引器、手套、电刀、冲洗器、骨蜡、手术粘贴巾、负压球引流管、1号丝线、4号丝线、7号丝线、6-0 prolene线、7-0 prolene线。

(二)手术步骤与配合

1.冠状动脉搭桥血管的选择

(1)乳内动脉:乳内动脉目前已被公认优于大隐静脉,10年通畅率达90%以上,远期效果明显改善。其优点还在于不易扭曲或打折。通常以左乳内动脉吻合前降支。但对胸骨后有粘连或锁骨下动脉根部有梗阻的病例不宜应用。

(2)桡动脉:远期通畅率高,越来越多地被用来代替大隐静脉。多用左侧桡动脉。桡动脉具有结构好、管腔大于乳内动脉、不易折曲、易于吻合等优点,且并发症少。

(3)胃网膜动脉:可与后降支或顿缘支搭桥,但由于其容易梗阻、易痉挛等原因,临床目前极少应用。

(4)大隐静脉:大隐静脉是最常用和易于取材的血管。口径较大,长度充足,便于做

"蛇形桥",长期效果不如乳内动脉。以小腿静脉最常用。对于多支病变,大隐静脉仍是不可缺少的材料。

2.手术步骤与配合

(1)常规消毒铺巾后,递22号刀、电刀,常规正中开胸。

(2)开胸同时取大隐静脉和桡动脉:膝关节外展,小腿向内侧屈曲。递切皮刀于内踝上方纵向切开皮肤游离大隐静脉远端。用剪刀沿静脉表明将切口延长至所需长度。于踝静脉切口处、大隐静脉的远端插入橄榄针头,用7号丝线将血管与针头结扎固定。远端血管夹血管钳,用7号丝线结扎,剪断血管。橄榄针头连接盛有罂粟碱+肝素水的20mL注射器(理盐水100mL+罂粟碱30mg+肝素1250U),边游离血管,边向血管内缓慢推注肝素水,使血管充盈。检查有无漏水,并可用7-0 prolene线缝合。对于大隐静脉上的侧支血管,用1号丝线结扎其近端和远端,然后剪断。当血管长度达到预定要求时,递7号丝线结扎大隐静脉近端,切断远端。将取下的大隐静脉小心放入肝素水中待用。创面彻底止血,递7×17无创伤涤纶编织线连续缝合皮下组织,3-0可吸收线进行皮内缝合,乙醇涂擦伤口,覆盖伤口纱垫,用弹力绷带缠绕加压包扎伤口。

(3)开胸后常规用乳内牵开器取乳内动脉备用:用乳内牵开器撑开胸骨,换长电刀头。取乳内动脉可从第4~5肋间开始,也可从近端开始。用长电刀切开壁层胸膜和肌肉组织,游离肋间分支,其近端以钛夹夹闭,远端电凝止血,达到所需长度要求时,将乳内动脉从胸壁上剥离下来。递中弯血管钳夹住动脉的远端,用血管钳带7号丝线结扎并剪断血管。用静脉剪修剪断端吻合口,血管钳夹住血管,用小纱布(用肝素水浸湿)将该动脉包裹好,放于左侧胸腔内待用。

(4)换适当开胸器,打开心包:7×17无损伤线单头针,悬吊心包。

(5)剪刀、镊子游离主动脉

1)心脏显露:长持针器10×28三角针7号丝线于心包底部湿绷带、套管、小弯蚊式固定,2把血管钳以不同的角度提起绷带,显露心脏。

2)15号圆刀切开冠脉表面脂肪层,小牵开器协助显露心肌表面血管。

3)普通11号刀刺孔,缝橡皮阻断带、橡皮蚊式固定,八爪鱼固定缝合部位。

4)冠脉尖刀挑开冠脉壁,斜头尖剪扩大吻合口,探条探查冠脉是否通畅。

5)7-0血管吻合线吻合。①6×14无损伤线双头针可带或不带垫片缝合2针,小阻断管,蚊式缝合主动脉荷包线。②缝主动脉管固定线,11号刀插入主动脉管,用线固定并连接管。③6×14无损伤单头针缝合腔静脉荷包线,腔房管插管,固定并连接管。④6×14无损伤线双头针缝合灌注管荷包线,小阻断管,蚊式钳,灌注针头插入,或荷包线结扎固定。⑤肝素注入。⑥阻断钳阻断深主动脉。⑦心脏显露:大肾蒂钳夹绷带通过横窦,2把血管钳以不同角度提起心脏显露,2块湿纱布垫加1块湿纱布(冷的)埋入心包腔以稳定心脏。⑧15号圆刀显露各条冠脉,角度剪探查病变情况:15号圆刀切开冠脉表面脂肪层,小牵开器协助显露,冠脉尖刀挑开血管,斜头剪扩大吻合口,先远侧端后近侧端,7-0血管缝合线,肝素水,逐条吻合。⑨打开升主动脉阻断钳,心脏复跳:上侧壁钳,并用纱布、血管钳固定。⑩11号刀主动脉切开,打孔器打孔,主动脉端与静脉吻合,6-0血管缝合线缝合。

⑪缝合完毕,每条桥用小针头排气,补针止血。⑫缝合起搏导线。⑬直角钳、心耳钳,拔静脉插管,左心插管,7号线结扎。⑭中和鱼精蛋白。⑮拔主动脉管。

（6）放置心包及纵隔引流管。

（7）清点物品,胸骨钢丝关闭胸骨。

（8）止血,关心包,逐层关胸腔。

（9）包扎伤口。

3. 胸腔镜辅助下搭桥手术配合　全麻常温,选用双腔气管插管。患者右侧30°卧位。递切皮刀于左前外第4肋间做长约6mm的切口,放入胸腔镜。再分别于腋中线第3肋间和第5肋间用打洞器打两个洞作为操作孔,放入特殊的电烙、镊子等操作器械,应用CTS牵开器,借助电视胸腔镜游离出乳内动脉。递术者微创手术开胸器于第4肋间处撑开,直视下电刀切开心包,完成乳内动脉与前降支的吻合。手术配合步骤与非体外循环下手术配合相同。

二、非体外循环心脏跳动下冠状动脉搭桥术

(一)概述

1. 适应证　冠状动脉粥样硬化性心脏病。

2. 麻醉方式　气管内插管全麻。

3. 手术体位　仰卧位。

4. 手术切口　胸骨正中切口+切取大隐静脉切口(或胸骨正中切口+切取桡动脉切口)。

5. 手术用物

（1）器械类:心脏手术器械、胸骨锯、除颤仪、冠脉搭桥器械、取大隐静脉器械、冠脉固定支架、心脏表面固定器、乳内牵开器、侧臂钳、钛夹、钛夹钳、钝头针1~2个、各型号探针、动静脉打孔器各型号、哈巴狗血管夹3~4个、冠脉分流器各型号、头灯、蚊氏钳、组织剪、凹凸镊、哈巴狗血管夹。

（2）布类:衣包、开胸布包。

（3）其他类:各类血管缝线、橄榄头、套带、肝素水、弹力绷带3~4卷、罂粟碱水1∶1(每300mL生理盐水内加入罂粟碱30mg)、肝素水1∶25(每500mL生理盐水内加入肝素12500U)、6-0和7-0 prolene线、3-0和4-0 dexon线。

(二)手术步骤与配合

1. 患者平卧,建立静脉通道,全身麻醉后,胸骨正中用方海绵垫高15°~20°,臀下贴好负极板。注意患者身体各部位勿与手术床金属部件接触,防止电灼伤,留置导尿管,双腿用绷带吊在滴架上。

2. 皮肤消毒,上至颈部,下至双足,取0.5%络合碘消毒皮肤4遍,会阴部铺一治疗巾,小单包足绷带包扎,常规铺盖治疗巾、孔巾,显露手术野。手术分组同时进行,一组开胸,另一组取下肢静脉。

3.升主动脉、冠状动脉、大隐静脉搭桥,分两组同时进行。取乳内动脉、大隐静脉或桡动脉。血管桥的准备(可选其一)如下所述。

(1)取大隐静脉:切口经踝关节内侧到大腿内侧延伸切开,用组织剪剪开附在静脉壁的结缔组织,以小橡皮条提起静脉以助游离,避免任何暴力牵拉或手术器械直接损伤静脉壁,遇到小分支用蚊式钳钳夹,0号丝线结扎。当静脉游离至所需长度远端插入一个橄榄针并用7号丝线结扎固定,近端上中弯,7号丝线结扎。取下的大隐静脉,用含有罂粟碱或肝素的生理盐水(罂粟碱30mg稀释于20mL的生理盐水或肝素20mg加入200mL的生理盐水)冲洗并充盈大隐静脉,若有渗漏,则以7-0 prolene线缝扎或钛夹钳夹后,置于肝素盐水中浸泡备用。用3-0可吸收线做皮下连续缝合,4-0可吸收线做皮内缝合,关闭切口并加压包扎。

(2)取桡动脉:消毒铺单,暴露一侧上肢。自腕部切口,经前臂掌侧延伸切开。用乳突牵开器牵引暴露桡动脉,无创游离桡动脉。结扎桡动脉的分支,扩张取出的动脉,将远端的动脉插入橄榄头做标识,并结扎固定,血管内同时注入肝素生理盐水和罂粟碱生理盐水。

(3)取左乳内动脉:开胸后以乳内动脉牵开器充分暴露患者左侧胸壁,手术床稍高偏左侧,显露左侧乳内动脉,递无损伤镊、长电刀头游离乳内动脉,较小分支以电凝止血,游离时把电凝输出功率调到20W/s。较大分支以钛夹止血。乳内动脉游离至所需长度,其远端用7号丝线结扎,乳内动脉表现为喷射性血流为满意,用血管夹夹住乳内动脉断端,血管内注入肝素液预防血栓,以罂粟碱60mg加生理盐水60mL注洗乳内动脉并向血管周围喷洒,避免血管痉挛,并以罂粟碱纱布包裹备用。

4.乳内动脉、大隐静脉(或桡动脉)、冠状动脉血管桥的吻合

(1)左乳内动脉与前降支吻合:开胸吻合,取前正中切口,安装胸骨锯,锯开胸骨后递骨蜡止血,递乳内牵开器切开胸内筋膜,游离胸廓内动脉,阻断切取胸廓内动脉,递冠状动脉固定器,二氧化碳吹管("V"形管,台下一端分别接二氧化碳气体和生理盐水;台上一端进行二氧化碳吹雾)。选定冠状动脉吻合部位,探查搭桥部位冠状动脉远端是否通畅,用冠状动脉固定器固定所搭桥处冠状动脉周围的部分心肌,以减少心肌局部搏动幅度,有利于操作。先吻合乳内动脉桥,以专用弹力线暂时阻断冠状动脉近远端,用无损伤镊、15号手术刀,在选择好的吻合部位做一纵向切口,切开附在动脉壁上的脂肪。递冠脉刀挑开冠状动脉前壁,用potts剪刀延长切口,向内置于中空的冠状动脉分流栓,使冠状动脉中血液分流至栓内。递显微镊及针持夹,用7-0 prolene线进行连续端-侧吻合,同时用带套管针外管的50mL注射器吸温生理盐水冲洗吻合口,以创造无血的手手术野,吻合完最后一针时松开血管夹,排气后打结,并检查有无漏血。

(2)大隐静脉与冠状动脉远端吻合:吻合方法同"乳内动脉-前降支吻合"。左室侧壁及下壁血管吻合时取头低足高位,用10号粗丝线做深部心包悬吊,可以帮助显露血管。

(3)大隐静脉与升主动脉吻合:用剪刀游离主动脉外膜,递镊子将主动脉壁提起,用侧壁钳夹住部分主动脉,递11号刀在主动脉壁上做一切口,然后递动静脉打孔器,在预定的主动脉壁上打孔,测量血管长度,血管长度要略长,使桥血管呈自然弧形,按测量好

的位置切断桥血管,递6-0 prolene线连续缝合动静脉桥远端与升主动脉端-侧吻合。吻合完毕撤走侧臂钳。检查各吻合口有无漏血,如有残存气泡,递1mL注射器针头刺透有气的血管壁使气泡逸出。

（4）静脉桥吻合

1）冠状动脉远端吻合:常规开胸、开心包,心包两侧用单头7×17无创伤涤纶编织线各3根进行牵引悬吊,3根一组,尾端打结,向上提拉后用蚊式钳固定于两侧胸单上。递单头7×17无创线约50cm长,分别缝主动脉、灌注及右心房荷包线,然后依次插入主动脉、右心房管。当活化全血凝固时间(ACT)>480s时,开始并行循环。把湿盐水纱垫放于心脏底部将其垫起,使手术野得到较好的显露。递15号圆刀游离病变的远端或标记病变位置。阻断升主动脉,在其根部插入灌注针头注入停跳液,心表以冰盐水降温。递搭桥细镊子及冠状动脉切开刀,切开冠状动脉前壁,25°、125°剪刀剪开切口两端3~5mm,用静脉剪将大隐静脉近端剪成相应大小斜状开口,递笔式针持夹7-0 prolene线,进行大隐静脉与冠状动脉梗阻部位远端的连续缝合。一般搭桥的顺序是先做左侧边缘支,再做右冠状动脉,最后做前降支。

2）乳内动脉吻合:递90°剪刀游离乳内动脉远端至合适的口径,纵向切开。一般左乳内动脉与前降支吻合,递乳内镊子,笔式针持夹7-0 prolene线进行血管吻合,开放"哈巴狗",缝线打结。

3）近端吻合:开放升主动脉阻断钳,拔除灌注插管。组织剪游离血管外膜,递熊掌镊和侧壁钳夹住主动脉,11号尖刀切开动脉壁,放入4.0~4.7mm打孔器打孔。静脉桥近端吻合口用静脉剪修剪成斜面,"哈巴狗"阻断静脉桥,以防止回血影响手术野。笔式针持夹5-0 prolene线连续缝合。所有近端吻合完毕后,去掉侧壁钳,1mL注射器带,4号半针头插入静脉桥排气,开放桥上"哈巴狗"。

5.吻合完毕,桥血管通畅,心率、血压平稳,用鱼精蛋白中和体内肝素,换普通无损伤镊,用骨蜡、电刀彻底止血,根据需要放置胸腔、纵隔及心包引流管。放置两根引流管,一根置于胸骨后;另一根置于心脏膈面下,分别固定,避免脱出。清点器械、纱布数目,无误后逐层关闭胸腔切口。

（三）护理要点

1.正确安全使用电刀　由于非体外循环心脏跳动下冠状动脉拱桥术(OPCABG)需要消毒双下肢,为防止消毒剂流至臀部浸湿负极板,可将一次性手术薄膜贴于负极板外,铺单前再次检查负极板是否与皮肤完全紧贴,以免烧伤患者。巡回护士要熟练掌握电刀的操作性能,及时准确地设置手术相应步骤所需的输出功率。如开胸及取大隐静脉时,其功率须调至45~50W/s;取乳内动脉时,其功率须调至20~30W/s。

2.严格按规范使用各种药物及抢救仪器　由于非体外循环心脏跳动下冠状动脉拱桥术手术复杂,用药多,对血压及心率有一定的要求,术者搬动心脏或局部心肌缺血均可导致血流动力学及心脏节律改变,而出现心脏停搏、心室颤动等意外情况,应密切配合抢救。在注射鱼精蛋白时,应稀释后缓慢静脉注射,以免导致围术期心肌梗死。滴注过程中密切观察患者血压、心率,发现问题及时处理。

3.严格做好消毒灭菌工作,预防感染　术前1天做好手术室的消毒工作。术中常规使用抗生素。术中尽量减少人员流动。开胸组器械与取下肢静脉器械不得混用。

三、肺动脉栓塞手术

(一)概述

1.适应证　肺动脉血栓。

2.麻醉方式　气管内插管全麻+体外循环。

3.手术体位　仰卧位。

4.手术切口　胸骨正中切口。

5.手术用物

(1)器械类:开胸包、Fogarty气囊导管、海绵钳。

(2)布类:衣包、开胸布包。

(3)其他类:涤纶片、4-0 prolene线。

(二)手术步骤与配合

1.纵向切开肺总动脉　递11号刀、组织剪切开。

2.取左、右肺动脉分支内血栓　递海绵钳(无齿)取出血栓。

3.切开双侧胸膜,取肺动脉分支内血栓　递11号刀、组织剪切开胸膜,用手轻柔地从边缘向肺门按压肺组织,同时递吸引器头导入肺动脉远端吸除肺动脉分支血栓;必要时递Fogarty气囊导入,插入肺动脉分支,拉出血栓碎块。

4.关闭肺总动脉切口　递4-0 prolene线连续缝合。

四、升主动脉瘤切除术

(一)概述

1.适应证　升主动脉瘤、升主动脉夹层动脉瘤。

2.麻醉方式　气管插管全麻+体外循环。

3.手术体位　仰卧位。

4.手术切口　胸骨正中切口。

5.手术用物

(1)器械类:体外心脏包、无损伤侧壁钳1套、带瓣人工血管。

(2)布类:衣包、开胸布包。

(3)其他类:涤纶线、人工血管、毡条、3-0 prolene线。

(二)手术步骤与配合

1.建立体外循环,行股动脉插管

(1)消毒皮肤:递海绵钳夹持络合碘纱布消毒。

(2)铺手术巾,手术野贴手术薄膜:递手术巾,递手术薄膜,干纱垫1块协助贴膜。

（3）自胸骨切迹起沿前胸中线向下达剑突下方4~5cm腹壁白线上段切开皮肤、皮下组织；递有齿镊,22号刀切开,电刀止血,干纱布拭血。

（4）剥离胸骨甲状肌的胸骨附着处,紧贴胸骨后壁全长推开疏松结缔组织；递小直角钳,撑开胸骨上窝处肌肉组织；递胸骨后剥离子游离胸骨后壁；递线剪纵向剪开剑突软骨。

（5）纵向锯开胸骨：递电锯锯开胸骨,并递骨蜡涂在骨髓腔。

（6）显露胸腺、前纵隔及心包：递胸骨开胸器显露手术野。

（7）切开心包,显露心脏：递长镊或血管钳夹起心包,递组织剪剪开心包,递压舌板垫在心包下,电刀切开心包,并递圆针7号丝线悬吊心包。

2.充分显露瘤体,阻断主动脉瘤　递组织剪、组织钳、组织镊,充分游离瘤体远侧部,递阻断钳阻断主动脉瘤。

3.切开瘤体　递11号刀切开主动脉瘤,递组织剪纵向切开。

4.无主动脉损坏者,切除主动脉瘤体,单纯行升主动脉人工血管移植术　递组织剪剪除瘤体,递合适的人工血管、毡条及3-0 prolene线将人工血管分别与升主动脉近、远端连续褥式缝合。

5.如主动脉处瓣膜有严重病变,而无冠状动脉开口移行,行Wheats术(即主动脉瓣置换升主动脉人工血管移植术)。

（1）距左、右冠状动脉开口处远心端适当位置切除瘤体：递组织剪剪除。

（2）主动脉瓣置换：同"主动脉瓣置换术"。

（3）行升主动脉人工血管移植术：配合同"主动脉瓣置换术4"。

6.如主动脉瓣膜有严重病变,同时伴有冠状动脉开口移位,行Bentall(即主动脉瓣置换术、主动脉人工血管移植术及冠状动脉原位移植术)。

（1）游离冠状动脉开口部位,距冠状动脉开口边缘4~5mm处环形切下左、右冠状动脉开口：递组织剪游离、剪开。

（2）切除瘤体：递组织剪适当切除瘤体。

（3）将带瓣人造血管与近心端主动脉残端吻合：递带垫片6×14双头针2-0涤纶编织线(进口换瓣线)间断褥式吻合或连续缝合吻合(缝线穿过主动脉壁、人工瓣环和涤纶血管3层)。

（4）移植左冠状动脉：递一次性电灼器在人工血管相对应处切一个1.5cm圆孔；递5-0 prolene线连续端侧缝合左冠状动脉与人工血管。

（5）移植右,冠状动脉：配合同"移植左冠状动脉"。

（6）将带瓣人造血管与远心端吻合：递3-0 prolene线、毡条,行人造血管与主动脉远心端的血管吻合；用3-0 prolene线连续缝合瘤体壁包裹人造血管。

五、降主动脉瘤切除术

(一)概述

1.适应证　降主动脉瘤。

2.麻醉方式　气管插管全麻+左心转流。

3. 手术体位　右侧卧位。

4. 手术切口　左后外侧切口。

5. 手术用物

(1) 器械类:无损伤侧壁钳 1 套、开胸包。

(2) 布类:衣包、开胸布包。

(3) 其他类:人工血管、涤纶编织线、3-0 聚丙烯线。

(二)手术步骤与配合

1. 经第 4 肋间进入胸腔。

2. 切开心包,行左房一般动脉转流(在心转流)　配合同"体外循环的建立"。

3. 游离瘤体的近、远端,设置近、远端阻断带　递组织剪、组织钳,游离出胸主动脉瘤体,递无损伤侧壁钳和阻断带。

4. 阻断降主动脉瘤及主动脉近、远端,切开动脉瘤,清除附壁血栓　递无损伤钳阻断,组织剪纵向切开动脉瘤,海绵钳(无齿)去除血栓。

5. 处理瘤体内肋间动脉开口,并游离瘤体　递 4×12 的 4-0 涤纶编织线缝合肋间动脉开口;递组织剪游离出整圈全层主动脉残端。

6. 移植人工血管,人工血管与主动脉近、远端吻合　递口径合适、经预凝处理的低孔涤纶血管,3-0 聚丙烯线连续缝合吻合口;如主动脉残端组织不结实,递聚四氟乙烯垫片于残端内侧进行缝合。

7. 开放阻断钳,止血松开阻断钳,如吻合口应有活动性出血,递针线、毡片平行褥式补针止血;缝合残端瘤壁,将其覆盖在移植血管表面。

第三节　胸壁手术配合

一、胸壁结核及病灶清除术

(一)概述

1. 适应证　胸壁结核脓肿或慢性窦道,病情已较稳定,肺及其他器官无进行性结核性病变者。

2. 麻醉方式　气管插管静吸复合麻醉。

3. 手术体位　仰卧位或侧卧位。

(二)手术步骤与手术配合

1. 沿脓肿的长轴走行或梭形切开皮肤、皮下组织,递有齿镊,22 号刀切开。

2. 向两侧游离皮肤及肌层(尽量不要切入脓肿,如脓腔已破,则清除脓液及干酪样物)　递组织钳提夹切口缘,中弯钳分离、1 号丝线结扎或电凝止血;递干纱垫 2 块拭血,若脓腔已破,递弯盆盛接脓液,湿纱垫擦拭。

3. 探寻窦道及深部脓肿,递探针或中弯钳查找窦道及肋骨下的脓腔。

4. 彻底清除窦道、脓肿深层组织(包括肋骨、肋间肌、胸膜),递有齿镊,15 号刀切除窦道及脓肿组织,中弯钳钳夹止血等)。清除肉芽组织及脓腔壁,完全敞开脓腔,递 4 号丝线结扎,吸引器头吸净脓液。

5. 游离切口附近肌瓣,填充平铺;在创腔内递结核刮匙搔刮,递 3% 过氧化氢溶液及生理盐水冲洗干净。

6. 缝合肌层,递有齿镊,15 号刀锐性分离,递 9×28 圆针 4 号丝线缝合固定。

7. 放置橡皮引流条,创面放抗生素;递中弯钳放置橡皮引流条,创口内放入青霉素、链霉素。

8. 缝合皮下及皮肤 递有齿镊,9×28 圆针 4 号丝线缝合皮下,9×28 皮针 1 号线缝合皮肤。

9. 对合皮肤 递有齿镊 2 把。

10. 覆盖、加压包扎切口 递纱布覆盖,绷带加压包扎。

二、胸腔闭式引流术

(一)概述

1. 适应证 胸内手术后;中等量(超过第 4 肋平面)血胸;开放性气胸经清创术后缝闭伤口;张力性气胸经减压后复发;自发性气胸经反复胸穿抽气后气体明显增加;早期脓胸,特别是脓气胸等。

2. 麻醉方式 肋间神经浸润麻醉(包括肋膜),胸内手术置管另施麻醉。

3. 手术体位 低半坐位(非开胸患者)。

4. 手术切口 膈顶平面腋中线稍后(开胸术后)置管;腋后线第 7 肋间置管或锁骨中线外侧第 2 肋间置管(非开胸患者)。

(二)手术步骤与手术配合

1. 由胸壁做一胸壁小切口 递有齿镊,15 号刀切开。

2. 分离肋间肌,戳破壁层胸膜进入胸腔 递大弯钳分离肌层,4 号刀柄戳破胸膜。

3. 修剪引流管前端呈鸭嘴状、侧面剪椭圆孔 2～3 个 递 26～30F 胸腔引流管 1～2 根,线剪修剪引流管前端。

4. 拖出引流管尾端至切口外 递大弯钳钳夹引流管末端脱出切口外。

5. 缝合固定引流管于皮肤上 递 9×28 圆针 4 号丝线缝扎 1～2 针固定引流管。

6. 连接引流瓶

(1)水封瓶注水,浸没瓶内长管末端 2cm:递有容量刻度的引流瓶或胸腔闭式引流袋 1～2 个,倒生理盐水约 200mL。

(2)连接水封瓶:将塑料连接管两端分别与水封瓶口长管末端、胸腔引流管末端相连。

(3)钳夹、固定引流管,防止过床时胸腔进气:递长有齿直钳 4 把分别钳夹住连接管口的两端、再递纱布加同绑扎一道(此钳待患者回病房后方可撤除)。

7.覆盖切口　敷料覆盖切口。

三、胸膜剥脱术

(一)概述

1.适应证　肺内无病灶,无广泛的肺纤维性变,剥除脏层纤维板后估计肺组织能扩张;慢性脓胸,无结核性支气管炎、支气管狭窄、支气管扩张和支气管胸膜瘘;机化性和凝固性血胸;特发性胸膜纤维化。

2.麻醉方式　气管插管静吸复合麻醉。

3.手术体位　侧卧位。

4.手术切口　后外侧切口。

(二)手术步骤与手术配合

1.后外侧切口(1~6),进入胸腔,于胸顶和后肋膈角同时解剖分离。

2.切除肋骨、切开骨膜及肌纤维,进入胸膜外层　递肋骨剪及咬骨钳切除肋骨。

3.钝性分离胸膜外至能插入肋骨牵开器为止　递组织剪或盐水纱垫包裹手指钝性分离;递湿纱垫2块保护切口两侧、中号肋骨牵开器显露手术野。

4.剥离壁层胸膜,压迫止血　递 KD 钳夹持 KD 粒、直角钳分离,中弯钳钳夹出血点、4 号丝线结扎或缝扎;递热盐水纱垫填塞压迫数分钟或电凝止血。

5.分离肺表面脏层胸膜　递组织钳拉起纤维层,递 10 号刀、KD 粒、组织剪和电刀剥离脏层纤维板(如剥破脓腔,则应吸净脓液、消毒脓腔后继续剥离)。

6.手术结束前,正压通气,使肺膨胀,检查细支气管漏气部位并止血。麻醉医生经气管插管正压通气、膨肺;漏气的裂门递 6×17 圆针 1 号丝线缝合,出血点递热盐水纱垫压迫或电凝止血。

7.递稀释的过氧化氢溶液冲洗胸腔,再递温生理盐水冲洗胸腔 2 次。

8.距第 1 肋骨前上缘 1cm、后肋膈角分别放置引流管,连接水封瓶。递胸腔闭式引流管 2 根,递 22 号刀切开、大弯钳协助放管,连接水封瓶。

9.缝合、覆盖切口。

第四节　肺手术配合

肺切除包括全肺切除、肺叶切除、肺段切除、肺楔形切除术 4 种。本节仅介绍肺叶切除术(以左下肺叶切除术为例)。

一、概述

1.适应证　肺部肿瘤、空洞型肺结核及反复大出血。

2.麻醉方式　气管插管静吸复合麻醉。

3.手术体位　侧卧位。

4.手术切口　左或右后外侧切口。

二、手术步骤与手术配合

1. 后外侧切口,进入胸腔。

2. 探查病变　递生理盐水给术者湿双手进行探查。

3. 松解下肺韧带　递肺叶钳钳夹拟切除之肺叶;递长镊、长弯钳分离、钳夹,长梅氏剪剪断,中弯钳带双 4 号丝线结扎。

4. 于左肺下叶背段与上叶之间切开斜裂胸膜,解剖、结扎、切断下叶动、静脉　递长镊、长梅氏剪剪开胸膜;递长弯钳、直角钳游离、钳夹肺动脉分支,中弯钳带双 4 号丝线结扎近、远端,6×17 圆针双 4 号丝线加固缝扎中间 1 针,长梅氏剪剪切断(同法处理下叶静脉)。

5. 分离支气管周围结缔组织,游离、切断肺叶支气管,切除病变肺叶　递扁桃体腺钳、长梅氏剪分离;递切割闭合器切断肺叶支气管,取下病变的肺叶放入标本盘。

6. 胸腔冲洗,检查支气管残端有否漏气　递温生理盐水冲洗胸腔,备 6×17 圆针 1 号丝线修补。

7. 将胸膜或余肺覆盖支气管残端,彻底止血　递长镊,6×17 圆针 1 号丝线缝合、覆盖残端,电凝止血,清点器械、敷料等数目。

8. 常规放置胸腔引流管,连接水封瓶,缝合切口。

第六章 普通外科手术配合

第一节 手术常用切口

一、腹正中切口

1. 消毒皮肤　递海绵钳夹持聚维酮碘纱球消毒皮肤 2 遍。

2. 手术野贴手术薄膜　递手术薄膜,干纱垫 1 块协助贴膜。

3. 沿腹正中线切开皮肤及皮下组织　递 22 号刀切开,干纱布拭血,蚊式钳止血,1 号丝线结扎出血点或电凝止血,递甲状腺拉钩牵开显露手术野。

4. 切开腹白线及腹膜　更换手术刀片,递电刀切开白线,生理盐水纱垫或 4 号刀柄将腹膜外脂肪推开,递中弯钳 2 把提起腹膜,递 22 号刀或电刀切一小口,组织剪或电刀扩大打开腹膜。

5. 探查腹腔　递生理盐水湿手探查,更换深部手术器械及带显影的生理盐水纱垫,递腹腔自动牵开器牵开显露手术野,递温生理盐水或无菌蒸馏水冲洗腹腔,清点器械、敷料等数目,更换干净的手术器。

6. 关腹前　清点所有用物,数目正确,更换器械、手套。

7. 缝合腹膜及腹白线　递中弯钳提腹膜,1/2 弧 12×28 圆针 7 号线间断缝合或 0 号可吸收线连续缝合。

8. 冲洗切口　递生理盐水冲洗,吸引器头吸引,更换干净纱布。

9. 缝合皮下组织　递乙醇纱球消毒皮肤,递无齿镊,9×28 圆针 1 号线间断缝合;再次清点物品数目。

10. 缝合皮肤　递有齿镊,9×28 角针 1 号丝线间断缝合或皮肤缝合器缝合。

11. 覆盖切口　递海绵钳夹持乙醇纱球消毒皮肤,纱布、棉垫或敷贴覆盖切口。

二、旁正中切口

1. 消毒皮肤　递海绵钳夹持聚维酮碘纱球消毒皮肤 2 遍。

2. 手术野贴手术薄膜　递手术薄膜,干纱垫 1 块协助贴膜。

3. 于腹直肌内侧距中线 1~2cm 切开皮肤和皮下组织　递 22 号刀切开,干纱布拭血,弯蚊式钳止血,1 号丝线结扎出血点或电凝止血,递甲状腺拉钩牵开显露手术野。

4. 切开腹直肌前鞘　更换手术刀片,电刀切开,生理盐水纱垫拭血。

5. 分离腹直肌,结扎血管　递 4 号刀柄分离,中弯钳钳夹,4 号丝线结扎或电凝止血。

6. 切开后鞘及腹膜　递中弯钳 2 把提起腹膜,22 号刀或电刀切一小口,组织剪或电刀扩大。

7. 探查腹腔　递生理盐水湿手探查,更换深部手术器械及带显影的生理盐水纱垫,递腹腔自动牵开器牵开显露手术野。

8. 关腹前　递温生理盐水或无菌蒸馏水冲洗腹腔,清点器械、敷料等数目,更换干净手术器械、手套。

9. 缝合后鞘及腹膜　递中弯钳数把提起腹膜,9×28 圆针 7 号或 4 号丝线间断缝合或 0 号可吸收丝线连续缝合;递无齿镊,1/2 弧 12×28 圆针 7 号丝线间断缝合或 0 号可吸收丝线连续缝合。

10. 缝合腹直肌前鞘　吸收线连续缝合。

11. 冲洗切口　递生理盐水冲洗,吸引器吸引,更换干净纱布。

12. 缝合皮下组织　递乙醇纱球消毒皮肤,递无齿镊,9×28 圆针 1 号丝线间断缝合;再次清点物品数目。

13. 缝合皮肤,覆盖切口　递有齿镊,8×24 角针 1 号丝线间断缝合或用皮肤缝合器缝合,递海绵钳夹持乙醇纱球消毒皮肤,纱布,棉垫或敷贴覆盖。

三、肋缘下斜切口

1. 消毒皮肤　递海绵钳夹持聚维酮碘纱球依次消毒皮肤 2 遍。

2. 手术野贴手术薄膜　递手术薄膜,干纱垫 1 块协助贴膜。

3. 自剑突与肋缘平行向下、向外斜行切开皮肤及皮下组织　递 22 号刀切开,干纱布拭血,弯蚊式钳钳夹、1 号丝线结扎出血点或电凝止血,递甲状腺拉钩牵开显露手术野。

4. 切开腹直肌前鞘及腹外斜肌腱膜　更换手术刀片,递 22 号刀切一小口,组织剪或电刀扩大,盐水纱布拭血。

5. 分离腹直肌,切开腹内斜肌肌膜　递 4 号刀柄分离,中弯钳钳夹,4 号丝线结扎或电凝止血。

6. 切开腹直肌后鞘及腹膜　递中弯钳 2 把提起腹膜,递 22 号刀或电刀切一小口、组织剪或电刀扩大打开腹膜。

7. 探查腹腔　递生理盐水湿手探查,更换深部手术器械及带显影的生理盐水纱垫,腹腔自动牵开器牵开显露手术野;递温生理盐水或无菌蒸馏水冲洗腹腔,清点器械、敷料等数目。

8. 关腹前　要换干净手术器械、手套。

9. 缝合腹直肌后鞘及腹膜　递中弯钳数把提起腹膜,1/2 弧 9×28 圆针 7 号丝线间断缝合或 0 号可吸收线连续缝合。

10. 缝合腹直肌前鞘及腹内斜肌肌膜,腹外斜肌腱膜　递有齿镊、12×28 圆针 7 号丝线,间断缝合或 0 号可吸收线连续缝合。

11. 冲洗切口　递生理盐水冲洗,吸引器吸引,更换干净纱布。

12. 缝合皮下组织　递乙醇纱球消毒皮肤,递无齿镊、9×28 圆针 1 号丝线间断缝合;再次清点物品数目。

13. 缝合皮肤,覆盖切口　递 8×24 角针 1 号丝线间断缝合或用皮肤缝合器缝合,海绵钳夹持乙醇纱球消毒皮肤,纱布、棉垫或敷贴覆盖切口。

四、腹直肌切口

1. 消毒皮肤　递海绵钳夹持聚维酮碘纱球消毒皮肤 2 遍。

2. 手术野贴手术薄膜　递手术薄膜,干纱垫 1 块协助贴膜。

3. 距中线 3~4cm,腹直肌内外缘之间切开皮肤及皮下组织　递 22 号刀切开,干纱布拭血,弯蚊式钳止血,1 号丝线结扎出血点或电凝止血,递甲状腺拉钩牵开显露手术野。

4. 切开腹直肌前鞘　更换手术刀片,22 号刀切一小口,组织剪或电刀切开,纱垫拭血。

5. 分离腹直肌,结扎血管　递 4 号刀柄分离,中弯钳止血,4 号丝线结扎或电凝止血。

6. 切开腹直肌后鞘及腹膜　递 22 号刀切开后鞘一小口,组织剪扩大,递中弯钳 2 把提起腹膜,电刀或组织剪剪开腹膜。

7. 探查腹腔　递生理盐水湿手探查,更换深部手术器械及带显影的生理盐水纱垫,递腹腔自动牵开器牵开显露手术野。

8. 关腹前　递温生理盐水或灭菌注射用水冲洗腹腔,清点器械、敷料等数目,更换干净手术器械、手套。

9. 缝合腹直肌后鞘及腹膜　递中弯钳数把提起腹膜,1/2 弧 9×28 圆针 7 号丝线间断缝合或 0 号可吸收线连续缝合。

10. 缝合腹直肌前鞘　递 9×28 圆针 7 号丝线间断缝合或 0 号可吸收线连续缝合。

11. 冲洗切口　递生理盐水冲洗,吸引器头吸引,更换干净纱布。

12. 缝合皮下组织　递乙醇纱球消毒皮肤,递无齿镊,9×28 圆针 1 号丝线间断缝合;再次清点物品数目。

13. 缝合皮肤,覆盖切口　递有齿镊,8×24 角针 1 号丝线间断缝合或用皮肤缝合器缝合,递海绵钳夹持乙醇纱球消毒皮肤,纱布、棉垫或敷贴覆盖切口。

第二节　颈部手术配合

一、甲状腺次全切除术

1. 适应证　甲状腺肿瘤、甲状腺功能亢进。

2. 麻醉方式　全身麻醉或颈丛阻滞麻醉。

3. 手术体位　垂头仰卧位。

4. 手术切口　在胸骨切迹上二横指沿颈部皮肤横纹做正中弧形切口。

5. 特殊用物　潘氏引流管或贝诺氏引流管、皮肤标记笔、5-0 号可吸收线或 5-0 号血管缝线、超声刀、电刀。

6. 手术步骤与手术配合

(1)常规消毒皮肤:递海绵钳夹持聚维酮碘纱球依次消毒皮肤 2 遍。

(2)在胸骨切迹上的 2 横指沿颈部皮肤横纹处做切口标志。递给手术医生 1 根浸湿的 4 号丝线做切口标志;递 22 号刀切开皮肤、皮下组织、颈阔肌开,干纱布拭血,电凝止血,更换刀片。

（3）分离皮瓣：上至甲状软骨，下至胸骨颈静脉切迹，两侧递组织钳提起皮缘，电刀分离颈阔肌，弯蚊式钳止血，1 号达胸锁乳突肌缘，丝线结扎或电凝止血。

（4）牵引颈阔肌：递干纱垫 2 块，6×17 角针 4 号丝线将纱垫分别缝合在上、下颈阔肌边缘，递组织钳 4 把上、下牵开颈阔肌，递纱垫 2 块，放置切口两侧。

（5）缝扎颈前静脉，切开颈白线：递无齿镊，6×17 圆针 4 号丝线缝扎，中弯钳 2 把提起正中线两侧筋膜，电刀切开颈白线。

（6）切断颈前肌（视甲状腺大小决定牵开或横行切断甲状腺前肌群）：递直有齿血管钳 2 把提夹甲状腺前肌，递 15 号刀切开，4 号丝线结扎或缝扎。

（7）由上极至下极游离甲状腺组织

1）缝扎甲状腺做牵引：递甲状腺拉钩拉开甲状腺前肌；递无齿镊、7×20 圆针 4 号丝线缝扎，线不剪断或用布巾钳夹住腺体，做牵引。

2）分离甲状腺组织：递甲状腺剪、中弯钳逐步分离甲状腺组织。

3）分离甲状腺上、下动静脉及甲状腺中静脉，结扎后切断：递小直角钳，中弯钳带 4 号线或 7 号线引过而结扎，远端用中弯钳 2 把夹住后将血管切断 4 号丝线结扎；近端用 6×17 圆针 4 号丝线缝扎。

（8）切断甲状腺峡部：递电刀或超声刀贴气管壁前分离甲状腺峡部。

（9）切除甲状腺：递弯蚊式钳数把钳夹甲状腺四周，递 22 号刀或组织剪切除甲状腺体，保留甲状腺后包膜；递蚊式钳在切面上止血，1 号丝线结扎，然后递无齿镊，6×17 圆针 1 号或 4 号丝线或 4-0 薇乔线间断缝合腺体残端止血。

（10）同法切除另一侧甲状腺。

（11）冲洗切口：递生理盐水冲洗，吸引器头吸引，更换干净纱布。清点器械、敷料等数目，除去肩部垫枕。

（12）缝合甲状腺前肌群：递无齿镊、6×17 圆针 4 号丝线或 4-0 薇乔线间断缝合。

（13）在两侧甲状腺前肌层下放置引流：递潘氏引流管，中弯钳协助置管。

（14）缝合颈阔肌：递无齿镊，6×17 圆针 1 号丝线缝合。

（15）缝合皮下组织：递乙醇纱球擦拭切口周围皮肤；递无齿镊，6×17 圆针 1 号丝线间断缝合；再次清点物品数目。

（16）缝合皮肤或皮内缝合：递有齿镊，6×17 角针 1 号丝线缝合皮肤或 5-0 号可吸收线或 5-0 号血管缝线行皮内缝合。

（17）覆盖切口：递海绵钳夹持乙醇纱球消毒皮肤，有齿镊 2 把对合皮肤，纱布、棉垫或敷贴覆盖切口。

二、甲状腺囊肿摘除术

1. 适应证　甲状腺囊肿较大或出现压迫症状；非手术疗法未能治愈。

2. 麻醉方式　局部麻醉+全麻或颈丛麻醉。

3. 手术体位　垂头仰卧位。

4. 手术切口　胸骨颈静脉切迹上两横指相应的皮肤皱纹处做横向切口。

5. 手术步骤与手术配合

(1)常规消毒皮肤:递海绵钳夹持聚维酮碘纱球消毒皮肤2遍。

(2)胸骨切迹上二横指沿颈部皮肤横纹做弧形切口切开皮肤、皮下组织、颈阔肌:递给手术医生1根浸湿的4号丝线做切口标志,递22号刀切开,干纱布拭血,电凝止血,更换刀片。

(3)分离皮瓣:递组织钳提起皮缘,递22号刀或电刀分离颈阔肌,中弯钳止血,1号丝线结扎或电凝止血。

(4)牵引颈阔肌:递干纱垫2块,6×17角针4号丝线将纱垫分别间断缝合;在上下颈阔肌边缘,4把组织钳牵开,递纱布2块,放置切口两侧。

(5)纵向切开颈白线:递组织钳2把提夹,电刀纵向切开。

(6)钝性分离颈前肌与甲状腺包膜间隙,直至基底部,并切断:递甲状腺拉钩牵开一侧肌肉,显露囊肿,递KD钳钳夹KD粒将囊肿壁与正常甲状腺组织之间做钝性分离。递中弯钳夹住基底部,递22号刀或组织(剪)切断,1号丝线结扎或6×17圆针缝扎。

(7)缝合甲状腺及其包膜:递无齿镊,递6×17圆针1号丝线缝合。

(8)冲洗切口:递生理盐水冲洗,吸引器头吸引,更换干净纱布,清点器械、敷料等数目,除去肩部长枕。

(9)放置引流胶片或引流管引流:递引流胶片或胶管、中弯钳协助置管,递6×17角针4号线,将引流管固定在皮肤上。

(10)缝合颈阔肌:递有齿镊,6×17圆针1号丝线缝合。

(11)缝合皮下组织:递乙醇纱球擦拭切口周围皮肤;递无齿镊,6×17圆针1号丝线间断缝合;再次清点物品数目。

(12)缝合皮肤或皮内缝合:递6×17角针1号丝线缝合皮肤或5-0号可吸收线行皮内缝合。

(13)覆盖切口:递海绵钳夹持乙醇纱球消毒皮肤,纱布、棉垫或敷贴覆盖切口。

三、甲状腺癌根治术

1. 适应证 甲状腺癌。

2. 麻醉方式 静脉复合麻醉+气管插管。

3. 手术体位 垂头仰卧位。

4. 手术切口 颈横纹弧形切口

5. 特殊用物 潘氏引流管、超声刀、电刀。

6. 手术步骤与手术配合

(1)常规消毒皮肤:递海绵钳夹持聚维酮碘纱球消毒皮肤2遍。

(2)切开皮肤、皮下组织、颈阔肌:递22号刀切开,干纱布拭血,蚊式钳止血,1号丝线结扎或电凝止血。

(3)分离皮瓣:上至下颌骨下缘,下至锁骨,内至颈中线,外至斜方肌前缘。递组织钳提起皮缘,递22号刀或电刀上下分离皮瓣,中弯钳止血。1号丝线结扎或电凝止血,干纱布拭血。

（4）结扎颈外静脉：递小弯钳、小直角钳、梅氏剪分离出颈外静脉，递15号刀切断，4号丝线及1号丝线双重结扎。

（5）切断胸锁乳突肌、肩胛舌骨肌、气管前肌群及颈前肌群：递中弯钳、小直角钳分离，有齿直钳钳夹，电刀一一切断，递8×24圆针4号丝线贯穿缝扎。

（6）标本内翻，解剖颈外侧区：递15号刀切断颈丛4-3-2神经根，弯蚊式钳钳夹出血点，0号丝线结扎。

（7）切开颈动脉鞘，确认颈内静脉、迷走神经和颈总动脉：递15号刀或梅氏剪切开，递KD钳夹KD粒分离。若癌肿浸润颈内静脉，则递小弯钳钳夹静脉，15号刀切断，4号线结扎，5×14圆针1号丝线缝扎。

（8）解剖颌下区，分离颌下腺周围包膜连同附近淋巴结脂肪：递甲状腺拉钩牵开下颌舌骨肌，递中弯钳、梅氏剪分离组织。

（9）解剖颏下三角区：递梅氏剪、中弯钳，KD钳钳夹KD粒钝性剥离，暴露颏下三角区，小弯钳钳夹出血点，1号丝线结扎或电凝止血。

（10）清除迷走神经和颈动脉周围的脂肪淋巴组织：递中弯钳、直角钳分离、钳夹，梅氏剪逐个清除。

（11）切断带状肌，结扎甲状腺上、下动脉：递中弯钳分离、钳夹，15号刀切断带状肌，4号丝线结扎血管。

（12）切除癌肿及周围组织：递电刀沿气管前壁切下标本。

（13）冲洗切口：递生理盐水冲洗，吸引器头吸引，更换干净纱布，清点器械、敷料等数目，去除肩长枕。

（14）于颏下锁骨内、上侧置引流管：递引流管2根，递6×17角针4号线将引流管固定于皮肤。

（15）缝合颈阔肌：递无齿镊，6×17圆针1号丝线缝合。

（16）缝合皮肤：递有齿镊，6×17角针1号丝线缝合，再次清点物品数目。

（17）覆盖切口：递海绵钳夹持乙醇纱球消毒皮肤，纱布、棉垫或敷贴覆盖切口。

第三节　乳腺手术配合

一、乳腺腺叶区段切除术

1. 适应证　乳房良性肿瘤（如纤维瘤）；局限性乳腺增生症。

2. 麻醉方式　局部麻醉或全身麻醉。

3. 手术体位　仰卧位，上肢外展。

4. 手术切口　以病变为中心做放射状切口或弧形切口。

5. 特殊用物　皮肤标记笔、3-0可吸收线、4-0可吸收线、弹力绷带、引流管、电刀。

6. 手术步骤与手术配合

(1)常规消毒皮肤:递海绵钳夹持聚维酮碘纱球消毒皮肤 2 遍。

(2)于肿物部位做弧形或放射状切口标记,切开皮肤及皮下组织:递标记笔,22 号刀切开,干纱布拭血、弯蚊式钳止血,1 号丝线结扎出血点或电凝止血。

(3)分离皮瓣,显露全部肿块:更换手术刀片,递组织钳数把钳夹切口皮缘,电刀潜行分离皮瓣,显露肿块,干纱布压迫止血。

(4)距病变区 0.5~1cm 做楔形切口,沿胸大肌筋膜前切除肿块。递组织钳夹持肿块或递7×20 角针 4 号丝线在肿块中央做牵引缝合,递 15 号刀或电刀沿肿块两侧切除。

(5)创面止血:递蚊式钳钳夹,1 号丝线结扎或电凝止血,清点器械、敷料等数目,更换干净纱布。

(6)缝合乳腺组织及浅筋膜:递6×17 圆针 4 号丝线间断缝合或 3-0 可吸收线连续缝合。

(7)缝合皮下组织:递海绵钳夹持乙醇纱球消毒,递无齿镊,6×17 圆针 1 号丝线间断缝合或 3-0 可吸收线缝合,再次清点物品数目。

(8)缝合皮肤:递6×17 角针 1 号丝线间断缝合或 4-0 可吸收线皮内缝合。

(9)覆盖切口:递乙醇纱球消毒,纱布、棉垫或敷贴覆盖切口,纱布、弹力绷带加压包扎。

二、乳腺癌改良根治术

1. 适应证　非浸润性乳腺癌或其他乳腺恶性肿瘤。

2. 麻醉方式　气管插管全身麻醉。

3. 手术体位　仰卧位,患侧腋下垫一小枕上肢外展90°,用托手板支持。

4. 手术切口　以肿瘤为中心环绕乳头和乳晕做一纵梭形切口。

5. 特殊用物　亚甲蓝、画线笔、"Y"形引流管、弹力绷带、无菌蒸馏水、可吸收线。

6. 手术步骤与手术配合

(1)常规消毒铺巾:递海绵钳夹持聚维酮碘纱球消毒皮肤,铺巾。

(2)于皮下注射亚甲蓝:递亚甲蓝 1.5mL,按摩 8~10min。

(3)在肿瘤边缘、腋毛区设计切口:递记号笔做切口设计。

(4)沿标志线在距离癌肿边缘 4.5cm 做一纵梭形切口,切开皮肤、皮下组织:递 22 号刀切开,干纱布拭血,1 号线或电凝止血。

(5)自皮肤与浅筋膜之间分离皮瓣,上界为锁骨下缘、下界达肋弓处、内侧界近胸骨,将乳腺从胸大肌筋膜浅面分离:更换刀片,递组织钳数把提夹切口边缘,电刀分离皮瓣,干纱布压迫止血,切除乳腺,电刀止血。

(6)清除胸小肌筋膜和胸肌间淋巴结创面:递组织钳将乳腺组织向外牵拉,递中弯钳、22 号刀或电刀锐性分离,1 号线结扎出血点;递温蒸馏水纱布覆盖胸壁。

(7)沿标记线切开腋窝皮肤、寻找蓝染的皮下筋膜的淋巴管,循淋巴管找到蓝染淋巴结,用淋巴导航仪操纵手术:递22 号刀切开、乳突拉钩协助显露手术野,递梅氏剪或电刀切除;标记切除的淋巴结,送术中冰冻切片病理学检查。

如果冰冻切片病理学检查结果显示淋巴结未见癌,可行前哨淋巴结探查活检(SL-

NB）；如果结果显示淋巴结为癌转移，则必须行腋窝淋巴结清扫（ALND）。

（8）冲洗切口：递温蒸馏水冲洗，更换干净纱垫、手套，清点物品。

（9）于切口外侧下方及腋下（SLNB 可不放）做一小切口，放置引流：递 15 号刀切开，中弯钳放置硅胶引流管，8×14 角针 7 号线固定引流管于皮肤上。

（10）缝合皮瓣：递无齿镊 8×24 圆针 1 号线间断缝合。

（11）缝合皮肤：递皮肤钉缝合或 8×24 角针 1 号线间断缝合。

（12）覆盖切口：递乙醇纱球消毒皮肤，纱布覆盖切口，腋窝及胸壁用纱线填塞，覆盖棉垫数块，绷带或弹力绷带加压包扎。

三、乳腺癌根治性保乳术

1. 适应证　早期乳腺癌，切缘为阴性者可选择保乳术。

2. 麻醉方式　气管插管全身麻醉。

3. 手术体位　上肢外展仰卧位，患侧腋下垫一小枕。

4. 手术切口　以病变为中心做放射状切口或弧形切口，腋毛区尖端做一弧形切口。

5. 特殊用物　亚甲蓝、画线笔、"Y"形引流管或胃管、弹性绷带、灭菌蒸馏水、可吸收线、电刀。

6. 手术步骤及手术配合

（1）常规消毒铺巾：递海绵钳夹持聚维酮碘纱球消毒皮肤，铺巾。

（2）哨兵淋巴结活检：患者术前在病房于患侧乳晕边缘皮下注射放射性核素，注药后 2~4h 送至手术室。

1）腋窝切口标志：经腋毛区尖端做弧形切口，递画线笔。

2）注射亚甲蓝：于乳晕边缘皮下分四点注射，递装有亚甲蓝的 5mL 或 10mL 注射器，于乳晕边缘皮下分四点注射 2~4mL 亚甲蓝，按摩乳房 8~10min。

3）沿腋窝切口标志处切开皮肤、皮下组织，探测蓝染淋巴结：递 22 号刀切开，干纱布拭血，中弯钳止血，1 号丝线结扎止血或电凝止血；递乳突拉钩协助显露手术野；递淋巴导航仪。

4）电刀分离进入脂肪层，寻找蓝染的淋巴管，循淋巴管找到蓝染淋巴结：递乳突拉钩协助暴露手术野，递止血钳、电刀边切边止血；记录各淋巴结蓝染情况及探测读数；按读数高低顺序排列并标记，妥善保管标记好的淋巴结。

5）切除蓝染淋巴结（淋巴导航仪测得的所有≥10%的淋巴结，切除最高记数的放射性淋巴结），再次探测手术部位哨兵淋巴结放射强度：递梅氏剪或电刀切除，递探头确定前哨淋巴结无遗漏。

（3）保乳手术

1）用记号笔标记切口方式及位置：递画线笔。

2）沿切口标志处切开皮肤、皮下组织：递 22 号刀切开，干纱布拭血，中弯钳钳夹出血点、1 号丝线止血钳结扎，线剪剪线或电凝止血。

3）潜行分离皮瓣，暴露肿物：递组织钳数把钳夹切口边缘，组织剪或电刀分离；递干纱布垫填塞压迫、电凝止血或 1 号带线结扎。

4)在距离肿物 0.5~1cm 处切开腺体达乳后间隙,分离肿物下方乳房后间隙,切除肿物:递电刀分离、切除肿物,干纱垫压迫止血;切瘤后递热生理盐水纱垫覆盖创面压迫止血,将切除的肿瘤组织以长、短丝线分别标记 12 点、9 点位置;更换污染的纱布、器械,注意无瘤原则。

5)在手术残腔边缘依次取 4~10 块组织按顺序标记部位送冰冻切片病理学检查:递血管钳钳夹残腔,22 号刀切取,电刀止血,8×24 角针在切缘上缝扎标记;切取组织按顺序放置,送冰冻切片病理学检查。

6)用干纱布压迫切口,等候病理检查结果,再行相应手术;递干纱垫填塞并盖住保护切口,整理台上器械,并用布巾盖好。

(4)术中结果

1)腋窝前哨淋巴结阳性,行腋窝淋巴结清扫术:递甲状腺拉钩暴露、电刀边切边止血;淋巴结标本妥善放好,及时送检查。

2)手术切缘、组织均为阳性,行乳癌根治术,若患者执意保乳,再次取标本送检:如边缘阴性则按保乳缝合切口;边缘仍阳性,则行根治术。用皮钳钳夹起切口边缘做牵引,递组织剪或电刀剥离乳房皮瓣,分离至乳房下皱襞处,将乳房和胸肌间淋巴结(保留乳头和乳晕)一并切除,乳腺肿块及腋窝淋巴结清扫结束后术者更换手套及手术器械;分离腋动脉、清除腋窝脂肪淋巴结,保留胸背神经和肩胛下血管。

3)腋窝前哨淋巴结无转移,边缘组织为阴性,放置引流、关闭切口,彻底止血:递温蒸馏水冲洗切口;角针 7 号丝线缝合固定引流管,2-0 可吸收缝线逐层缝合腺体、4-0 可吸收缝线缝合皮下,清点器械、皮肤钉钉合皮肤,纱布、棉垫覆盖腋下及乳腺切口并使用弹性绷带加压包扎。

第四节　疝修补术配合

一、腹股沟疝修补术

1.适应证　腹股沟斜疝,腹股沟直疝。

2.麻醉方式　硬膜外麻醉、局部麻醉或腰-硬联合麻醉。

3.手术体位　仰卧位。

4.手术切口　腹股沟切口。

5.特殊用物　10 号丝线、10F 导尿管或边带、电刀。

6.手术步骤与手术配合

(1)消毒皮肤,贴手术薄膜:递海绵钳夹持 0.5%聚维酮碘纱球消毒皮肤 2 遍,0.2%聚维酮碘消毒会阴部,递手术薄膜,干纱垫 1 块协助贴膜。

(2)髂前上棘至耻骨联合线上 2~3cm 处切开皮肤,皮下组织及浅筋膜:递 22 号刀切开,干纱布拭血,蚊式钳钳夹出血点,电凝止血。

（3）切开腹外斜肌腱膜：更换手术刀片，递甲状腺拉钩牵开显露手术野，递22号刀切开，组织剪扩大，中弯钳止血，1号丝线结扎。

（4）分离提睾肌，显露疝囊：递22号刀或中弯钳分离。

（5）切开疝囊将疝内容物回纳：递长镊提起疝囊，必要时递10mL注射器抽吸生理盐水或0.25%普鲁卡因将疝囊壁充胀，递组织剪剪开疝囊，递无齿卵圆钳协助回纳疝内容物。

（6）分离疝囊周围组织直至疝囊颈部：递蚊式钳数把提夹疝囊四周切缘，递生理盐水纱布包裹手指钝性分离。

（7）高位结扎疝囊颈：递6×17圆针4号丝线荷包缝合疝囊颈（线不剪断），递长镊、梅氏剪剪去多余疝囊。递空针穿结扎线将疝囊的残端移植于腹内斜肌的后面。

（8）重建腹股沟管

1）巴希尼法（精索移位法）：精索后方，联合肌腱与腹股沟韧带缝合，加强腹股沟后壁。递中弯钳将边带或10F普通尿管吊起精索，直蚊式钳牵引；递7×20圆针10号丝线间断缝合。

2）福克森法（精索不移位法）：精索之前，联合肌腱与腹股沟韧带缝合。递7×20圆针10号丝线将两韧带间断缝合。

3）麦克威法：联合肌腱、腹横筋膜或腹内斜肌与耻骨上韧带缝合。递有齿镊，7×20圆针10号丝线间断缝合。

（9）缝合腹外斜肌腱膜：清点纱布、缝针等数目，递7×20圆针4号丝线间断缝合。

（10）缝合皮下组织：递乙醇纱球消毒皮肤，递无齿镊，6×17圆针1号丝线间断缝合。

（11）缝合皮肤，覆盖切口：递有齿镊、6×17角针1号丝线间断缝合，乙醇纱球消毒皮肤，敷贴或纱布覆盖切口。

二、股疝修补术

1. 适应证　股疝。

2. 麻醉方式　硬膜外麻醉或局部麻醉。

3. 手术体位　仰卧位。

4. 手术切口　腹股沟切口。

5. 特殊用物　10号丝线，8F导尿管或边带，电刀。

6. 手术步骤与手术配合

（1）消毒皮肤，手术野贴手术薄膜：递海绵钳夹持0.5%聚维酮碘纱球消毒皮肤2遍，0.2%聚维酮碘消毒会阴部。递手术薄膜，干纱垫1块协助贴膜。

（2）腹股沟韧带上与韧带平行或在股三角上切开皮肤、皮下组织：递22号刀切开，干纱布拭血，蚊式钳止血，1号丝线结扎或电凝止血。

（3）经腹股沟手术

1）切开腹外斜肌腱膜：递22号刀或电刀切开。

2）将精索（子宫圆韧带）向内上方牵开，在腹壁下动静脉内侧剪开腹横筋膜，推开腹膜外脂肪组织，暴露疝囊：递甲状腺拉钩牵开显露手术野，递20号刀或组织剪剪开腹横筋膜,生理盐水纱布包裹手指分离腹膜外组织。

3)切开疝囊,将疝内容物回纳:递长镊提起疝囊,10 号注射器抽吸生理盐水或0.25%普鲁卡因将疝囊壁充胀,递 22 号刀或组织剪切开疝囊,递无齿卵圆钳协助回纳疝内容物。

4)高位结扎疝囊颈:递蚊式钳数把提夹疝囊四周边缘,生理盐水纱布分离周围组织直至疝囊颈部,6×17 圆针 4 号丝线荷包缝合,弯剪剪去多余疝囊。

5)缝合肌腱,耻骨上韧带与腹股沟韧带,精索或圆韧带回复原位:递 12×20 圆针10 号丝线间断缝合。

6)缝合腹外斜肌腱膜:清点器械、敷料等数目,递无齿镊,6×17 圆针 4 号丝线间断缝合。

(4)经股手术

1)切开筛状筋膜,分开脂肪组织:更换手术刀片,递 22 号刀切开,组织剪扩大,递甲状腺拉钩牵开。

2)分离疝囊与股静脉、大隐静脉及其周围组织直至囊颈:递中弯钳、组织剪,生理盐水纱布分离。

3)切开疝囊,结扎疝囊颈:配合同经腹股沟手术。

4)缝合腹股沟韧带,陷窝韧带和耻骨韧带及镰状缘与耻骨筋膜,闭合股管上下口:递长镊、12×20 圆针 7 号丝线间断缝合。

5)缝合筋膜:清点器械、敷料等数目,递 6×17 圆针 4 号丝线间断缝合。

(5)缝合皮下组织:递乙醇纱球消毒皮肤,递无齿镊,6×17 圆针 1 号丝线间断缝合。

(6)缝合皮肤,覆盖切口:递有齿镊,6×17 角针 1 号丝线间断缝合,有齿镊对合皮肤,敷贴或方纱覆盖切口。

三、嵌顿性腹股沟疝修补术

1.麻醉方式　硬膜外麻醉、局部麻醉或腰-硬联合麻醉。

2.手术体位　仰卧位。

3.手术切口　腹股沟切口。

4.特殊用物　10 号丝线、10F 尿管、肠钳、热生理盐水、3-0 可吸收线、0.25%普鲁卡因、边带、电刀。

5.手术步骤与手术配合

(1)消毒皮肤至暴露疝囊操作同腹股沟疝修补 1~4,配合同腹股沟疝修补。

(2)切开疝囊:递长镊、中弯钳提起疝囊,递 22 号刀切开,梅氏剪扩大,吸引器头吸尽囊液;递长镊、梅氏剪剪开,递无齿卵圆钳将疑似坏死肠袢拉出。

(3)打开疝囊切口。

(4)热敷嵌顿肠管或封闭其肠系膜:热生理盐水纱布热敷肠管或 0.25%普鲁卡因封闭肠系膜。

(5)观察肠管的血液循环恢复情况如何,肠管回纳腹腔,并处理疝囊。

1)确定肠管有活力:递海绵钳(无齿)或长镊将肠管回纳腹腔,处理疝囊配合同腹股沟疝修补术。

2）如肠管的血液循环障碍或有肠坏死,即行肠切除肠吻合术:配合同开腹探查术。

四、无张力疝修补术

1. 麻醉方式　硬膜外麻醉或局部麻醉。

2. 手术体位　仰卧位。

3. 手术切口　腹股沟切口。

4. 特殊用物　网塞、补片、边带,电刀。

5. 手术步骤与手术配合

（1）消毒皮肤至显露疝囊同腹股沟疝修补术 1~4,配合同本节腹股沟疝修补术。

（2）X 线片无张力疝修补:补片覆盖腹内斜肌并能超过腹股沟三角上缘 2~3cm,将补片的圆角固定在耻骨面腱膜上,下缘与腹股沟韧带的光面做连续缝合。递长镊,放置 X 线片,圆针 4-0 不可吸收缝线或 6×17 圆针 4 号丝线缝合固定。

（3）疝环充填式无张力疝修补

1）将圆锥形网塞底尖部(圆锥形)与疝囊最低点缝合固定:递长镊放置网塞、6×17 圆针 4 号丝线缝合固定 1 针。

2）回纳疝内容物,并将圆锥形网塞充填在疝环内:递海绵钳(无齿)、长镊协助回纳。

3）将网塞边缘与内环口外周缝合,固定圆锥形网塞:递长镊、6×17 圆针 4 号丝线缝合周边数针。

4）于耻骨结节至内环上方的腹股沟管的后壁放置补片:递补片、组织剪给术者修剪。长镊放置修整好的补片,12×20 圆针 7 号线与周围组织固定(由于补片有尼龙搭扣作用,不必与周围组织固定)。

5）缝合切口:配合同腹股沟疝修补术 9~11。

第七章　神经外科手术配合

第一节　颅脑减压手术配合

一、先天性脑积水

先天性脑积水或称婴儿脑积水,指婴幼儿时期由于脑脊液循环受阻、吸收障碍或分泌过多使脑脊液大量积聚于脑室系统或蛛网膜下隙,导致脑室或蛛网膜下隙扩大,形成的头颅扩大、颅压升高和脑功能障碍。

1. 病因病理　常见原因是产伤后颅内出血和新生儿或婴儿期化脓性、结核性或其他种类脑膜炎,容易造成脑内某些部位粘连导致脑脊液流通障碍;也可因大脑表面蛛网膜下隙粘连,或上矢状窦旁的蛛网膜颗粒发生粘连,而使脑脊液回收障碍。在婴幼儿,由于肿瘤所致的脑积水较为少见,另有约 1/4 的脑积水病因不明。

2. 主要临床表现　出生 6 个月内的脑积水患儿,头围明显增大,额顶凸出,囟门扩大隆起,颅缝增宽,头顶扁平,头发稀少,头皮静脉怒张,面颅明显小于头颅,颅骨变薄和叩击呈破罐音。晚期出现眶顶受压变薄和下移,使眼球受压下旋以致上部巩膜外露,呈落日状。第三脑室扩大影响中脑,引起眼球运动障碍或瞳孔反射异常。脑皮质受压变薄,患儿精神发育迟缓,可有抽搐发作。

3. 手术禁忌证　无绝对禁忌证,一般认为患儿大脑皮质厚度<1cm,合并其他脑与脊髓严重先天畸形者应谨慎手术。

4. 手术方式

(1)解除梗阻的手术:后颅窝减压术解除或打开第四脑室恢复通路。

(2)建立旁路引流的手术

1) Torkildsen 手术:导管将侧脑室与枕大池相连通。

2)第三脑室造口术:在终板上打开一孔,使脑脊液从脑室流向交叉池。

(3)分流术:通过改变脑脊液的循环途径,将脑脊液分流到人体体腔而吸收,达到疏通脑积水的目的。特制的脑室分流管具有单向性防逆流和控制脑脊液流量、防止颅压过低的功能,有可按压的泵装置供测试导管的通畅性和防堵塞的作用,以及防虹吸作用的装置等。

(4)常见的分流术

1)腰脊髓蛛网膜下隙-腹腔分流术:仅适用于交通性脑积水。

2)脑室-体腔分流术:适用于任何类型的脑积水。有多处体腔可供分流用。

脑室-腹腔分流术简便易行,目前最常应用。分流管的脑室端通过颞后部颅骨钻孔插入侧脑室内,导管其余部分由皮下经耳后和颈胸部引至腹部,通过剖腹将分流管的腹腔端置入腹腔内。

脑室-心房分流术是将分流管的脑室端通过颞后部颅骨钻孔插入脑室内,导管其余部分由皮下经耳后引至颈部,将分流管的心房端插入颈内静脉,经上腔静脉到右心房内。

二、脑室-腹腔分流术

1.脑室系统解剖

(1)侧脑室位于大脑半球内,左、右各一,腔内衬以室管上皮,分为前角、后角、下角和体部。中央部位于顶叶,前、后角和下角分别伸入额叶、枕叶和颞叶。前角端距额极 3~4cm,下角端距颞极 2~3cm;一侧侧脑室的容积为 2~40mL,平均为 7mL。约 2/3 的人两侧侧脑室不对称。

(2)第三脑室位于两侧背侧丘脑和丘脑下部之间,正中矢状位,呈一狭窄腔隙。前壁为前联合与终板,后壁的上部为缰连合、松果体和后联合,下部为大脑脚的前端,上壁为第三脑室顶,下壁主要由下丘脑组成,侧壁为背侧丘脑和下丘脑。高约 2cm,宽约 0.5cm,长约 4cm,平均容积 0.65mL。

(3)中脑导水管将第三脑室与第四脑室相连接,长约 1.5cm,宽 0.1~0.2cm。

(4)第四脑室位于延髓、脑桥及小脑之间。向下连于脊髓中央管,向上通中脑导水管,向两侧扩展称为第四脑室外侧隐窝。第四脑室底由延髓及脑桥背侧面构成,顶由前髓帆和后髓帆构成,向后上深入小脑。后髓帆由室管膜上皮、软脑膜和少许白质组成的薄膜,向上入小脑,向下终于第四脑室脉络组织。第四脑室脉络组织由室管膜上皮及富含血管的软脑膜组成。其深入脑室内,产生脑脊液。后髓帆上有正中孔和一对侧孔。第四脑室借此孔与蛛网膜下隙相通,平均容积 0.85mL,整个脑室系统的正常容量平均为 16mL,一般不超过 20mL,超过 30mL 者即视为异常。

2.脑脊液循环　脑脊液位于脑室系统和蛛网膜下隙内,总量约 150mL。其主要由脑室内的脉络丛分泌,最后由蛛网膜颗粒所吸收。循环途径:侧脑室脉络丛分泌,经室间孔至第三脑室,与第三脑室脉络丛分泌的脑脊液汇合,通过中脑导水管入第四脑室,再与其内的脉络丛分泌的脑脊液汇合,经正中孔与侧孔进入蛛网膜下隙,而浸润在脑与脊髓周围,最后经蛛网膜颗粒吸收入上矢状窦,进入血液循环中。

3.正常脑脊液的吸收途径　蛛网膜绒毛途径、淋巴系统途径、脑吸收途径、脉络丛吸收途径、蛛网膜下隙吸收途径。

4.适应证　各种类型脑积水,包括梗阻性脑积水、交通性脑积水和正常颅压脑积水。其他分流方法失败者。

5.禁忌证　颅内感染尚未控制住,腹腔有炎症或积液者,脑脊液蛋白含量过高,超过 500mg/L 或有新鲜出血者,头颈部或胸腹部皮肤有感染者。

6.麻醉方式　全身麻醉或局麻+静脉麻醉。

7.手术体位　仰卧位,头转向左侧,右肩下垫一小枕。

8.手术切口　头部切口+剑突下切口。

9.手术用物

(1)器械类:开颅器械包、动力系统、乳突撑开器、甲状腺拉钩、40cm 和 60cm 金属通条各一。

(2)布类:开颅布包、衣包。

(3)其他类:骨蜡、脑棉片、电刀、双极电凝、脑科贴膜、冲洗球、11 号刀片、1 号丝线、7 号丝线、脑室分流管。

10. 手术步骤与配合

(1)常规消毒铺巾:递脑科膜,干纱布 1 块协助贴膜。

(2)头部切口:递 22 号刀于右耳轮上 4~5cm,向右 4~5cm 处做一弧形切口或小马蹄形切口,切开头皮、皮下、帽状腱膜,双极电凝止血,递组织剪适当分离头皮四周与骨膜,递 10 号刀切开骨膜,骨膜剥离子剥离骨膜。

(3)在切口中央行颅骨钻孔:递骨钻在皮瓣中央偏下方颅骨钻孔,孔径大小需同贮液器底座相当,咬骨钳修整骨孔边缘,骨蜡止血。如孔径太大,贮液器陷入颅内,导致术后分流阻塞或贮液器穿刺困难。

(4)脑室内置管钻孔后,递 11 号刀切开硬脑膜,选脑皮质无血管区做穿刺点,递带金属导芯的脑室导管穿刺侧脑室体部,成功后拔出导芯,如脑脊液快速流出,则证实金属导管确在脑室内。插脑室导管,导管 4~6cm,一端游离于脑室前角内,剪去多余长度后另一端接在贮液器接头上,把贮液器座放入颅骨钻孔内,并与骨膜缝合固定,再将阀门近端接在贮液器出口的导管接头上。注意阀门上下方向不能颠倒,此时可暂时阻断导管,不致使脑脊液流失过多,但不能损坏导管的阀门。

(5)分离皮下隧道:腹部导管从头部切口,经顶颞部、耳后、颈部、胸部,最后到达上腹部。皮肤隧道较长,可分 2~3 次打通。第 1 个切口在乳突下方,第 2 个切口在锁骨下,第 3 个切口在右上腹剑突下。递钝头金属探子分段通过皮下深层分离,制成一皮下隧道。

(6)安装腹腔导管:导管近端与阀门出口相接,远端通过皮下隧道进入右上腹部切口。导管在颈部最好有一弧形弯曲,以便颈部活动时伸展。腹部导管末端放置的常见位置有 2 个。

1)腹腔管置于肝膈面:在腹部剑突下,做旁正中切口或正中切口,长 5cm 左右。将腹腔导管末端放置于肝膈面之上。导管在腹腔内长度约 10cm,最好选用末端侧壁上有 4 个裂隙开口的导管,以防止逆流和管腔闭塞,并将导管缝在肝圆韧带上,防止脱落。导管一旦脱落,离开肝膈面,游离于腹腔内,极易被大网膜包裹而阻塞。

2)腹腔导管置于游离腹腔内:腹部切口可在上腹部或下腹部中线或旁中线,长约 3cm,最好避开阑尾切口。进入腹腔后,证实无腹膜粘连等疾病后,才可将导管末端送至腹腔内,导管末端最好有多个小圆孔开口,尽量远离腹壁切门,也不可在腹壁切口附近盘曲,一般放入右(或左)侧髂窝内。游离于腹腔内的导管长度应达 20~30cm 或以上,导管可在腹膜切口上缝合固定,用 8×20 圆针 4 号丝线将导管缝扎固定在肝圆韧带上。

(7)导管固定后,清点用物,逐层关闭腹腔切口及缝合头部切口、颈部切口。敷料覆盖切口。

11. 护理要点

(1)分流管装置是异物,要长期植入体内,对无菌要求比较高,必须安装检验合格的导管产品,且注意无菌操作。

(2)脑室导管在脑室前角内要有足够长度,因分流后脑室逐渐缩小,导管容易脱出。

(3)皮下隧道不宜过浅,否则会导致皮肤坏死或导管自腹部切口脱出。

(4)局麻药用2%利多卡因,加1%肾上腺素1/4~1/3支。

(5)液体一般输在上肢,选平衡液。术中注意患者体位,固定牢靠,以防止压伤和灼伤。注意观察患者尿量及有无出血现象。

(6)局部麻醉患者做好心理护理工作,消除患者的顾虑及恐惧。

三、钻孔引流术

1. 适应证

(1)伤后意识进行性加重呈昏迷状态者。

(2)伤后瞳孔由对称到不对称者。

(3)脑内血肿,直径<3cm者。

(4)急性脑积水。

(5)硬膜下积血、积液。

(6)脑脓肿。

2. 麻醉方式　局部浸润麻醉。

3. 手术体位　仰卧位或侧卧位。

4. 手术切口　头部。

5. 手术用物

(1)器械类:开颅器械包、动力系统、乳突撑开器、甲状腺拉钩。

(2)布类:开颅布包、衣包。

(3)其他类:骨蜡、脑棉片、电刀、双极电凝、11号刀片。

6. 手术步骤与配合

(1)常规消毒皮肤,铺无菌单。

(2)局部以2%利多卡因浸润。

(3)以CT片为依据,定位后选择好导针进入部位,用左手固定皮肤,递电钻(3mm或3.5mm钻头)钻入颅内,当有突破感后,立即停止进入,递脑探针探测血肿深度。

(4)抽吸时发现有血液流出后,将一直径0.3mm硅胶管内加导丝沿钻骨孔进入方向缓慢插入,见有淤血引出为止,用20mL空针冲洗吸尽积血。

(5)引流管用8×24三角针、4号丝线,在头皮周围固定1针,防止滑脱。

(6)引流管周围乙醇纱布包扎固定,无菌操作连接引流瓶。

7. 护理要点

(1)局部麻醉患者做好心理护理,消除患者的顾虑及恐惧。

(2)严格无菌操作,防止发生颅内感染。

第二节　颅脑损伤手术配合

一、开颅血肿清除术(以脑内血肿清除为例)

1. 适应证

(1)常用于急性颅脑外伤。

(2)高血压性脑出血。

2. 麻醉方式　全身麻醉。

3. 手术体位　平卧位适用于额、颞、顶及颅前窝的手术。侧卧位适用于小脑、脑干等后颅窝的手术。

4. 手术切口　根据出血部位设计切口。

5. 手术用物

(1)器械类:开颅器械包、动力系统、显微器械、头架。

(2)布类:开颅布包、衣包。

(3)其他类:骨蜡、可吸收明胶海绵、脑棉片、电刀、双极电凝、脑科贴膜、冲洗球、T管、导尿管、1号丝线、7号丝线、灯罩、11号刀片、20%甘露醇。根据需要准备显微镜、显微镜套、托手架。

6. 手术步骤与配合

(1)消毒皮肤,铺巾,贴脑科贴膜:递消毒钳夹持络合碘纱球消毒,乙醇脱碘,递无菌巾、巾钳、递脑科贴膜、干纱垫1块协助贴膜。

(2)固定吸引器、单极电刀、双极电凝。

(3)弧形切开皮肤、皮下组织及腱膜层:递干纱布,22号刀片切开,头皮夹止血。

(4)游离皮瓣止血:递组织钳拉开皮瓣,暴露骨板,15号刀片游离皮瓣,电刀双极止血,三角针7号丝线吊皮瓣(准备橡皮筋)。

(5)切开及剥离骨膜:递15号刀片切开,递骨膜剥离子。

(6)颅骨钻孔:递动力系统(电钻铣刀),边钻边用生理盐水冲洗,骨蜡止血。

(7)锯骨瓣:递铣刀或线锯,线锯导板,手柄。

(8)撬开骨瓣:递骨膜剥离子撬开骨瓣,湿纱布包裹,妥善保管。

(9)悬吊硬膜:递磨钻,5×12圆针1号丝线悬吊硬膜。

(10)创面止血,冲洗切口,保护手手术野:递咬骨钳咬除不整齐骨缘,骨蜡止血,冲洗手术野,无菌巾保护,托盘重新铺无菌巾1块,脑棉片保护脑组织,更换细吸引器头,术者换手套。

(11)切开硬脑膜(调节显微镜,根据手术者需要准备):递脑膜钩提起脑膜,11号刀切一小口,脑膜剪扩大,脑膜镊夹棉片拭血,双极止血(双极功率调至需要,备小棉片,棉片碗里生理盐水不能当冲洗生理盐水用)。

(12)缝合硬脑膜前,清点棉片、缝针数目正确无误后递5-0可吸收线缝合,生理盐水冲洗。

（13）放置引流管骨瓣覆盖（根据病情去骨瓣减压），备14号硅胶引流管，盖骨瓣，用颅骨固定装置固定骨瓣：递9×24圆针、7号丝线间断缝合，缝合前再次清点棉片、缝针数目。

（14）缝合帽状腱膜：递9×24圆针、7号丝线间断缝合。

（15）缝合皮肤，覆盖切口，取下头皮夹，乙醇消毒皮肤：递8×24三角针、7号丝线间断缝合，乙醇纱布盖切口，纱布绷带包扎切口。

7. 护理要点

（1）严格无菌操作，了解手术步骤，敏捷配合。

（2）切开硬脑膜之前应洗手或换手套，冲洗手术野，手术野周围再铺一层无菌巾。

（3）开颅时间长，创面及皮瓣以湿纱布包裹，骨缘以湿棉片覆盖，脑组织要不断以生理盐水湿润。

（4）术中注意体位，固定牢靠，防止压伤和灼伤，注意保暖，调节室温。

（5）双极用湿纱布单齿擦，不能用刀片等锐利器械刮。

（6）洗手护士传递显微器械要做到稳、准、轻，保证器械干净无血迹。

（7）头架配神经外科专用手术床使用。

二、颅骨修补术

脑颅由8块组成。其中不成对的有额骨、蝶骨、筛骨和枕骨，成对的有颞骨和顶骨，它们共同构成颅腔。颅腔的顶部是穹窿形的颅盖，由额骨、枕骨和顶骨构成，颅腔的底由中部的蝶骨、后方的枕骨、两侧的颞骨、前方的额骨和筛骨构成，筛骨只有一小部分参与脑颅，其余构成面颅。

1. 适应证　颅骨缺损是颅脑损伤患者伤后及术后较常见的后遗症。由于脑组织失去了正常颅骨的屏障作用而易受伤，颅骨缺损能引起各种症状和影响外观，常需行颅骨修补成形术。可见于以下情况。

（1）开放性颅脑损伤，尤其是火器伤行清创术后颅骨本身即有骨折、碎裂，伤口为有菌性开放伤口，易感染，骨折不能复位。

（2）闭合性颅脑损伤：清除血肿、挫裂失活脑组织后，颅压仍高，而行去骨瓣减压术。再生能力差，新生骨主要来自内层骨膜，而5~6岁后即失去骨再生能力。

2. 麻醉方式　全身麻醉。

3. 手术体位　根据缺损部位而定，仰卧位或侧卧位。

4. 手术切口　颅骨缺损处。

5. 手术用物

（1）器械类：开颅器械包、颅骨修补材料和器械。

（2）布类：开颅布包、衣包。

（3）其他类：骨蜡、可吸收明胶海绵、脑棉片、电刀、双极电凝、脑科贴膜、冲洗球、T管、导尿管、1号丝线、7号丝线、灯罩、11号刀片、20%甘露醇。

6. 手术步骤与配合

（1）消毒皮肤，铺巾，贴脑科贴膜：递消毒钳夹络合碘纱球消毒，乙醇脱碘，递无菌巾、巾钳，递脑科贴膜、干纱垫 1 块协助贴膜。

（2）固定吸引器，电刀，双极电凝。

（3）弧形切开皮肤、皮下组织及腱膜层：递干纱布，22 号大刀切开，头皮夹止血。

（4）测量颅骨缺损大小，按缺损范围剪裁成形。

（5）修整，固定颅骨修补材料（钛板钛钉）。

（6）放置引流管，备 14 号硅胶管：递 9×24 圆针、7 号丝线间断缝合，缝合前清点棉片、缝针数目。

（7）缝合帽状腱膜：递 9×24 圆针、7 号丝线间断缝合。

（8）缝合皮肤，覆盖切口：取下头皮夹，乙醇消毒皮肤，递 8×24 三角针、1 号丝线间断缝合，乙醇纱布盖切口，纱布绷带包扎切口。

7. 护理要点

（1）颅骨修补材料属于体内置入物，必须植入符合规定的产品，要严格无菌操作，并做好登记。

（2）如用钢丝固定植片时，要将钢丝断端折转放入骨孔内，以免术后刺激头皮引起疼痛。

（3）局部麻醉患者做好心理护理工作，消除患者的顾虑及恐惧。

（4）用钛合金板植片时，螺丝较小，注意保管和清点。

第三节　脑肿瘤手术配合

一、小脑幕脑膜瘤（幕上型）切除术

1. 应用解剖

（1）小脑幕：脑膜瘤依瘤体和基底部主要的所在位置，可分为幕上、幕下、跨幕上下和裂孔型等。

（2）小脑：小脑位于颅后窝内，脑桥与延髓的背面，借小脑幕与大脑枕叶相隔，借小脑上脚、小脑中脚和小脑下脚与延髓、脑桥和中脑相连。小脑上面平坦，下面中部凹陷称为小脑谷，两侧隆起为小脑半上球，中间狭细部为小脑蚓，小脑谷两侧的半球状突起称为小脑扁桃体。小脑表面有大量的横向平行窄沟，被分为若干小叶。

2. 适应证　无脑凸面、矢状窦旁、大脑镰、小脑幕和颅底部脑膜瘤。

3. 麻醉方式　全身麻醉。

4. 手术体位　侧卧位、俯卧位。

5. 手术切口　根据部位采取相应手术切口。

6. 手术用物

（1）器械类：开颅器械包、动力系统、显微器械、头架、椎板撑开器、神外牵开器。

（2）布类：开颅布包、衣包。

（3）其他类：骨蜡、可吸收明胶海绵、脑棉片、电刀、双极电凝、脑科贴膜、冲洗球、颅骨锁、T 管、导尿管、1 号丝线、7 号丝线、灯罩、11 号刀片、20%甘露醇,显微镜、显微镜套、托手架。

7. 手术步骤与配合

(1)常规消毒,铺巾。

(2)切口:幕上型脑膜瘤可做顶枕皮瓣切口,幕下型脑膜瘤可做颈颞枕皮瓣切口。常规步骤开颅,进入颅腔。

(3)切开硬脑膜,调节显微镜,递脑膜钩提起脑膜,11 号刀切一小口,脑膜剪扩大,脑膜镊夹持硬脑膜,小血管出血,递双极电凝止血。递蛇形拉钩牵开枕叶,显露肿瘤,调节显微镜。

(4)肿瘤切除:幕上外侧肿瘤邻近岩骨嵴和岩上窦,深部有中脑和脑桥前外侧部、滑车神经和动眼神经、大脑后动脉等重要结构。在手术显微镜下用枪状镊夹持脑棉片保护脑组织,双极电凝分离切除肿瘤并止血,递 2mm 吸引器头吸出或用取瘤钳将切除肿瘤取出。

(5)创面彻底止血,清点棉片、缝针数目,递 5-0 可吸收线缝合硬脑膜。骨瓣复位,硬脑膜外和帽状腱膜下置引流管引流,缝合覆盖切口。

8. 护理要点

(1)患者采用俯卧位或侧卧位,注意患者的舒适度及固定是否牢靠,骨关节处要用抗压软垫垫好,防止压疮的形成。术中注意防止脑干和呼吸中枢的损害。

(2)开颅前,降低颅压,可按医嘱静脉快速点滴 20%甘露醇 250mL,地塞米松 10mg。

(3)切开的颅骨瓣用盐水纱垫包裹好,保持其湿润。

(4)术中注意观察病情及手术进展情况,及时配合手术进行,如连接开颅电钻,调节显微镜,并按照手术进程随时调整双极电凝的输出功率等。

(5)根据手术进展,洗手护士应及早准备各种规格的棉片,并注意脑棉片的去向。

(6)脑膜瘤术中出血较多,保持输血、输液通畅,密切观察生命体征的变化。

二、小脑半球内神经胶质瘤切除术

1. 应用解剖

(1)小脑位于颅后窝内、脑桥与延髓的背面,借小脑幕与大脑枕叶相隔,借小脑上脚、小脑中脚和小脑下脚与延髓、脑桥和中脑相连。小脑上面平坦,下面中部凹陷称为小脑谷,两侧隆起为小脑半球,中间狭细部为小脑蚓,小脑谷两侧的半球状突起称为小脑扁桃体。

(2)颅后窝的血液主要来自椎动脉。左右椎动脉汇合成基底动脉。

(3)颅后窝底的中央有枕骨大孔,孔中有延髓、副神经脊髓根及椎动脉通过。

2. 适应证　小脑内胶质瘤。

3. 麻醉方式　全身麻醉。

4. 手术体位　侧卧位、俯卧位。

5. 手术切口　枕下开颅正中直切口。

6. 手术用物

（1）器械类：开颅器械包、动力系统、显微器械、头架、椎板撑开器、神外牵开器。

（2）布类：开颅布包、衣包。

（3）其他类：骨蜡、可吸收明胶海绵、脑棉片、电刀、双极电凝、脑科贴膜、冲洗球、颅骨锁、T管、导尿管、1号丝线、7号丝线、灯罩、11号刀片、20%甘露醇,准备显微镜、无菌显微镜套、托手架。

7. 手术步骤与配合

（1）常规消毒,铺巾。

（2）切口：多采用颅后窝中线直切口,上端达枕外粗隆上4cm,下至第5颈椎棘突平面。

（3）常规步骤开颅,进入颅腔：递膜钩提起硬脑膜,11号刀切一小口,脑膜剪扩大,大棉片保护脑膜,更换细吸头。出血时,双极电凝止血。用脑自动拉钩牵开,暴露手术野,调节显微镜。

（4）探查肿瘤：用神经剥离子探查肿瘤。用脑针穿刺,探查肿瘤性质。

（5）暴露肿瘤：肿瘤位于小脑半球内,可向周围浸润。在小脑膨隆处用双极电凝烧灼表面小血管,横向切开小脑皮质,递脑压板牵开切口进入肿瘤,用小棉片保护脑组织。

（6）切除肿瘤：沿肿瘤外界用脑压板分离,将肿瘤呈楔形整块切除或用活检钳分块切除,也可用吸引器吸除肿瘤组织。双极电凝止血。如肿瘤已发展到脑干与第四脑室底部,手术切除应适可而止。肿瘤标本放在生理盐水小杯内,送病理学检查。

（7）递双极电凝或可吸收明胶海绵填塞创面止血,生理盐水冲洗切口。

（8）清点脑棉片、缝针等数目,逐层关闭切口;覆盖切口。

8. 护理要点

（1）在手术过程中,必须注意保持患者呼吸道通畅,以免因呼吸不畅,加重颅内静脉淤血,增加手术出血,并使颅压升高,不利于手术探查和肿瘤切除。

（2）切除肿瘤时,操作要细致,切勿损伤第四脑室底部与脑干的正常组织。

（3）患者采用俯卧位或侧卧位,注意患者的体位是否舒适及固定是否牢靠,骨关节处用抗压软垫垫好,防止压疮的形成。

（4）同"小脑幕脑膜瘤（幕上型）切除术（2）~（5）"。

三、后颅窝肿瘤切除术（以小脑幕下肿瘤切除术为例）

1. 应用解剖　见相关内容。

2. 适应证　小脑半球和蚓部神经胶质瘤、星形细胞瘤、髓母细胞瘤、第四脑室病变。

3. 麻醉方式　全身麻醉。

4. 手术体位　侧卧位、俯卧位。

5. 手术切口　枕下开颅正中直切口。

6. 手术用物

（1）器械类：开颅器械包、动力系统、显微器械、头架、椎板撑开器、神外牵开器。

（2）布类：开颅布包、衣包。

（3）其他类：骨蜡、可吸收明胶海绵、脑棉片、电刀、双极电凝、脑科贴膜、冲洗球、颅骨锁、T 管、导尿管、1 号丝线、7 号丝线、灯罩、11 号刀片、20% 甘露醇,准备显微镜、无菌显微镜套、托手架。

7. 手术步骤与配合

(1)消毒皮肤,切开皮肤、皮下组织:递消毒钳夹持络合碘纱球消毒皮肤,递 22 号刀切开,干纱布拭血,头皮夹止血,小弯钳及电凝止血,组织钳牵开切口。

(2)切开筋膜,向外剥离枢椎棘突及两侧椎板上的肌肉,递 8×24 圆针、7 号丝线缝扎肌肉,递 15 号刀切开,骨膜剥离子剥离,电凝止血。

(3)暴露枕骨鳞部,颅骨开窗,递颅后窝牵开器牵开,颅骨钻钻孔或电钻钻孔。

(4)咬除枕骨及寰椎后弓,递咬骨钳,颅后窝咬骨钳或小咬骨钳咬骨,骨蜡止血。

(5)清理切口,保护脑膜,递冲洗器抽吸生理盐水冲洗切口,切口两边铺治疗巾,术者洗手,递脑棉片保护脑膜,更换细吸引器头。

(6)切口脑膜,止血:递脑膜钩提起脑膜,递 11 号刀切一小口,脑膜剪扩大,递双极电凝或止血。

(7)显露颅后窝结构:显露小脑下面,下蚓部、扁桃体、第四脑室下部、延髓和颈髓交界处等结构,上显微镜;递显微器械(吸引器头、剥离子、剥离刀、显微剪、显微镊)进行分离显露。

(8)探查及取瘤:安装并固定自动脑固定牵开器,暴露病变部位,脑针穿刺后,递取瘤钳、显微取瘤镊、超声吸引器等摘取瘤组织,脑棉片拭血,吸收性明胶海绵止血,标本放于生理盐水杯内。

(9)探查第四脑室,检查脑脊液是否通畅:递硅胶引流管放入脑室后角,递靛胭脂注入脑室(本步骤不作为常规)。

(10)创面止血,冲洗切口:递冲创器生理盐水冲洗切口,清点脑棉片、缝针数目。

(11)缝合脑膜:递 5-0 可吸收线连续缝合。

(12)缝合枕肌:递 9×28 圆针、10 号丝线贯穿全层肌肉或分层重叠缝合,不可留有间隙,以免形成脑脊液漏或假性囊肿。

(13)缝合筋膜:递 9×28 圆针、7 号丝线间断缝合。

(14)缝合皮下组织:递消毒钳夹持乙醇纱球消毒,中弯钳去除头皮夹,8×24 圆针、4 号丝线间断缝合皮肤,覆盖切口;递 8×24 三角针、1 号丝线间断缝合,消毒钳夹持乙醇纱球再次消毒切口,纱布、棉垫覆盖,绷带包扎。

8. 护理要点

(1)严格无菌操作,了解手术步骤,敏捷配合。

(2)切开硬脑膜之前应洗手或换手套,冲洗手术野,手术野周围再铺一层无菌巾。

(3)开颅时间长,创面及皮瓣以湿纱布包裹,骨缘以湿棉片覆盖,脑组织要不断以生理盐水湿润。

(4)术中一般采用侧卧位或俯卧位,注意摆体位时使患者舒适、固定牢靠,保证功能位,防止压伤和灼伤,注意保暖,调节室温。托盘位置不要接触患者,以免灼伤。

(5)双极用湿纱布单齿擦,不能用刀片等锐利器械刮。

（6）洗手护士传递显微器械要做到稳、准、轻，保证器械干净无血迹。

（7）术中注意观察病情及手术进展情况，及时供给。提前备好仪器，保证使用。

（8）枕下肌肉缝合必须严密，特别是枕外粗隆处，最容易发生脑脊液漏，缝合尤应注意。

（9）头架配神经外科专用手术床使用。

（10）颅后窝开颅手术时间长，体位多用侧卧位或俯卧位，术中又容易引起脑干或后组神经损伤，故保持呼吸功能十分重要。

四、术中唤醒下脑功能区病变切除术

1. 适应证　脑功能区占位性病变，如脑胶质瘤、脑膜瘤、脑血管畸形。

2. 麻醉方式　经口喉罩插管全麻，局部浸润麻醉（0.25%丁哌卡因 20mL+生理盐水 20mL）。

3. 手术体位　侧卧位或根据肿瘤部位采取相应体位。

4. 手术切口　根据导航系统定位确定手术切口。

5. 特殊用物　9 号长针头、3mm×3mm 带编码无菌纸标记片、头架、喉罩、B 超探头、皮质脑电图电极片、电刺激探头及连接线以及神经外科手术导航系统。

6. 手术步骤与手术配合

（1）导航定位，确定手术切口：递导航定位棒，探测肿瘤的部位及范围；递标记笔皮肤定位。

（2）检测体感诱发电位及头皮脑电图，递碘附棉签消毒头皮，小胶布固定电极针头。

（3）上头架，调整手术床角度：递灭菌头钉给术者，巡回护士协助上固定架；摇床。

（4）消毒皮肤、铺巾、贴手术薄膜：递海绵钳夹持碘附纱球消毒；递一次性腔镜保护套 1 个罩住床架上的导航棒；递手术巾、布巾钳；递手术薄膜，干纱垫 1 块，协助贴膜。

（5）头皮局部浸润麻醉：递 20mL 注射器、9 号长针头做皮下及帽状腱膜下注射；固定吸引管、双极电凝器、B 超探头、皮质脑电图电极片、电刺激探头及连接线。

（6）开颅手术切口，显露硬脑膜：配合同本章开颅手术切口。

（7）电凝脑膜上可见粗大血管，切开硬脑膜并悬吊：全麻药逐渐减量至患者清醒。递双极电凝止血；递 5×12 空圆针挑起硬脑膜，11 号刀切一小口，脑膜剪扩大，枪状镊夹持棉片拭血；递 5×12 圆针 1 号丝线悬吊硬脑膜；递脑棉片保护脑组织。

（8）术中唤醒：巡回护士：①床旁看护，协助苏醒；②应急吸引器处于备用状态；③与患者进行指令性语言对话、看图识物，观察肢体运动情况；④检查患者体位变动，必要时做调整。

1）停用全麻药（异丙酚）。

2）保持呼吸道通畅。

（9）诱发电位，确定脑功能区（运动、语言）

1）在硬脑膜上，初次描记脑电图、皮质体感诱发电位，初步定位脑功能区。递皮质脑电图电极片、刺激探头连接线及无菌标记片。

2）进入脑组织，再次检测皮质体感诱发电位及电刺激，精确定位脑功能区并标记。

递 1 块湿纱布覆盖皮质电极片,确保电极片与脑皮质贴附紧密;脑功能区精确定位后,用标记片确定刺激点与脑功能相应部位。

(10)B 超检查,确定病变部位:递无菌 B 超探头。

(11)导航系统定位,再次确定肿瘤区域:递导航棒。

(12)切开蛛网膜,直至肿瘤切除:配合同小脑幕下肿瘤切除术。

(13)瘤体切除后,再次检测皮质体感诱发电位及电刺激,确认脑功能区功能状况。递皮质脑电图电极片、刺激探头、连接线及无菌标记片。

(14)再次口喉罩插管全麻:协助麻醉医生工作。

(15)缝合、覆盖切口:配合同小脑幕下肿瘤切除术。

7. 护理要点

(1)实施术前访视时,告之患者术中唤醒状态下指令性语言的意义、学会辨认特定的看图识物、指导肢体语言的表达方式,并进行示范练习。

(2)术前体位摆放要稳妥,防止术中唤醒时患者躁动造成误伤。

(3)进行脑功能区定位标记时,无菌纸标记片与电极片序号应有序摆放,避免定位错误。

(4)术中唤醒时,应调整一定的光线,间接照射于患者面部区,方便麻醉医生拔出喉罩、观察病情、进行对话等活动。

(5)唤醒状态下切除肿瘤,患者听力感觉正常,此时要特别注意保持手术间安静;手术铺巾尽量不要遮挡患者视线,并辅以持续心理支持。

五、神经电生理监测下癫痫病灶切除术

1. 适应证　难治性癫痫、继发性癫痫。

2. 麻醉方式　气管插管全麻。

3. 手术体位　仰卧位(头偏侧)或侧卧位。

4. 手术切口　颞侧或癫痫病灶所在处的相应部位。

5. 特殊用物　脑电波监测仪、皮质电极(环氧乙烷灭菌)、软膜下横切口,必要时备手术显微镜。

6. 手术步骤与手术配合

(1)开颅手术切口,显露手术野:配合同开颅手术切口。

(2)切开硬膜:递 11 号刀切开硬膜;递蚊式钳或脑膜镊、硬膜剪剪开硬膜。

(3)安装皮质下电极,确定病变部位:递皮质电极及其连线。巡回护士启动脑电监测仪,并输入患者相关资料;将皮质电极连线分别与脑电监测仪相应的接头连接。

(4)非功能区癫痫病灶:切除病灶(必要时在显微镜下操作)。递双极电凝烧灼切缘周围的血管;递吸引器持续吸引保持手术野清晰;递脑压板或脑自动牵开器显露手术野,吸收性明胶海绵或止血纱止血。

(5)功能区癫痫病灶:低能量皮质热凝及软膜下横切术(切断细胞柱的横形纤维,尽量保留细胞柱的纵形纤维)。器械护士递双极电凝镊子热凝;递软膜下横刀切断纤维。此时,巡回护士将双极电凝输出功率调至 0.6~1W(常用功率的 1/3~1/4)。

(6)缝合、覆盖切口:配合同开颅手术切口。

六、神经导航下脑肿瘤切除术

1.适应证　各种脑肿瘤,尤其是部位深、体积小、重要功能部位或术中发生移位的肿瘤。

2.麻醉方式　气管插管全麻。

3.手术体位　仰卧位、侧卧位或侧俯卧位。

4.手术切口　根据肿瘤所在位置而定。

5.特殊用物　脑外科手术显微镜、神经导航仪及其用物(包括无菌物品及非无菌物品)、脑科头架、脑深部牵开器、电动颅骨钻、铣刀。

6.手术步骤与手术配合

(1)影像资料的三维重建,标记肿瘤位置。将患者术前1天连续扫描所得的 MRI 或 CT 资料,通过光盘输入术前规划工作站进行数据处理,标记肿瘤位置。

(2)术前定位:用三钉头架固定患者头部,并安装 Reference 参考架(非无菌)。把经术前规划工作站进行数据处理的资料输入导航仪工作站进行术前导航,确定手术切口后,拆下 Reference 参考架。

(3)皮肤消毒,铺无菌巾:递碘附纱球消毒,递无菌手术巾铺单。

(4)安装 Reference 参考架(无菌):递无菌的 Reference 参考架。

(5)开颅手术切口,显露手术野:配合同开颅手术切口。

(6)摘除肿瘤:同癫痫病灶切除。

(7)缝合、覆盖切口:配合同开颅手术切口。

七、颅骨肿瘤切除术

1.适应证　骨囊肿、颅骨血管瘤、巨细胞瘤、局限性恶性肿瘤。

2.麻醉方式　全身麻醉或局部麻醉。

3.手术切口　在肿瘤表面头皮上做弧形或"S"形切口。

4.手术体位　根据肿瘤部位采取相应的手术体位。

5.手术步骤与手术配合

(1)开颅手术切口,显露手术野:配合同开颅手术切口。

(2)固定安装颅骨骨板(非良性肿瘤骨板切除后不做一期修补):准备骨板(硅胶板、钛合金板),备厚剪或钛板专用剪,用钛合金板需备相应螺丝钉及改锥,如用钢丝固定,备钢丝、钢丝剪、钢丝钳。

(3)放置引流,缝合切口:配合同开颅手术切口。

八、侧脑室内肿瘤切除术

1.适应证　侧脑室部位的室管膜瘤、脉络丛乳头状瘤和脑膜瘤、神经胶质瘤。

2.麻醉方式　气管插管全麻。

3.手术体位　侧卧位,患侧向上,上头架。

4.手术切口　额部切口。

5.手术步骤与手术配合

(1)开颅手术切口,进入颅腔:配合同开颅手术切口。

(2)探查脑室与肿瘤位置,了解脑组织厚度及肿瘤性质,递脑室针探查。

(3)电凝脑皮质血管:进探针入口,双极电凝烧灼。

(4)平行矢状线脑回方向,于冠状缝瓣切开额中回皮质,钝性分离白质:递枪状镊,棉片,绝缘吸引器头吸引,递双极电凝、神经剥离子。

(5)切开脑室壁室管膜,吸出部分脑脊液:递双极电凝沿室壁室管膜止血后切开,脑膜钩及脑膜剥离子牵开,吸引器头吸出部分脑脊液。

(6)切除肿瘤:递双极电凝镊止血,取瘤钳或取瘤镊,备银夹。

1)若蒂部细长:递取瘤钳夹取瘤部,轻轻牵拉,递银夹钳、银夹夹闭根蒂,电凝切断。

2)若肿瘤较大:①包膜内或囊内分块切除,递脑膜剥离子游离,递枪状镊,电凝切除;②包膜表面的血管止血,显微镜下电凝止血;③游离肿瘤基底,全部切除肿瘤,递脑膜剥离子游离,电凝止血,银夹夹闭血管后电凝切除。

(7)疏通室间孔,恢复脑脊液流通:递吸引器头吸除脆软的瘤体组织,电凝止血。

(8)若室间孔、导水管、第三脑室或小脑幕切迹仍有脑脊液阻塞,行分流手术:于第三脑室底或松果区的孔道处置入约直径2.4mm硅胶管,使第三脑室与蛛网膜下隙或枕小脑延髓池相通。递枪状镊,棉片,吸引器头吸引,递直径2.4mm硅胶管中弯钳协助置入。

(9)缝合、覆盖切口:配合同开颅手术切口。

九、脑室镜下单鼻腔蝶窦入路垂体瘤切除术

1.适应证　无明显鞍上扩展的Ⅰ~Ⅳ级肿瘤,尤其是内分泌功能活跃的肿瘤,如催乳素腺瘤、生长激素腺瘤、库欣病及其他鞍内型垂体肿瘤;有明显向蝶窦侵袭的Ⅲ、Ⅳ级肿瘤,无视力、视野改变或稍有改变;向海绵窦侵袭的E级腺瘤,而无视力、视野改变;有明显鞍上扩展的A~B级肿瘤,如无严重视力损害,有蝶鞍及鞍隔孔扩大,可经蝶窦入路向鞍上操作,且鞍上瘤块位于中线、左右对称。

2.麻醉方式　气管插管全麻。

3.手术体位　仰卧位,头后仰30°。

4.手术切口　经单鼻腔蝶窦入路。

5.特殊用物　Cushing扩张器(鼻腔固定牵开器)、鼻甲钳、大中小旋转咬骨钳、磨钻、显微取瘤镊、各方向的垂体瘤刮圈、活检钳、25cm膝状双极镊子、生物蛋白胶、庆大霉素、脑室镜操作器械及监视系统。

6.手术步骤与手术配合

(1)碘附消毒鼻周、面部皮肤、鼻孔,铺手术巾:递海绵钳夹持消毒纱球消毒面部;递消毒小鱼纱条填塞消毒双侧鼻孔;递手术巾、布巾钳。

(2)固定吸引管、双极电凝线,冷光源导光纤维,摄像器连线:递布巾钳、吸引管、吸引头、双极电凝线、双极电凝镊子、导光纤维,摄像器,0°观察镜。

（3）用肾上腺生理盐水浸湿鼻黏膜 5~10min，使鼻黏膜收缩：递枪状镊夹持肾上腺生理盐水棉片（生理盐水 100mL+肾上腺素 10 滴）。

（4）在右侧鼻孔置入 Cushing 扩张器，用 0°观察镜沿右侧鼻腔进入找到蝶窦开口：递 Cushing 扩张器，递 0°观察镜。

（5）在内镜监视下，切开鼻中隔黏膜，离断鼻中隔根部，暴露对侧蝶窦开口，扩大蝶窦开口，止血，保持视野清晰：递垂体瘤手术尖刀或 ENT 剥离子切开分离；递双极电凝镊烧灼黏膜，递微型咬骨钳，旋转咬骨钳咬除部分蝶窦前壁或用磨钻磨开蝶窦骨壁，递双极电凝镊、骨蜡止血，侧孔吸引器头持续吸引。

（6）内镜和显微器械进入鞍底，去除鞍底骨性组织，烧灼鞍底硬脑膜，穿刺确认硬脑膜并"十"字切开硬脑膜：递微型咬骨钳和旋转咬骨钳咬除骨性组织；递双极电凝镊烧灼，递 9 号长针头接 1mL 注射器穿刺，递 11 号刀切开。

（7）清除肿瘤组织：递活检钳、各种角度取瘤镊、垂体瘤刮圈、吸引器，用小杯盛装少许生理盐水接取切下的肿瘤组织，送病理学检查。

（8）用 30°观察镜观察手术野，检查肿瘤切除情况，彻底止血，封闭鞍底：递 30°观察镜更换 0°观察镜，递双极电凝镊、止血纱布、吸收性明胶海绵、骨蜡等止血。清点棉片、缝针数目。递已溶解的生物蛋白胶封闭。

（9）蝶窦开口处用碘仿纱条填塞，取出 Cushing 扩张器。递 60cm 0.5 英寸的碘仿纱条。

第四节　脑血管疾病手术配合

一、大脑中动脉瘤夹闭术

1. 应用解剖

（1）大脑中动脉为颈内动脉最大的分支，先水平向外侧走行，再入外侧裂弯向后方，沿外侧裂向后上方走行，沿途发出中央支与皮质支。

中央支：于大脑中动脉近端乎直角向上发出豆状纹动脉，自前穿质入脑，分布至壳核、尾状核、内囊前后脚和膝部的上 2/3 及外囊屏状核等。豆纹动脉可分为内、外侧两组。

皮质支：包括眶额动脉、中央前沟动脉、中央沟动脉、中央后沟动脉、顶后动脉、角回动脉、颞前动脉、颞中间动脉、颞后动脉等。

（2）分布于大脑半球外侧面的大部和额叶眶面外侧部。

2. 适应证　动脉瘤。

3. 麻醉方式　全身麻醉。

4. 手术体位　仰卧位，头稍偏向手术对侧。

5. 手术切口　翼点入路。

6. 手术用物

（1）器械类：开颅器械包、动力系统、显微器械、头架、椎板撑开器、神外牵开器、动脉瘤夹、动脉瘤特殊器械。

（2）布类：开颅布包、衣包。

（3）其他类：骨蜡、可吸收明胶海绵、脑棉片、电刀、双极电凝、脑科贴膜、冲洗球、颅骨锁、T管、导尿管、1号丝线、7号丝线、灯罩、11号刀片、20%甘露醇，准备显微镜、无菌显微镜套、托手架、罂粟碱、2组吸引器。

7. 手术步骤与配合

（1）常规消毒，铺巾。

（2）入路：翼点入路。常规步骤开颅，进入颅腔。

（3）切开硬脑膜，调节显微镜：递脑膜钩提起脑膜，11号刀切一小口，脑膜剪扩大，脑膜镊夹持硬脑膜，小血管出血，递双极电凝止血。递蛇形拉钩牵开，显露手术野。

（4）显露动脉瘤：显露大脑中动脉瘤有3种途径。

1）内侧途径：从外侧裂的基部开始，逐步向外侧分离。递脑压板先将额叶抬起，向内侧直至嗅神经处，吸引器吸除流出的脑脊液。显露视神经。切开蛛网膜，打开视交叉池及颈动脉池，放出脑脊液，递双极电凝镊切断大脑中动脉起始处增厚的蛛网膜索带，显露大脑中动脉主干及其分叉部，双极电凝止血。

2）外侧途径：从外侧裂的外侧开始，在外侧裂浅静脉的额叶侧切开蛛网膜，找到大脑中动脉的分支，显露出动脉瘤。

3）经颞上回途径：适用于动脉瘤破裂后合并颞叶脑内血肿者。递双极电凝镊切开颞上回脑皮质，进入血肿内，清除血肿。

（5）分离动脉瘤：递盐水棉片保护脑组织，递神经剥离子或脑压板、显微镊、显微剪、双极电凝镊轻轻分离动脉瘤。

（6）夹闭动脉瘤：分离出瘤颈的近、远侧壁后，选好适合的瘤夹，用瘤夹钳张开瘤夹的口，伸到瘤颈的两侧，然后缓缓夹闭。主干分叉部动脉瘤的瘤颈有时较宽，用双极电凝使其缩窄而后夹闭或可上多个瘤夹。如动脉瘤内有粥样变或血栓形成时，可先控制血流，用刀切开瘤壁，清除血栓和粥样变性物质，再用双极电凝缩窄瘤颈即易于夹闭。

（7）清点物品，关闭颅腔。

8. 护理要点

（1）手术危险，易大出血，需备好血液回收系统及2套吸引器。术前备好各种止血物品及血管缝线，如骨蜡、止血纱布、胶原蛋白海绵、吸收性明胶海绵、4-0血管缝线、5-0血管缝线等。

（2）开颅前，降低颅压，可按医嘱静脉快速点滴20%甘露醇250mL，地塞米松10mg。

（3）术中保持输液通畅，密切观察生命体征的变化。随时做好抢救患者的准备。

（4）按照动脉瘤的大小，备好各种型号的瘤夹，并需备好血管吻合的器械及血管显微器械。洗手护士应熟悉和了解手术步骤，及时备好所需用的器械，并正确传递。

（5）如有血管痉挛，可用3%罂粟碱小棉片敷贴于痉挛的动脉上。

二、前交通动脉瘤切除、夹闭术

1. 应用解剖　见相关内容。

2. 适应证　前交通动脉瘤、后交通动脉瘤、大脑中动脉瘤、颈内动脉分叉部动脉瘤等。

3. 麻醉方式　全身麻醉。

4. 手术体位　仰卧位,头前屈20°,保持颈部平直。颈部血管不受扭曲、牵拉、压迫。

5. 手术切口　双额矢状旁入路(翼点入路)。

6. 手术用物

(1)器械类:开颅器械包、动力系统、显微器械、头架、椎板撑开器、神外牵开器、动脉瘤夹、动脉瘤特殊器械。

(2)布类:开颅布包、衣包。

(3)其他类:骨蜡、可吸收明胶海绵、脑棉片、电刀、双极电凝、脑科贴膜、冲洗球、颅骨锁、T管、导尿管、1号丝线、7号丝线、灯罩、11号刀片、20%甘露醇,准备显微镜、显微镜无菌套、托手架、罂粟碱、2组吸引器。

7. 手术步骤与配合

(1)术前准备:20%的甘露醇250~500mL加可的松静脉快速滴入。

(2)消毒皮肤,铺巾,贴脑科贴膜:递消毒钳夹络合碘纱球消毒,乙醇脱碘,递手术巾、巾钳,递脑科贴膜、干纱垫1块协助贴膜。

(3)头皮注射:沿切口每隔2~3cm做腱膜下注射,备生理盐水100mL+肾上腺素4~5滴,10mL注射器9号长针头做皮下注射,腱膜下注射,固定吸引器,电刀,双极电凝。

(4)弧形切开皮肤、皮下组织及腱膜层:递干纱布,22号刀切开,头皮夹止血。

(5)游离皮瓣止血,组织钳拉开皮瓣,暴露骨板:15号刀游离皮瓣,电刀双极止血,11×24三角针、7号丝线吊皮瓣(准备橡皮筋)。

(6)切开及剥离骨膜:递15号刀切开,递骨膜剥离子。

(7)颅骨钻孔:准备动力系统(电钻铣刀),边钻边用生理盐水冲洗,骨蜡止血。

(8)锯骨瓣:递铣刀或线锯,线锯导板,手柄。

(9)撬开骨瓣:递骨膜剥离子撬开骨瓣,湿纱布包裹,妥善保管。

(10)悬吊硬膜:递磨钻,5×12圆针、1号丝线悬吊硬膜,"U"形切开硬脑膜(蒂在后方),翻开硬脑膜;递脑膜钩勾起脑膜,11号刀切一小口,有槽探针由孔插入硬脑膜下作为引导,12号刀顺槽切开脑膜;巡回护士协助摆好显微镜。

以下步骤在显微镜下进行。

(11)分开两大半球:递神经剥离子分离,递枪状镊、脑棉片,显微剪剪开。

(12)沿大脑前动脉找到胼周动脉,分离两侧相互粘连的胼周动脉,围绕胼胝体膝不分离,直至动脉瘤:递显微镊、显微剪,小心分离(勿做钝性分离,避免牵拉,勿使瘤体破裂)。

(13)将动脉瘤与周围粘连组织切断,充分游离后向前或向后推开,暴露大脑前动脉的近端主干:递显微镊,显微剪边夹断边游离,棉片和可吸收明胶海绵保护。

(14)游离大脑前动脉主干:递显微镊,显微剪游离,备好动脉夹,以备瘤体破裂时临时夹动脉主干两端。

（15）解剖动脉瘤颈，予以钳夹：递显微剪分离，递动脉瘤夹钳夹。

（16）彻底止血，冲洗切口：递电凝止血，冲洗器吸盐水冲洗切口。

（17）缝合硬脑膜前，清点棉片、缝针数目正确无误后递5-0可吸收线缝合，生理盐水冲洗。

（18）放置引流管，覆盖骨板（根据病情去骨瓣减压）。备14号硅胶管，盖骨瓣，有时用颅骨锁固定，9×24圆针、7号丝线间断缝合，缝合前再次清点棉片、缝针数目。

（19）缝合：帽状腱膜9×24圆针、7号丝线间断缝合。

（20）缝合皮肤，覆盖切口，取下头皮夹：乙醇消毒皮肤，递8×24三角针、1号丝线间断缝合，乙醇纱布盖切口，纱布绷带包扎伤口。

8.护理要点

（1）严格无菌操作，了解手术步骤，敏捷配合。

（2）切开硬脑膜之前应洗手或换手套，冲洗手术野，手术野周围再铺一层无菌巾。

（3）开颅时间长，创面及皮瓣以湿纱布包裹，骨缘以湿棉片覆盖，脑组织要不断以生理盐水湿润。

（4）术中注意体位，固定牢靠，防止压伤和灼伤，注意保暖，调节室温。

（5）此手术易大出血，准备两组吸引器。

（6）在夹闭瘤颈前的各部操作中，动脉瘤均可过早破裂。此时不可惊慌，保持冷静，准备所需物品，配合医生。

（7）洗手护士传递显微器械要做到稳、准、轻，保证器械干净无血迹。此手术用的器械比较多，均须提前准备好，保证使用。双极用湿纱布单齿擦，不能用刀片等锐利器械刮。

（8）头架配神经外科专用手术床使用。

（9）如有血管痉挛，可用3%罂粟碱60mg湿润干棉片敷在痉挛动脉上。

三、脑动-静脉畸形切除术

1.应用解剖　见"颅脑的解剖"。

2.适应证

（1）有出血史或近期出血后颅内血肿者。

（2）病变逐渐增大或出血现象日益加剧，导致神经功能或精神障碍者。

（3）癫痫发生频繁，用药物难以控制者。

（4）有顽固的头痛，颅压升高者。

（5）表浅的中小型动-静脉畸形（AVM）。

（6）大型AVM扩延到重要功能区，考虑手术危险性与不手术的自然病程愈后，比较得失。

3.麻醉方式　全身麻醉。

4.手术体位　仰卧位，侧卧位，俯卧位。额叶AVM多采用额颞瓣入路，侧裂AVM多采用翼点入路，枕叶AVM多采用枕部入路，幕下AVM可采用后颅凹入路。

5.手术切口　根据病变部位决定手术切口。

6. 手术用物

（1）器械类：开颅器械包、动力系统、显微器械、头架、椎板撑开器、神外牵开器。

（2）布类：开颅布包、衣包。

（3）其他类：骨蜡、可吸收明胶海绵、脑棉片、电刀、双极电凝、脑科贴膜、冲洗球、颅骨锁、T 管、导尿管、1 号丝线、7 号丝线、灯罩、11 号刀片、20% 甘露醇，准备显微镜、显微镜无菌套、托手架、2 组吸引器。

7. 手术步骤与配合

（1）常规消毒皮肤，铺无菌单，贴无菌手术膜。

（2）根据手术需要，选择入路开颅。常规用 2% 利多卡因（加入 1：1000 肾上腺素少许）局部浸润麻醉。按半球开颅或后颅凹开颅术的顺序常规开颅，直至翻开硬脑膜。

（3）确定 AVM 位置，如有脑内血肿形成，先在病变旁切开脑组织，清除血肿。

（4）寻找供血动脉并予以夹闭：安置手术显微镜，在显微镜下，递窄条脑压板垫以带线脑棉片牵拉脑组织，递细小吸引器头、枪状镊、显微剥离子及显微神经钩仔细分离出供血动脉，用银夹或合适的动脉瘤夹夹住供血动脉。

（5）解剖游离 AVM：在确定引流静脉小受损伤的情况下，双极电凝与周围连通的大血管，或用银夹夹住，显微剪刀剪断，将病变与正常脑组织分开。

（6）阻断引流静脉：待病变完全游离，并翻向引流静脉后，在靠近病变处将引流静脉电灼或 4 号丝线结扎后切断，畸形血管团即全部切除。

（7）生理盐水反复冲洗切口，检查无出血后，放置硅胶引流管，另戳孔引出。递 8×24 圆针、7 号丝线缝合固定，暂不结扎，待拔出引流管后结扎。清点器械、敷料、缝针、脑棉片等物品数目，根据入路，逐层关颅，覆盖乙醇纱布，包扎切口。

8. 护理要点

（1）严格无菌操作，了解手术步骤，敏捷配合。

（2）切开硬脑膜之前应洗手或换手套，冲洗手术野，手手术野周围再铺一层无菌巾。

（3）开颅时间长，创面及皮瓣以湿纱布包裹，骨缘以湿棉片覆盖，脑组织要不断以生理盐水湿润。

（4）术中注意体位，固定牢靠，防止压伤和灼伤，注意保暖，调节室温。

（5）此手术易大出血，准备两组吸引器。

（6）大出血时不可惊慌，保持冷静，准备所需物品，配合医生。

（7）洗手护士传递显微器械要做到稳、准、轻，保证器械干净无血迹。此手术用的器械比较多，均须提前准备好，保证使用。双极用湿纱布单齿擦，不能用刀片等锐利器械刮。

（8）头架配神经外科专用手术床使用。

第八章　泌尿系统疾病患者的护理

第一节　泌尿系统疾病常见症状体征

一、尿量异常

正常成人24小时尿量1000~2000mL。尿量的多少取决于肾小球滤过率、肾小管重吸收量。

1. 护理评估

（1）尿量异常的分类：包括多尿、少尿、无尿、夜尿增多。

1）多尿：每天尿量>2500mL称为多尿。多尿的原因有水摄入过多、肾小管及肾间质病变、肾排水增加和体内某些物质（如葡萄糖等）从尿中排泄过多等。

2）少尿或无尿：每天尿量少于400mL或少于17mL/h称为少尿。每天尿量少于100mL则称为无尿。少尿和无尿多数与肾衰竭有关。

3）夜尿增多：指夜间尿量超过全天尿量的一半，大多与肾功能不全有关；心功能不全的患者有些也会夜尿增多；某些精神因素也会引起；但仅排尿次数多，尿量不增加者不属夜尿增多范畴。

（2）健康史

1）详细询问起病的时间、进展情况、患病后的主要症状及其特点，每天排尿的次数及尿量，多尿、少尿、无尿的程度及病程的长短。

2）了解患者做过哪些检查，了解其用药情况，包括药物的种类、剂量、用法。

3）询问目前最突出的症状，了解患者的食欲、睡眠、体重方面有无改变。

（3）身体状况：评估患者的精神状态；测量患者的体重、心率、血压，并记录其变化；观察患者的呼吸深度和频率；观察患者的皮肤黏膜有无水肿或脱水；听诊患者肺部有无湿啰音。

（4）实验室及其他检查：血清电解质及血气分析检查，评估有无电解质平衡紊乱及酸碱平衡紊乱。

（5）心理、社会评估：尿量异常尤其是少尿或无尿会导致机体多系统的严重症状，严重影响患者的生活和工作，患者及其家属容易对疾病的治愈丧失信心，产生悲观、恐惧的消极情绪。

2. 主要护理诊断及医护合作性问题

（1）体液过多：与肾小球滤过率下降，尿量减少有关。

（2）有体液不足的危险：与肾功能不全，尿量过多有关。

（3）恐惧：与尿量异常导致的酸碱平衡紊乱和多系统严重症状有关。

3. 护理目标　患者尿量恢复至正常范围,保持体液平衡,恐惧感减轻或消失。

4. 护理措施

(1)体液过多或有体液不足的危险

1)休息与环境:为患者提供舒适、安静的环境,以保证患者充分休息。协助少尿或无尿患者做好日常生活护理,如洗漱、更衣等;多尿患者,床旁设屏风,便器置于易取处,小便后及时清洗便器;症状严重者绝对卧床休息。

2)饮食护理:护理要点如下。少尿患者的饮食:①少尿已引起明显水肿者,应严格限制水及钠盐的进入量;②少尿水肿较重时,应限制体力活动,多休息。休息时,可减少能量消耗,增加肾血流量,从而增加尿量;③避免食用含钾多的食物,如马铃薯、柑橘、榨菜等;④氮质血症时限制蛋白质的摄入,但要提供足够的热量,以免负氮平衡。多尿患者的饮食护理:①多饮水,补充足够的水分;②不需限盐;③根据血钾测定结果,补充或限制钾的摄入;④氮质血症时给予优质低蛋白饮食。

3)病情观察:严密监测患者的生命体征、意识状态、体重变化,记录 24 小时液体出入量。

4)用药护理:严格遵医嘱用药和输液,用药过程中,注意记录液体出入量,记录患者血压、体温、体重的变化,使用利尿剂要观察其效果及不良反应。

5)健康指导:向患者及其家属讲解发病的原因及其伴随症状。教会患者制订合理的饮食计划,让患者学会如何自我检测病情,留取尿标本。让患者意识到坚持治疗,及时复查的重要性,避免疾病的再次发生。

(2)恐惧:关心患者的生活和感受,主动和患者沟通,倾听患者的心声,向患者讲解疾病的发病原因治疗方法及研究进展,使其对疾病有一定的认识,缓解紧张、恐惧的情绪,增加其战胜疾病的信心,促进疾病的治愈。

5. 护理评价　患者尿量恢复至正常范围,保持体液平衡,恐惧感减轻或消失。

二、血尿

血尿是指尿液离心后,沉渣在显微镜下检查红细胞数>3 个/高倍视野。

血尿按轻重程度可分为肉眼血尿和显微镜下血尿。如果在 1000mL 尿有 1mL 血,肉眼看起来小便呈血样或洗肉水样,就称为肉眼血尿。在尿液常规检查时,如在显微镜下一个高倍视野中红细胞超过 3 个,或 12 小时尿爱迪计数红细胞超过 100 万,而肉眼不能觉察者称为显微镜下血尿。

1. 护理评估

(1)病因:泌尿系统任何部位的出血都可造成血尿。临床可分为肾小球源性血尿和非肾小球源性血尿,前者见于各种肾小球肾炎,后者常见于泌尿系统感染、结核、结石、创伤及肿瘤。泌尿系统疾病和全身性疾病及磺胺类药物的不良反应也可引起血尿,剧烈运动后可发生功能性血尿。

(2)健康史

1)询问患者有无肾小球肾炎、肿瘤、血管病变等泌尿系统疾病。

2)询问患者有无服用对肾有损害的药物,是否进行过泌尿器官器械性检查,进行过哪些检查。

3）询问血尿持续时间,有无伴随症状。

（3）身体状况

1）患者有无贫血状况,皮肤黏膜有无出血。

2）体温是否正常,体重和血压的变化。

3）腹部有无包块,输尿管压痛点有无压痛,肾区有无压痛、叩击痛。

（4）实验室及其他检查:通过尿常规检查、尿液细菌学培养、尿三杯实验、肾穿刺活检等查明血尿的原因及发生部位。尿细菌学培养需用无菌试管留取清晨第一次清洁中段尿,并注意以下几点。

在应用抗菌药之前或停用抗菌药 5 天后留取尿标本;留取尿标本时要严格无菌操作,留取中段尿;尿标本必须在 1h 内做细菌培养,否则需冷藏保存。

（5）心理-社会评估:由于对血尿发生原因及疗效方面知识的缺乏,患者容易产生较大的心理压力,容易出现紧张、焦虑、恐惧等消极情绪。

2. 主要护理诊断及医护合作性问题

（1）排尿异常:血尿与各种原因引起肾小球滤过率增加及泌尿系损伤出血有关。

（2）焦虑:与血尿引起的恐惧有关。

3. 护理目标　患者排尿恢复正常,血尿减少或消失;患者对疾病有了新的认识,焦虑减轻或消失。

4. 护理措施

（1）排尿异常:血尿。

1）休息:病情逐渐恢复时,可适当地进行活动;大量血尿时,应注意卧床休息。适当饮水。

2）病情观察:观察血尿的量和颜色、浑浊度,判断出血量;分清是初始血尿、终末血尿还是全程血尿,有无伴随症状。如伴有肾功能损害、高血压、水肿多为肾炎或肾病;伴有双侧腰腹部包块应考虑多囊肾,伴有单侧腰腹部包块,应考虑肾下垂、肾肿瘤及肾积水;中老年人无痛性血尿应警惕泌尿系肿瘤。

3）用药护理:针对原发病进行治疗,注意观察药物的疗效及不良反应。在用生理盐水加去甲肾上腺素对弥漫性膀胱黏膜出血行膀胱低压灌注止血时,应注意每次用 300mL 左右,同时保留 10 分钟再排出。

4）健康指导:向患者及其家属讲解血尿发生的原因及治疗的进展,教会患者如何采集尿标本,嘱患者按时、按量服药,并定期复查。

（2）焦虑:鼓励患者表达自己的感受,护理人员应耐心倾听,认真解答患者提出的问题。鼓励患者之间进行交流,增加患者对该疾病的治疗及治愈情况的了解,缓解患者的紧张焦虑情绪。

5. 护理评价　患者排尿是否恢复正常,血尿减少或消失;患者是否对疾病有了新的认识,焦虑是否减轻或消失。

第二节　肾损伤患者的护理

　　肾是腹膜后器官,解剖位置隐蔽,其前、后、内、外均有良好的保护,不易受到损伤。但肾实质脆弱,来自背部、腰部、下胸或上腹部的暴力打击,也会发生肾损伤。有时肌肉强烈收缩或躯体受到强烈震动,都可使不正常的肾损伤。肾损伤最多见于 20~40 岁男性,儿童肾损伤的发病率也较高。

一、病因病理

　　1.开放性肾损伤　刀刃、枪弹、弹片等锐器直接贯穿致伤。

　　2.闭合性肾损伤　直接暴力,如腰腹部受撞击、跌打、挤压使肾发生损伤或肋骨、椎骨横突骨折片刺伤肾。间接暴力,如高处跌下时发生的对冲伤、突然暴力扭转所致肾或肾蒂损伤。临床上以闭合性肾损伤为多见。

二、临床表现

　　1.休克　由于创伤和失血引起,多发生于重度肾损伤。如闭合性肾损伤合并休克,且仅有轻微血尿或镜下血尿,提示可能有肾蒂损伤或并发其他脏器损伤。

　　2.血尿　出血是肾损伤的常见症状,肾挫伤时血尿轻微,严重肾裂伤则呈大量肉眼血尿。血尿的严重程度与肾损伤程度不一定一致。如肾蒂血管断裂、肾动脉血栓形成、肾盂破裂、血凝块阻塞输尿管时,血尿轻微,甚至无血尿。

　　3.疼痛　表现为患侧肾区或上腹部疼痛,常为钝痛,因肾包膜张力增高或软组织损伤所致。血块通过输尿管时可出现肾绞痛。尿液、血液渗入腹腔或伴有腹部脏器损伤时,可出现全腹痛和腹膜刺激症状。

　　4.腰腹部包块和皮下淤斑　损伤严重时血液和外渗尿积存于肾周围,可形成肿块,有明显触痛。

　　5.发热　血肿、尿外渗易继发感染,甚至发生肾周脓肿或化脓性腹膜炎,引起发热等全身中毒症状。

三、辅助检查

　　1.实验室检查　血尿是诊断肾损伤的重要依据之一。肾组织损伤可释放大量乳酸脱氢酶,尿中含量可增高。

　　2.影像学检查

　　(1)CT 检查:可作为肾损伤的首选检查。

　　(2)根据病情轻重,有选择地应用以下检查:B 超检查、X 线片、排泄性尿路造影、动脉造影、MRI。

四、治疗原则

　　1.紧急处理　严重休克时应迅速输血和积极复苏处理。一旦病情稳定,应尽快行定性检查,以确定肾损伤的范围和程度,并确定是否合并其他脏器损伤。

2. 保守治疗　①绝对卧床休息 2~4 周;②密切观察生命体征及肿块的变化;③补充血容量和热量;④观察血尿情况,了解出血情况;⑤应用抗生素预防感染;⑥应用止血、镇静、镇痛药治疗。值得注意的是,保守治疗恢复后 2~3 个月不宜参加体力劳动,以免再度发生出血。

3. 手术治疗　手术适应证:①开放性肾损伤;②难以控制的出血;③肾粉碎伤;④肾盂破裂;⑤肾蒂伤;⑥合并腹腔脏器损伤;⑦严重尿外渗。

五、护理

1. 护理评估

(1)术前评估

1)健康史和相关因素:包括患者的一般情况、受伤史、既往史等。①一般情况:患者的年龄、性别、婚姻、职业及运动爱好等。②受伤史:了解受伤的原因、时间、地点、部位、姿势,暴力性质、强度和作用部位,受伤至就诊期间的病情变化及就诊前采取的急救措施,其效果如何;损伤后是否发生腹痛或腰痛,腹、腰痛的特点程度和持续时间,有无放射痛和进行性加重。

2)身体状况。①局部:伤处有无皮肤裂伤,腰、腹部有无包块,有无合并腹膜炎体征;②全身:患者的血压、脉搏、呼吸、尿量及尿色变化情况,有无休克症状和体征;③辅助检查:血、尿常规变化情况,B 超检查有无异常发现。

3)心理-社会状况:患者对伤情和并发症产生的恐惧、焦虑程度,家属对伤情的认知程度和患者所需治疗费用的承受能力。

(2)术后评估

1)康复状况:伤口愈合情况,引流管是否通畅,是否合并感染。

2)肾功能恢复情况是否满意。

3)心理和认知状况:患者及其家属的心理状况,对治疗的配合及有关康复等知识的掌握程度。

2. 护理问题

(1)恐惧与焦虑:与外伤打击、害怕手术和担心预后不良有关。

(2)组织灌流量改变:与创伤、肾裂伤引起的大出血、尿外渗或腹膜炎有关。

(3)潜在并发症:感染。

3. 护理措施

(1)减轻焦虑与恐惧:主动关心、帮助患者及其家属了解治愈疾病的方法,解释手术治疗的必要性和重要性,解除其思想顾虑;针对产生焦虑、恐惧、情绪不稳定等心理反应的原因,正确引导和及时纠正异常的心理变化,减轻患者的应激反应,以有效缓解其焦虑和恐惧。

(2)维持体液平衡,保证组织有效灌流量。

1)密切观察病情:准确、定时测量血压、脉搏、心率及尿量并正确记录,随时注意患者病情和腹部包块的变化情况。患者若出现少尿和无尿时及时通知医生进行处理。

2)维持水、电解质及血容量的平衡:建立静脉通道,遵医嘱及时输液,必要时输血,以维持有效循环血量。根据实验室检查结果,合理安排输液种类与及时输入液体与电解质,以维持水、电解质及酸碱平衡。

(3)术中护理

1)麻醉:全身麻醉。

2)体位:侧卧位。

3)术中配合:①见本书相关内容;②准备抢救所需物品;③配合麻醉医生做好抢救工作。

(4)感染的预防和护理

1)伤口及引流管的护理:保持手术切口清洁干燥,切口及引流管处敷料渗湿时应及时更换;观察引流物的量、色、性状及气味。各引流管要反复挤压保持通畅,根据引流物的量及性状决定拔管时间。

2)加强观察:定时测量体温;若患者体温升高、切口处疼痛并伴有血白细胞计数和中性粒细胞比例升高、尿常规示有白细胞,以及引流管液或切口渗出物为脓性时多提示有感染,应及时通知医生处理,遵医嘱应用抗菌类药物。

4.护理评价

(1)患者的恐惧与焦虑是否减轻,情绪是否稳定。

(2)患者的组织灌流量是否正常,生命体征是否平稳,皮肤是否温暖,毛细血管充盈是否正常。

(3)患者术后伤口及损伤肾的愈合情况,体温及白细胞计数是否正常,伤口有无感染。

六、健康教育

1.卧床 肾损伤非手术治疗患者出院后应保证伤后绝对卧床休息2~4周,防止损伤部位再次继发损伤;患者应适时变换体位,预防压疮的发生。

2.康复指导 非手术治疗、病情稳定的患者,出院后3个月不宜从事体力劳动或竞技运动;损伤肾切除后的患者须注意保护健侧肾,防止外伤。不使用对肾功能有损害的药物,如氨基糖苷类抗菌药等。

第三节 膀胱损伤患者的护理

膀胱为腹膜外器官,空虚时位于骨盆深处,受骨盆、耻骨联合、盆底筋膜和肌肉及直肠保护。因此,除骨盆骨折外,一般不易发生膀胱损伤。但当膀胱充盈伸展超出耻骨联合至下腹部时,则易遭受损伤。儿童的骨盆浅,膀胱稍有充盈即可突出至下腹部,故较易受到损伤。

一、病因

1.开放性损伤 多由弹片、子弹、火器或锐器贯通所致,常合并有其他器官损伤。

2.闭合性损伤　膀胱充盈时受到直接暴力,如下腹部撞击、挤压。

3.医源性损伤　膀胱镜检查、经尿道膀胱肿瘤电切术、前列腺电切术、膀胱碎石术都可造成膀胱损伤和穿孔。

二、病理

1.膀胱损伤　仅伤及膀胱黏膜或肌层,膀胱壁未穿破,可出现局部出血或形成血肿,无尿外渗,但可发生血尿。

2.膀胱破裂　分为腹膜外型、腹膜内型、混合型。

(1)腹膜外型:腹膜外型膀胱破裂较多见,常发生于骨盆骨折时。尿液与血液混合集聚于盆腔内。

(2)腹膜内型:腹膜内型膀胱破裂多发生于膀胱充盈时,尿液流入腹腔,可引起腹膜炎。

(3)混合型:即同时有腹膜内型及腹膜外型膀胱破裂,常合并其他器官损伤。

三、临床表现

1.休克　骨盆骨折合并大出血,膀胱破裂致尿外渗或腹膜炎,常发生休克。

2.排尿困难和血尿　有尿意,但不能排尿或仅能排出少量血尿。其原因是尿液流入腹腔或膀胱周围。

3.腹痛和腹膜刺激症状　腹膜内型膀胱破裂时,尿液流入腹腔引起全腹压痛、反跳痛及肌紧张,并有移动性浊音。腹膜外型膀胱破裂时,下腹部疼痛、压痛及肌紧张。膀胱壁轻度挫伤,仅有下腹部疼痛和少量终末血尿。

4.尿瘘　膀胱破裂与体表、直肠或阴道相通时,引起伤口漏尿、膀胱-直肠瘘、膀胱-阴道瘘。闭合性损伤在尿外渗感染后破溃,也可形成尿瘘。

四、辅助检查

1.导尿检查　导尿管插入膀胱后,如引流出300mL以上的清凉尿液,基本上可排除膀胱破裂;如顺利插入膀胱但不能导出尿液或仅导出少量血尿,则膀胱破裂的可能性大。此时可经导尿管注入灭菌生理盐水200~300mL,片刻后再吸出。若液体进出量差异大,提示膀胱破裂。

2.X线检查　腹部X线片可显示骨盆骨折。膀胱造影是诊断膀胱破裂最可靠的方法,自导尿管注入造影剂时和排出造影剂后摄片,若造影剂有外漏,则为膀胱破裂。

五、治疗原则

1.紧急处理　应积极抗休克治疗,如输液、输血,镇静及镇痛。应尽早用广谱抗生素预防感染。

2.保守治疗　可经尿道插入导尿管持续引流膀胱,保持尿液流出通畅,同时使用抗生素预防感染。保守治疗期间应密切观察有无盆腔血肿感染、持续出血和血块阻塞膀胱等现象。

3.手术治疗　病情严重者,应尽早施行手术。总的处理原则:①完全的尿流改道;②充分引流外渗的尿液;③闭合膀胱壁缺损。

六、护理

1. 护理评估

(1)术前评估

1)健康史和相关因素:包括患者的一般情况、受伤史、既往史等。①一般情况:患者的年龄、性别、婚姻、职业及运动爱好等。②受伤史:患者受伤的原因、时间、部位,暴力性质、强度和作用部位,就诊前采取的救治措施及效果;损伤后是否发生腹痛,腹痛的特点、程度和持续时间,有无放射痛和进行性加重;有无血尿、尿痛或排尿不畅。③既往史:有无膀胱损伤和手术史等。

2)身体状况。①局部:受伤处皮肤有无破裂、出血、淤斑及范围,局部有无肿胀及尿液渗漏;②全身:患者的血压、脉搏变化情况,有无休克的临床表现;③辅助检查:评估患者实验室、影像学等检查结果,以判断患者除膀胱损伤外,有无其他合并损伤。

3)心理-社会状况:患者对自身伤情的了解程度,对并发症的恐惧、焦虑程度;患者及其家属对所需治疗费用的承受能力。

(2)术后评估:有无继发性出血及感染的发生。

2. 护理问题

(1)恐惧与焦虑:与外伤打击、害怕手术和担心预后不良有关。

(2)组织灌流量改变:与膀胱破裂、骨盆骨折损伤血管出血;尿外渗或腹膜炎有关。

(3)潜在并发症:感染。

(4)排尿异常:与膀胱破裂不能储尿有关。

3. 护理措施

(1)减轻焦虑与恐惧

1)心理护理:主动关心、帮助患者了解,解释目前采用的治疗方法的可行性,消除患者及其家属的顾虑,以取得配合。

2)加强入院宣教和沟通:通过认真细致的工作态度、娴熟的技术取得患者及其家属的信任,并与患者及时沟通,尽量满足患者的合理要求,使患者的恐惧心理减轻甚至消失。

(2)维持体液平衡和有效循环血量

1)密切观察患者的生命体征:定时测量呼吸、脉搏、血压,准确记录尿量,了解患者的病情变化。

2)输液护理:根据患者内环境变化情况给予合理输液,必要时输血,维持有效循环血量,同时注意保持水、电解质及酸碱平衡。

(3)并发症的预防与护理:观察患者体温变化;及时了解血、尿常规检查结果;保持伤口清洁、干燥,注意观察引流物的量、色、性状及气味;保持各引流管引流通畅。若发现患者体温升高、伤口疼痛、引流管内容物及伤口渗出物为脓性、血白细胞计数和中性粒细胞比例上升,常提示有继发感染,应及时通知医生并遵医嘱应用抗菌类药物。

(4)排尿异常的护理:患者因膀胱破裂行手术修补后1周内不能自行排尿,需留置导尿或膀胱造中,对此类患者应加强导尿管或膀胱造口的护理。

1)留置导尿管:定时观察,保持引流管通畅,防止逆行感染;定时清洁、消毒尿道外口;鼓励患者多饮水;每周行尿常规化验及尿培养 1 次。遵医嘱 8~10d 后拔除导尿管。

2)膀胱造口管:定时观察,保持引流通畅;造口周围定期换药;每周行尿常规及尿培养检验 1 次。拔管时间一般为 10d 左右,但拔管前需先夹闭此管,观察患者排尿情况良好后再拔除膀胱造瘘管,拔管后造口适当堵塞纱布并覆盖。

4.护理评价

(1)患者的恐惧与焦虑是否减轻。

(2)患者的组织灌注量是否正常,生命体征是否平稳,皮肤是否温暖,毛细血管充盈是否正常。

(3)患者伤口及膀胱破口愈合情况,尿外渗引流及吸收情况,体温及白细胞计数是否正常,伤口有无感染。

(4)患者排尿异常状态是否得以纠正,是否恢复正常排尿。

七、健康教育

1.膀胱造口管或留置导尿管在拔除之前要夹闭导尿管,以使膀胱扩张到一定的容量,达到训练膀胱功能的目的后再拔除导尿管。

2.膀胱破裂合并骨盆骨折者有部分发生勃起功能障碍,患者在伤口愈合后须加强训练心理性勃起,并采取辅助性治疗。

第四节　尿道损伤患者的护理

尿道损伤是泌尿系统最常见的损伤,多发生于男性青壮年,可分为开放性、闭合性和医源性三类。开放性损伤多见于战伤和锐器伤,常伴有阴囊、阴茎、会阴部贯穿伤;闭合性损伤为挫伤或撕裂伤;医源性损伤是指尿道腔内器械操作不当所致的尿道内暴力伤。一般以外来暴力引起的闭合性损伤最常见。

一、病因

1.开放性损伤　因弹片、锐器伤所致。

2.闭合性损伤　常因外来暴力所致,多为挫伤或撕裂伤。会阴部骑跨伤可引起尿道球部损伤。骨盆骨折引起膜部尿道撕裂或撕断。经尿道器械操作不当可引起球膜部交界处尿道损伤。

二、病理

尿道损伤有以下四种病理类型:尿道挫伤、尿道裂伤、尿道断裂、尿外渗。

1.尿道挫伤　尿道内层损伤,阴茎筋膜完整。

2.尿道裂伤　尿道壁部分全层断裂,引起尿道周围血肿和尿外渗。

3.尿道断裂　尿道完全离断,断端退缩、分离、血肿和尿外渗明显,可发生尿潴留。

4.尿外渗　①尿道球部损伤时,使会阴、阴茎、阴囊和下腹壁肿胀、淤血;②骨盆骨折致尿道膜部断裂时,骨折端及盆腔血管丛的损伤可引起大出血,尿液外渗至耻骨后间隙和膀胱周围。

三、临床表现

1.休克 骨盆骨折所致后尿道损伤,可引起损伤性休克或失血性休克。

2.疼痛 尿道球部损伤时会阴部肿胀、疼痛,排尿时加重。后尿道损伤表现为下腹部疼痛,局部肌紧张、压痛。合并骨盆骨折者,移动时疼痛加剧。

3.尿道出血 前尿道破裂时可见尿道外口流血,后尿道破裂时可无尿道外口流血或仅少量血液流出。

4.排尿困难 尿道挫裂伤后因局部水肿或疼痛性括约肌痉挛,发生排尿困难。尿道断裂时,则可发生尿潴留。

5.血肿及尿外渗 尿道骑跨伤或后尿道损伤引起尿生殖膈撕裂时,会阴、阴囊部出现血肿及尿外渗,并发感染时则出现全身中毒症状。

四、辅助检查

1.导尿 检查尿道是否连续、完整。若能顺利进入膀胱,说明尿道连续而完整。

2.X线检查 骨盆前、后位片显示骨盆骨折。尿道造影可确定损伤部位。

五、治疗原则

1.紧急处理 合并休克者首先应抗休克治疗;尿潴留不宜导尿或未能立即手术者,可行耻骨上膀胱穿刺。

2.非手术治疗 闭合性损伤应首先在严格无菌条件下试插导尿管,如试插成功,应留置导尿管7~14d作为支架,以利于尿道的愈合。

3.手术治疗 试插导尿管不成功者考虑手术治疗。

六、护理

1.护理问题

(1)恐惧与焦虑:与外伤打击、害怕手术和担心预后不良有关。

(2)组织灌流量改变:与创伤、骨盆骨折损伤血管出血,以及尿外渗或腹膜炎有关。

(3)排尿异常:与尿路感染、尿道损伤、尿瘘及尿道狭窄有关。

(4)潜在并发症:如感染。

2.护理措施

(1)有效缓解患者的恐惧与焦虑

1)心理护理:对患者进行正确的引导,热情接待,做好入院宣教。和蔼亲切的态度、周到礼貌的语言可使患者感受到关心和尊重,产生信任,减轻负面情绪的影响,可有效缓解其焦虑和恐惧。

2)形象示范:介绍病区环境及管床医生、护士;以认真细致的工作态度和精湛的医术、护理取得患者的信任,尽量满足患者的合理需求,从而化解患者的恐惧心理。

(2)维持体液平衡

1)观察生命体征:准确测量血压、脉搏、呼吸,准确记录尿量,掌握内环境变化状况。

2)输液护理:根据患者内环境变化情况和医嘱给予合理输液,必要时输血,以维持体液、电解质及酸碱平衡。

(3)排尿异常的护理:尿道断裂经修复后并发尿道狭窄可导致排尿困难,属临床常见,应告知患者无须过于担心,遵医嘱定期进行尿道扩张,并根据排尿困难的程度制订尿道扩张的间隔时间。由于尿道扩张有较重的疼痛,患者会产生恐惧心理,此时除向患者解释此治疗的必要性外,还应在进行尿道扩张时根据医嘱采取镇痛措施,如应用镇静、镇痛药,尿道内给予表面麻醉药物等,以减轻患者的痛苦。

(4)并发症的预防及护理:观察患者的体温及伤处的变化情况,尿道断裂后血、尿外渗容易导致感染,表现为伤处肿胀、搏动性疼痛、体温升高,如发现异常表现应立即通知医生处理,协助引流伤口,并选择有效抗菌药物和合理应用。

七、健康教育

1.前后尿道损伤经手术修复后尿道狭窄的发生率较高,患者需要定期进行尿道扩张,以避免尿道狭窄,进而导致排尿障碍。

2.继发勃起功能障碍者应训练心理勃起加辅助性治疗。

第九章　常见骨科疾病患者的护理

第一节　牵引术与护理

牵引术在骨科治疗中应用很广泛,是利用适当的持续牵引力和对抗牵引力达到对患肢的复位和固定作用,包括皮肤牵引、兜带牵引和骨牵引。主要作用如下:①骨折、脱位的整复和维持复位;②稳定骨折断端,有缓解疼痛和便于骨折愈合的作用;③使轻、中度突出的椎间盘复位,减轻脊髓和神经根压迫症状;④使患肢相对固定,防止病理性骨折;⑤矫正和预防关节屈曲挛缩畸形;⑥解除肌肉痉挛,改善静脉血液回流,消除肢体肿胀;⑦便于患肢伤口的观察、冲洗和换药。

一、种类

有皮肤牵引、兜带牵引和骨牵引三种。

1. 皮肤牵引　将宽胶布粘贴于患肢皮肤上,通过皮肤牵拉肌肉带动骨骼对骨折进行复位和固定的方法。因此法牵引重量小、力量弱,故仅适用于老年人、小儿等肌肉不发达的患者,用于四肢牵引。皮肤牵引重量一般为体重的 1/10。

2. 兜带牵引　利用布带或海绵兜带托住身体突出部位施加牵引力,对骨折部位进行牵引。有颌枕带牵引、骨盆带牵引、骨盆兜悬吊牵引、脊柱兜带悬吊牵引。

3. 骨牵引　即将不锈钢针贯穿于骨质坚硬部位,通过重量牵引钢针带动骨骼对骨折进行复位和固定的方法。由于牵引重量大、力量强,适用于青壮年等肌肉发达的患者。牵引的重量依骨折部位而定,通常颈椎骨折行颅骨牵引,重量为 2~4kg;肱骨干骨折时行尺骨鹰嘴牵引,重量为体重的 1/20~1/15;股骨干骨折时行胫骨结节牵引,重量为体重的1/10~1/7;胫骨骨折时行跟骨结节牵引,重量为体重的 1/15~1/10。

二、护理

(一)护理评估

1. 术前评估

(1)局部皮肤状况:了解牵引处周围皮肤受损情况,患肢皮肤是否需要清洁,必要时剃除较长的毛发。

(2)身体状况:了解意识状态、营养状况,有无慢性病史、药物过敏史,以及生活自理能力等。

(3)心理和社会状况:患者及其家属是否了解与治疗相关的知识、是否焦虑,以及家属照护能力等。

2. 术后评估　评估肢体血运、感觉和运动情况,以及皮肤颜色、温度、动脉搏动情况,了解关节活动是否正常;牵引有效性情况,并发症和预后的情况。

(二)护理问题

1.疼痛　与软组织损伤、骨折等有关。

2.自理缺陷　与躯体活动障碍、治疗限制等有关。

3.焦虑　与骨折影响学习、生活和工作,以及对预后的担忧等有关。

4.有失用综合征的危险　与长期卧床、治疗制动、畸形等有关。

5.有皮肤完整性受损的危险　与长期卧床和使用牵引术有关。

6.潜在并发症　周围神经损伤、脊髓损伤、血管损伤、脂肪栓塞、感染、骨筋膜室综合征等。

(三)护理措施

1.操作前的准备和护理

(1)向患者及其家属解释牵引的意义、目的、步骤及注意事项,以便配合。

(2)局部准备:牵引肢体局部皮肤必须用肥皂和清水擦洗干净,去除油污。必要时剃毛。行颅骨牵引时,应剃除全部头发。

(3)了解药物过敏史:骨牵引术前应询问患者药物过敏史,尤其是普鲁卡因过敏史,如过敏,可改用1%利多卡因。

(4)牵引前摆好患者体位,协助医生进行牵引。

(5)准备牵引用物:皮牵引应备胶布、纱布绷带、扩张板、安息香酸酊和海绵牵引带;骨牵引应备骨牵引器械包(内备骨圆针和克氏针、手摇钻、骨锤)、切开包、牵引弓等手术器械;另外还需准备牵引床、牵引架、牵引绳、牵引锤等。布朗-毕洛架及托马斯架应包扎平整。

皮肤牵引时应根据肢体的粗、细、长、短选择适当的海绵牵引带或胶布。胶布两头分叉劈开,以扩展其宽度。在胶布长度中点黏着面上放置比肢端稍宽的中央有孔的扩张板。

2.操作中的配合

(1)皮肤牵引

1)胶布牵引:局部皮肤涂以安息香酸酊(婴幼儿除外),以增加黏合力及减少对胶布过敏反应。在骨隆突处加衬垫,防止局部压迫。沿肢体纵轴粘贴胶布于肢体两侧并使之与皮肤紧贴,平整无皱折。胶布外用绷带缠绕,防止松脱。加上牵引重量,借牵引绳通过滑轮进行皮牵引。

2)海绵带牵引:将海绵带平铺于床上,必要时骨突处垫以棉花或纱布,扣上尼龙搭扣,拴好牵引绳。安装牵引架,上牵引锤,并悬离地面。

(2)骨牵引

1)选择进针部位:包括尺骨鹰嘴、股骨髁上、胫骨结节、跟骨、颅骨。

2)局部皮肤消毒,铺巾、局麻:做皮肤小切口,协助医生用手摇钻将牵引针钻入骨质,并穿过骨质从对侧皮肤穿出。针孔处皮肤用乙醇纱布覆盖。

3)安装相应的牵引弓:系上牵引绳,通过滑车,加上所需重量进行牵引。

4)防止损伤:牵引针的两端套上软木塞或有胶皮盖的小瓶,以免刺伤皮肤或划破被褥。

5)颅骨牵引:用安全钻头钻穿颅骨外板,将牵引弓两侧的钉尖插入此孔,旋紧固定螺丝,扭紧固定,以防滑脱。

(3)兜带牵引

1)枕颌带牵引:患者取坐位或卧位。用枕领带兜住下颌及后枕部,定时、间歇牵引。常用于颈椎骨折、脱位、颈椎结核、颈椎病等。牵引时,避免带子压迫两耳及头面两侧。

2)骨盆牵引:将骨盆兜带包托于骨盆,在骨盆兜带上加适当重量,可定时间歇牵引。也可将特制胸部兜带拴在床架上或将床尾抬高 20~35cm 行反牵引。常用于腰椎间盘突出症的治疗。

3)骨盆悬吊牵引:将兜带从后方包托住骨盆,前方两侧各系牵引绳,交叉至对侧上方通过滑轮及牵引支架进行牵引。常用于骨盆骨折的复位与固定。

3. 操作后的护理

(1)凡新做牵引的患者,应列入交接班项目。

(2)加强生活护理:持续牵引的患者往往活动不便,生活不能完全自理。应协助患者满足正常生理需要,如协助洗头、擦浴,教会患者使用床上拉手、床上便盆等。

(3)保持有效牵引:须注意以下事项。①皮肤牵引时胶布绷带有无松脱,扩张板位置是否正确;若出现移位,应及时调整。颅骨牵引时,每天检查牵引弓,并拧紧螺母,防止牵引脱落。②牵引重锤应保持悬空,牵引重量不可随意增减或移去,以免影响骨折的愈合。③牵引绳不可随意放松,也不应有其他外力作用,以免影响牵引力。④保持对抗牵扯引力量。颅骨牵引时,应抬高床头;下肢牵引时,应抬高床尾 15~30cm。若身体移位、抵住了床头或床尾,应及时调整,以免失去反牵引作用。⑤告知患者及其家属牵引期间始终保持正确位置,牵引方向与脚、肢体长轴应成直线,以达到有效牵引。

(4)维持有效血液循环:皮肤牵引时,密切观察患者患肢末梢血液循环情况。检查局部包扎有无过紧、牵引重量是否过大。若局部出现发绀、肿胀、发冷、麻木、疼痛、运动障碍及脉搏细弱时,应详细检查、分析原因并及时报告医生。

(5)局部皮肤护理:注意观察胶布牵引患者胶布边缘皮肤有无水疱或皮炎。若有水疱,可用注射器抽吸并给予换药;若水疱面积较大,应立即去除胶布,暂停牵引或换用其他牵引方法。

(6)预防感染:骨牵引时,穿针处皮肤应保持清洁,以无菌敷料覆盖。每天用 75%乙醇消毒穿针处,以防感染。若牵引针有滑动移位,应消毒后予以调整。

(7)避免过度牵引:对骨折或脱位患者,应每天测量牵引肢体的长度,以免牵引过度。在牵引日只后可通过 X 线透视或摄片了解骨折对位情况,并及时调整。牵引重量可先加到适宜的最大量,复位后逐渐减少。对关节挛缩者,应以逐渐增加为原则。部位不同、牵引重量也有所不同。

(8)预防并发症:对于牵引患者应注意观察并预防足下垂、压疮、坠积性肺炎、泌尿系统感染、便秘、血栓性静脉炎等并发症。

1)足下垂:腓总神经位置较浅,容易受压,引起足下垂。下肢水平牵引时,距小腿关节呈自然足下垂位,加之关节不活动,会发生跟腱挛缩和足下垂。因此,下肢水平牵引时,应在膝外侧垫棉垫,防止压迫腓总神经。应用足底托板将距小腿关节置于功能位。若病情许可,应定时做距小腿关节活动,预防足下垂。

2)压疮:由于持续牵引和长期卧床,骨隆突部位,如肩胛部、骶尾部、足跟、距小腿关节等处易受压形成压疮,故应用棉垫、软枕、棉圈、气垫等加以保护。保持床单元清洁、平整和干燥。

3)坠积性肺炎:长期卧床、头低脚高位,尤其是抵抗力差的老年人,易发生坠积性肺炎。鼓励患者每天定时利用牵引架上拉手抬起上身,做深呼吸运动及有效咳嗽,以利肺部扩张。在保持有效牵引的条件下,协助患者每天定时变换体位。

4)便秘:与长期卧床及水分摄入不足有关。鼓励患者多饮水、进食含高纤维食物。每天做腹部按摩,刺激肠蠕动。若已发生便秘,则遵医嘱服用缓泻剂。

5)血栓性静脉炎:指导患者进行有规律的功能锻炼,如股四头肌等长收缩、各关节的全范围活动。

(9)功能锻炼:根据病情指导患者做肌肉等长舒缩或关节活动的功能锻炼,以防肌肉萎缩、关节僵硬。可利用骨科床的悬挂拉手等进行。

第二节　石膏绷带术与护理

医用石膏是天然生石膏($CaSO_4 \cdot 2H_2O$)加热脱水而成为熟石膏($CaSO_4 \cdot 0.5H_2O$)。当熟石膏遇到水分时,可重新结晶而硬化。石膏绷带卷是将熟石膏粉撒在特制的稀孔纱布绷带上用木板刮匀,卷制而成。当石膏绷带经温水浸泡后,包在需要固定的肢体上,5~10min后可硬结成型,并逐渐干燥紧固,对患肢起有效的固定作用。骨科治疗中,利用石膏这种特性,制造所需石膏模型,达到固定骨折、制动肢体的作用。近年来,粘胶石膏绷带的使用较为广泛,是将胶质黏合剂与石膏粉完全混合后牢固地黏附在支撑纱布上制成,使石膏绷带的处理更为清洁、舒适。常用的石膏类别主要有石膏托、石膏管型、石膏床、石膏背心、石膏围腰、石膏围领、髋人字形石膏、蛙式石膏及肩人字形石膏。

一、适应证

1.骨折复位后的固定。

2.关节操作或脱位复位后的固定。

3.周围神经、血管、肌腱断裂或损伤,手术修复后的制动。

4.急、慢性骨和关节炎症的局部制动。

5.畸形矫正术后矫形位置的维持和固定。

二、禁忌证

1.全身情况差,如心、肺、肾功能不全,进行性腹水等。

2.伤口发生或疑有厌氧菌感染。

3.孕妇禁忌做躯干部大型石膏。

4.年龄过大、新生儿、婴幼儿及身体衰弱者不宜做大型石膏。

三、护理

(一)护理评估

1.术前评估

(1)局部皮肤状况:排除厌氧菌感染可能,做好伤口处理,并将固定部位清洗干净。

(2)身体状况:了解年龄、慢性病史,有无心、肺、肾功能不全,有无进行性腹水。

(3)心理和社会状况:患者及其家属是否了解与治疗相关的知识。

2.术后评估　评估肢体血运、感觉和运动情况,了解关节活动是否正常,并发症和预后的情况。

(二)护理问题

1.疼痛　与软组织损伤、骨折等有关。

2.自理缺陷　与躯体活动功能障碍、治疗限制等有关。

3.焦虑　与骨折影响正常学习、生活和工作及对预后的担忧等有关。

4.有失用综合征的危险　与长期卧床、治疗制动、畸形等有关。

5.有皮肤完整性受损的危险　与长期卧床有关。

6.潜在并发症　关节僵直、化脓性皮炎、骨筋膜室综合征等。

(三)护理措施

1.操作前的准备和护理

(1)解释:向患者及其家属说明石膏固定的必要性,并告知肢体关节必须固定在功能位或所需的特殊体位,中途不能随意变动。

(2)器材准备:石膏绷带、衬垫、绷带、温水(40℃左右)、石膏操作台。

2.操作中的配合和护理

(1)配合固定:清洗患肢皮肤,如有伤口先更换敷料。用手掌扶托或固定肢体于所需位置。

(2)覆盖衬垫:在石膏固定处的皮肤表面覆盖一层衬垫,可用棉织筒套、棉垫或棉纸,以防局部受压形成压疮。

(3)浸透石膏:将石膏卷平放并完全浸没在水中。等石膏卷停止冒气泡,完全浸透后,两手持石膏卷两头取出,并向中间轻挤,以挤出过多水分。

(4)石膏包扎:使石膏卷贴着躯体向前推动,边推边在绷带上抚摩以使绷带各层贴合紧密,无缝隙且平滑无褶。推时应从肢体近侧向远侧推,每一圈绷带盖住上一圈绷带的下1/3。一般包5~7层,绷带边缘、关节部及骨折部多包2~3层。切勿将石膏绷带卷翻转扭曲包扎,石膏不可过紧或过松。

(5)捏塑:石膏未定型前,根据局部解剖特点适当捏塑及整理,使石膏在干固过程中固定牢稳而不移动位置。重点注意几个关节部位。在石膏表面涂上石膏糊,加以抚摩,使表面平滑。四肢石膏绷带应露出手指或足趾,以便观察肢体末端血液循环、感觉和运动,同时可做功能锻炼。

(6)包边:将衬垫从内面向外拉出一些,包在石膏边缘,若无衬垫,可用一宽胶布沿石膏边包起。在石膏表面涂上石膏糊,使表面平滑。

(7)标记:用红记号笔在石膏外标记石膏固定的日期及预定拆石膏的日期。

(8)干燥:石膏一般自然风干,天气较冷时可用热风机吹干,注意经常移动,以吹及整个石膏。若石膏未干燥时应用衬垫垫好,以防对骨突部位产生压迫及石膏折断、变形;不可用手指压迫石膏表面,托起时应用手掌而非手指,以防局部向内凹陷。

(9)开窗:石膏未干前,为便于局部检查或伤口引流、交换敷料等,可在相应部位石膏上开窗。方法是先用铅笔划出范围,用石膏刀沿画线向内侧斜切,边切边将切开的石膏向上拉直至切开。已经开窗的石膏须用棉花堵塞后包好,或将石膏盖复原后,用绷带加压包紧,以防软组织向外突出。

3.操作后的护理

(1)石膏干固前的护理

1)加快干固:石膏从硬固到完全干固需 24~72h;应创造条件加快干固,可适当提高室温或用灯泡烤箱、红外线照射烘干。但应注意石膏传热,温度不宜过高,以防灼伤。

2)搬运:用手掌托石膏固定的肢体,维持机体的位置,避免石膏折断。

3)体位:潮湿的石膏容易折断、受压、变形,故须维持石膏固定的位置直至石膏完全干固,患者需卧硬板床,用软枕妥善垫好石膏。术后 8h 内患者勿翻身,8~10h 后协助翻身。翻身及改变体位时应注意保护石膏,避免折断。四肢包扎石膏时需将患肢抬高,以预防肢体肿胀及出血。石膏背心与人字形石膏患者勿在头及肩下垫枕,避免胸腹部受压。下肢石膏应防足下垂及足外旋。

4)保暖:寒冷季节注意保温。未干固的石膏需覆盖毛毯时应用支架托起。

(2)石膏干固后的护理

1)护理观察

①观察皮肤色泽、温度:石膏边缘处皮肤有无颜色和温度改变,有无压疮。石膏下皮肤可借助手电筒和反光镜观察。

②末端血液循环:观察石膏固定肢体的末端血液循环情况,注意评估"5P"征(疼痛、苍白、感觉异常、麻痹及脉搏消失)。若患者出现以上任何一种异常,表明肢体末梢血液循环障碍或神经受压,应立即通知医生采取措施,以避免严重并发症;如石膏夹板固定者可剪除绷带,重新固定;管形石膏固定者应将石膏一侧或双侧沿长轴方向剖开,直到皮肤完全暴露为止。血液循环改善后,再在其间隙填以棉花用软绷带包扎;若仍不能缓解,应拆除全部石膏进行检查。

③石膏:有无潮湿、污染、变形或断裂;有无过紧或过松;有无异常"热点"。

④感染迹象:注意有无生命体征变化、石膏内有无异味、有无血常规异常等。

⑤石膏综合征:注意身体石膏固定的患者有无持续恶心、反复呕吐、腹胀及腹痛等石膏综合征表现。

⑥出血或渗出:注意石膏下有无出血或渗出。若血液或渗出石膏外,用笔标记出范

围、日期,予详细记录,并报告医生。必要时协助医生开窗以彻底检查。

2)皮肤护理:对石膏边缘及受压部位的皮肤予以理疗。保持石膏末端暴露的手指和(或)足趾、指和(或)趾甲清洁,以便观察。髋人字形石膏及石膏背心固定者,大小便后应清洁臀部及会阴,并注意勿污染及弄湿石膏。避免患者将异物放入石膏内、搔抓石膏下皮肤和将石膏内衬垫取出。在患者翻身时注意扫去床上的石膏渣,保持床单元清洁平整,以防发生皮肤破损和感染。

3)石膏清洁:保持石膏清洁干燥,石膏污染时可用布沾洗涤剂擦拭,清洁后立即擦干。及时更换断裂、变形和严重污染的石膏。

4)石膏切开及更换:肢体肿胀时,为防止血管和神经受压,可将石膏切开。切开时注意全层、全长切开,以充分减压和避免伤及皮肤。石膏管型固定后,若因肢体肿胀消退或肌萎缩而失去固定作用时,应予重新更换,以防骨折错位。

5)预防并发症

①骨筋膜室综合征:石膏硬固后内容量无松弛余地,因此,如果包扎过紧或肢体出现进行性肿胀时,可造成肢体(尤其是前臂或小腿肌群)骨筋膜室内的肌肉和神经组织因急性严重缺血而发生一系列病理改变,出现肌肉缺血、坏死,进而发生缺血性肌挛缩,甚至肢体坏疽,称为骨筋膜室综合征。

②压疮:多因石膏绷带包扎压力不均匀,使石膏凹凸不平或关节塑形差所致,也可因石膏尚未凝固定型时用手指支托石膏,或在石膏上放置重物,造成石膏变形。上述原因使石膏内壁对肢体固定部位造成压迫,进而形成压疮。

③失用性骨质疏松:大型石膏固定范围广泛、固定时间长,即使进行功能锻炼也容易发生失用性骨质疏松。骨质疏松致使大量钙盐从骨骼中逸出进入血液并从肾排出。因此,骨质疏松不仅不利于骨质修复和骨折愈合,还容易造成泌尿系统结石。

④关节僵直:因受伤肢体长时间固定而忽略了功能锻炼,致使静脉血液和淋巴液回流不畅,患肢组织中有浆液纤维性渗出物和纤维蛋白沉积,使关节内外组织发生粘连,同时关节囊和周围肌肉挛缩,从而造成僵直,关节活动出现不同程度的障碍。

⑤化脓性皮炎:因固定部位皮肤不洁,有擦伤及软组织挫伤,或因局部压迫而出现水疱,破溃后可形成化脓性皮炎。

6)功能锻炼:每天坚持主动和被动活动,防止肌萎缩、关节僵硬、失用性骨质疏松。指导患者加强未固定部位的功能锻炼,如臂部石膏者可活动肩关节及指关节。固定部位可进行肌等长收缩。在病情许可的情况下,鼓励患者尽可能生活自理,以增进患者的独立感及自尊。

7)石膏拆除:拆石膏前需向患者解释,石膏锯不会切到皮肤,使用时可有振动、压迫及热感,但无痛感。石膏拆除后,患者可能产生一种变轻的感觉。石膏下的皮肤一般有一层黄褐色的痂皮或死皮、油脂等;其下的新生皮肤较为敏感,避免搔抓,可用温水清洗后,涂一些润肤霜等保护皮肤,每天按摩局部。由于长时间固定不动,开始活动时肢体可能产生一些新的不适或疼痛,以后逐渐减轻。

第三节 锁骨骨折患者的护理

锁骨骨折多发生于锁骨外、中 1/3 交界处,是常见的骨折之一,占全身骨折的 6%。患者多为儿童和青壮年。

锁骨为 1 个"S"形的长骨,横行位于胸部前上方,有 2 个弯曲,内侧 2/3 呈三棱棒形,向前凸起,外侧 1/3 扁平,凸向后方。其内侧端与胸骨柄构成胸锁关节,外侧端与肩峰形成肩锁关节,从而成为上肢与躯干之间联系的桥梁。

一、病情评估

1.病史 评估患者受伤的原因、时间,受伤的姿势,外力的方式、性质,骨折的轻重程度;评估患者受伤时的身体状况及病情发展情况;了解伤后急救处理措施。

2.身体状况评估 ①评估患者全身情况:评估意识、体温、脉搏、呼吸、血压等情况,观察有无休克和其他损伤;②评估患者局部情况;③评估牵引、石膏固定或夹板固定是否有效,观察有无胶布过敏反应、针眼感染、压疮、石膏变形或断裂,夹板或石膏固定的松紧度是否适宜等情况;④评估患者自理能力、患肢活动范围及功能锻炼情况;⑤评估开放性骨折或手术伤口有无出血、感染征象。

3.心理及社会评估 由于损伤发生突然,给患者造成的痛苦大,而且患病时间长,并发症多,就需要患者及其家属积极配合治疗。因此应评估患者的心理状况,了解患者及其家属对疾病、治疗及预后的认知程度,家庭的经济承受能力,对患者的支持态度及其他的社会支持系统情况。

4.临床特点 局部肿胀、疼痛,锁骨中外 1/3 畸形。肩关节活动受限,患肩下垂,患者常以健手扶托患肘以减轻因牵拉造成的疼痛。局部压痛,可摸到移位的骨折端,可触及异常活动与骨擦感。

5.辅助检查 疑有锁骨骨折时需拍 X 线片确定诊断。一般中 1/3 锁骨骨折拍摄前后位及向头倾斜 45°斜位相。拍摄范围应包括锁骨全长、肱骨上 1/3、肩胛带及上肺野,必要时需另拍摄胸 X 线片。前后位相可显示锁骨骨折的上下移位,斜位相可观察骨折的前后移位。

婴幼儿的锁骨无移位骨折或青枝骨折有时在原始 X 线像上难以明确诊断,可于伤后 5~10d 再复查拍片,常可呈现有骨痂形成。

锁骨内 1/3 前后位 X 线片与纵隔及椎体相重叠,不易显示出骨折。拍摄向头倾斜 40°~45°X 线片,有助于发现骨折线。有时需行 CT 检查。

二、护理问题

1.有体液不足的危险 与创伤后出血有关。

2.疼痛 与损伤、牵引有关。

3.有周围组织灌注异常的危险 与神经血管损伤有关。

4.有感染的危险 与损伤有关。

5. 躯体移动障碍　与骨折脱位、制动、固定有关。

6. 潜在并发症　脂肪栓塞综合征、骨筋膜室综合征、关节僵硬等。

7. 知识缺乏　缺乏康复锻炼知识。

8. 焦虑　与担忧骨折预后有关。

三、护理目标

患者生命体征稳定;患者疼痛缓解或减轻,舒适感增加;能维持有效的组织灌注;未发生感染或感染得到控制;保证骨折固定效果,患者在允许的限度内保持最大的活动量;预防并发症的发生或及早发现、及时处理;患者了解功能锻炼知识;患者焦虑程度减轻。

四、护理措施

1. 非手术治疗及术前护理

(1)心理护理:青少年及儿童锁骨骨折后,因担心肩部、胸部畸形,影响发育和美观,常会产生焦虑、烦躁心理。应告知其锁骨骨折只要不伴有锁骨下神经、血管损伤,即使是在叠位愈合,也不会影响患侧上肢的功能,局部畸形会随着时间的推移而减轻甚至消失,治疗效果较好,以消除患者心理障碍。

(2)饮食:给予高蛋白、高维生素、高钙及粗纤维饮食。

(3)体位:局部固定后,宜睡硬板床,取半卧位或平卧位,避免侧卧位,以防外固定松动。平卧时不用枕头,可在两肩胛间垫上一个窄枕,使两肩后伸外展;在患侧胸壁侧方垫枕,以免悬吊的患肢肘部及上臂下坠。患者初期对去枕不习惯,有时甚至自行改变卧位,应向其讲清治疗卧位的意义,使其接受并积极配合。告诉患者日间活动不要过多,尽量卧床休息,离床活动时用三角巾或前臂吊带将患肢悬吊于胸前,双手叉腰,保持挺胸、提肩姿势,可缓解对腋下神经、血管的压迫。

(4)病情观察:观察上肢皮肤颜色是否发白或发绀、温度是否降低,感觉是否麻木,如有上述现象,可能是"8"字绷带包扎过紧所致。应指导患者双手叉腰,尽量使双肩外展后伸,如症状仍不缓解,应报告医生适当调整绷带,直至症状消失。"8"字绷带包扎时禁忌做肩关节前屈、内收动作,以免腋部血管神经受压。

(5)功能锻炼

1)早、中期:骨折急性损伤经处理后2~3d,损伤反应开始消退,肿胀和疼痛减轻,在无其他不宜活动的前提下,即可开始功能锻炼。

准备:仰卧于床上,两肩之间垫高,保持肩外展后伸位。

第1周:做患肢近端与远端未被固定的关节所有轴位上的运动,如握拳、伸指、分指、屈伸、腕绕环、肘屈伸、前臂旋前、旋后等主动练习,幅度尽量大,逐渐增大力度。

第2周:增加肌肉的收缩练习,如捏小球、抗阻腕屈伸运动。

第3周:增加抗阻的肘屈伸与前臂旋前、旋后运动。

2)晚期:骨折基本愈合,外固定物去除后进入此期。此期锻炼的目的是恢复肩关节活动度,常用的方法有主动运动、被动运动、助力运动和关节主动牵伸运动。

第1~2天:患肢用三角巾或前臂吊带悬挂胸前站立位,身体向患侧侧屈,做肩前后摆动;身体向患侧侧屈并略向前倾,做肩内外摆动。应努力增大外展与后伸的运动幅度。

第3~7天:开始做肩关节各方向和各轴位的主动运动、被动运动和肩带肌的抗阻练习,如双手握体操棒或小哑铃,左右上肢互助做肩的前上举、侧后举和体后上举,每个动作5~20次。

第2周:增加肩外展和后伸主动牵伸。双手持棒上举,将棍棒放颈后,使肩外展、外旋,避免做大幅度和大力的肩内收与前屈练习。

第3周:增加肩前屈主动牵伸,肩内外旋牵伸。双手持棒体后下垂将棍棒向上提,使肩内旋。

以上练习的幅度和运动量以不引起疼痛为宜。

2.术后护理

(1)体位:患侧上肢用前臂吊带或三角巾悬吊于胸前,卧位时去枕,在肩胛区垫枕使两肩后伸,同时在患侧胸壁侧方垫枕,防止患侧上肢下坠,保持上臂及肘部与胸部处于平行位。

(2)症状护理

1)疼痛:疼痛影响睡眠时,适当给予镇痛、镇静药。

2)伤口:观察伤口有无渗血、渗液情况。

(3)一般护理:协助患者洗漱、进食及排泄等,指导并鼓励患者做些力所能及的自理活动。

(4)功能锻炼:在术后固定期间,应主动进行手指握拳、腕关节的屈伸、肘关节屈伸及肩关节外展、外旋和后伸运动,不宜做肩前屈、内收的动作。

五、康复与健康指导

1.休息　早期卧床休息为主,可间断下床活动。

2.饮食　多食高蛋白、高维生素、含钙丰富、刺激性小的食物。

3.固定　保持患侧肩部及上肢于有效固定位,并维持3周。

4.功能锻炼　外固定的患者需保持正确的体位,以维持有效固定,进行早、中期的锻炼,避免肩前屈、内收动作。解除外固定后则加强锻炼,着重练习肩的前屈、肩旋转活动,如两臂做划船动作。值得注意的是,应防止两种倾向:①放任自流,不进行锻炼;②过于急躁,活动幅度过大,力量过猛,造成软组织损伤。

5.复查时间及指征　术后1个月、3个月、6个月需进行X线片复查,了解骨折愈合情况。有内固定者,于骨折完全愈合后取出。对于手法复位外固定患者,如出现下列情况须随时复查:骨折处疼痛加剧,患肢麻木,手指颜色改变、温度低于或高于正常等。

第四节　肩关节脱位患者的护理

肩关节脱位由直接和间接暴力所致,占全身关节脱位的40%以上,且多发生于青壮年,男性多于女性。分前脱位、后脱位,以前者较多见。肩关节前脱位以间接暴力引起者最多见,有传导暴力和杠杆暴力2种。因脱位后肱骨头所在的位置不同,又分为肩胛盂下脱位、喙突下脱位和锁骨下脱位。

一、病情评估

1. 病史　①评估患者受伤的原因、时间,受伤的姿势,外力的方式、性质,骨折的轻重程度;②评估患者受伤时的身体状况及病情发展情况;③了解伤后急救处理措施。

2. 身体状况评估　①评估患者全身情况:评估意识、体温、脉搏、呼吸、血压等情况,观察有无休克和其他损伤;②评估患者局部情况:局部有无肿胀、左肩畸形、肩峰异常突起;③评估牵引、石膏固定或夹板固定是否有效,石膏是否变形或断裂,夹板或石膏固定的松紧度是否适宜等情况;④评估患者自理能力、患肢活动范围及功能锻炼情况。

3. 心理-社会评估　由于发生突然,给患者造成的痛苦大,而且患病时间长,并发症多,就需要患者及其家属积极配合治疗。因此应评估患者的心理状况,了解患者及其家属对疾病、治疗及预后的认知程度,家庭的经济承受能力,对患者的支持态度及其他的社会支持系统情况。

4. 临床特点

(1)患肩疼痛、肿胀、活动障碍,肩部失去原有圆隆曲线,呈方肩畸形。肩胛盂处有空虚感,有时伴有血管神经损伤。

(2)Dugas 征阳性:将患侧肘部紧贴胸壁时,手掌不能搭到健侧肩部;将手掌搭在健侧肩部时,肘部无法贴近胸壁,称 Dugas 征阳性。

5. 辅助检查　X 线征象按肱骨头分离的程度和方向,分为以下几型。

(1)肩关节半脱位:关节间隙上宽下窄。肱骨头下移,尚有一半的肱骨头对向肩盂。

(2)肩关节前脱位:最多见。其中以喙突下脱位尤为常见。正位片可见肱骨头与肩盂和肩胛颈重叠,位于喙突下 0.3~1.0cm 处。肱骨头呈外旋位,肱骨干轻度外展。肱骨头锁骨下脱位和盂下脱位较少见。

(3)肩关节后脱位:少见。值得注意的是正位片肱骨头与肩盂的对位关系尚好,关节间隙存在,极易漏诊。只有在侧位片或腋位片才能显示肱骨头向后脱出,位于肩盂后方。

二、护理问题

1. 疼痛、肺胀　与脱位、牵引有关。

2. 躯体移动障碍　与骨折脱位、制动、固定有关。

3. 知识缺乏　缺乏外固定与康复锻炼知识。

4. 焦虑　与担忧预后有关。

三、护理目标

患者生命体征稳定;患者疼痛缓解或减轻,舒适感增加;保证固定效果,患者在允许的限度内保持最大的活动量;患者了解功能锻炼知识;患者焦虑程度减轻。

四、护理措施

1. 常规护理

(1)心理护理:给予患者生活上的照顾,及时解决患者的困难,给患者精神安慰,减轻患者紧张心理。

（2）活动指导：抬高患肢，以利于静脉回流，减轻肿胀；指导患者进行正确的功能锻炼；协助医生及时复位，并向患者讲述复位后固定的重要性，防止习惯性脱位。

2. 病情观察

（1）石膏固定者，观察末梢血液循环情况，肢端出现肿胀、麻木、皮肤发绀、皮温降低及疼痛，说明有血液循环障碍，应报告医生及时处理。

（2）牵引患者应观察是否为有效牵引，有无压迫神经的症状，保持患肢的功能位。

3. 疼痛的护理 疼痛时给镇痛药，局部早期可冷敷，超过 24h 局部热敷以减轻肌肉痉挛引起的疼痛；抬高患肢，保持功能位，以利消除肿胀；指导患者早期进行功能锻炼。

4. 准备手术的患者 做好术前准备及术后护理。

五、康复与健康指导

为了促进关节功能的早日恢复，防止关节功能障碍，避免发生再脱位，在关节脱位复位数日后，就要开始适当的关节周围肌肉的收缩活动和其他关节的主动运动。

第十章　常见小儿疾病患者的护理

第一节　急性阑尾炎患者的护理

急性阑尾炎是儿童常见的急腹症,可发生于任何年龄,新生儿及婴幼儿阑尾炎也有报道。临床表现多变,易被误诊,若能正确处理,绝大多数患儿可以治愈,但如延误诊断治疗,可引起严重并发症,甚至造成死亡。

一、临床特点

1.腹痛　多起于脐周或上腹部,呈阵发性加剧,数小时后腹痛转移至右下腹,右下腹压痛是急性阑尾炎最重要的体征,压痛点常在脐与右髂前上棘连线中、外 1/3 交界处,也称麦氏点,需反复三次测得阳性体征才能确诊。盆腔阑尾炎、腹膜后阑尾炎及肥胖小儿压痛不明显。穿孔时腹痛突然加剧。

2.呕吐　早期常伴有呕吐,吐出胃内容物。

3.发热　早期体温正常,数小时后渐发热,一般在 38℃ 左右,阑尾穿孔后呈弛张型高热。

4.局部肌紧张及反跳痛　肌紧张和反跳痛是壁层腹膜受到炎性刺激的一种防御反应,提示阑尾炎已到化脓、坏疽阶段。右下腹甚至全腹肌紧张及反跳痛,提示伴有腹膜炎。阑尾坏疽或穿孔引起腹膜炎时,患儿行走时喜弯腰,卧床时爱双腿卷曲。阑尾脓肿时除高热外,炎症刺激直肠可引起里急后重、腹泻等直肠刺激症状。并发弥散性腹膜炎时可出现腹胀。

5.腹部包块　腹壁薄的消瘦患儿可在右下腹触及索条状的炎性肥厚的阑尾。阑尾脓肿时可在右下腹触及一包块。

6.直肠指检　阑尾脓肿时直肠前壁触及一痛性肿块,右侧尤为明显。

7.辅助检查

(1)血常规:多数有白细胞计数及中性粒细胞比例升高。

(2)末梢血 C-反应蛋白(CRP)测定:>8mg/L。

(3)腹部 B 超:有时可见水肿的阑尾、腹腔渗出液、阑尾脓肿包块。

二、护理评估

1.健康史　了解患儿有无慢性阑尾炎史及胃肠道疾病史,询问腹痛出现的时间、部位,有无呕吐、发热等。

2.症状、体征　评估腹部疼痛的部位、性质、程度及伴随症状,有无反跳痛及阵发性加剧,麦氏点有无压痛,有无恶心、呕吐及发热。

3.社会、心理　评估患儿及家长对突然患病并需立即进行急诊手术的认知程度及心理反应。

4.辅助检查 根据血常规、C-反应蛋白、腹部 B 超结果评估疾病的严重程度。

三、常见护理问题

1.疼痛 与阑尾的炎性刺激及手术创伤有关。

2.体温过高 与阑尾的急性炎症有关。

3.体液不足 与禁食、呕吐、高热及术中失血、失液有关。

4.合作性问题 感染、粘连性肠梗阻。

四、护理措施

1.术前

(1)监测体温、心率、血压,评估疼痛的部位、程度、性质、持续时间及伴随症状。

(2)患儿取半卧位,在诊断未明确前禁用镇痛剂,以免掩盖病情。

(3)开放静脉通道,遵医嘱及时补液、应用抗生素,并做好各项术前准备。

(4)与患儿及家长进行交谈,消除或减轻其对疾病和手术恐惧、紧张、焦虑的心情。

2.术后

(1)术后麻醉清醒、血压稳定后取半卧位,以促进腹部肌肉放松,有助于减轻疼痛,同时使腹膜炎性渗出物流至盆腔,使炎症局限。

(2)咳嗽、深呼吸时用手轻按压伤口。遵医嘱准确使用镇痛剂后需观察效果。

(3)指导家长多安抚患儿,讲故事、唱儿歌,以分散患儿注意力。

(4)监测体温,体温>39℃时给物理降温或药物降温,并观察降温的效果。

(5)监测血压、心率、尿量,评估黏膜和皮肤弹性,观察有无口渴。

(6)肠蠕动恢复后,开始进少量水,若无呕吐再进流质饮食、软食,并逐渐过渡到普通饮食。

(7)保持伤口敷料清洁、干燥,观察伤口有无红肿、渗出,疼痛有无加重。

(8)观察肠蠕动恢复情况及腹部体征有无变化,鼓励并协助患儿床上活动,术后24 小时后视病情鼓励早期下床活动,以防止肠粘连。若患儿术后体温升高或体温一度下降后又趋上升,并伴有腹痛、里急后重、大便伴脓液或黏液,应考虑为盆腔脓肿的可能。

3. 健康教育

(1)患儿及家长对手术易产生恐惧、忧虑,并担心手术预后,护理人员应热情接待患儿,耐心讲解疾病的发生、发展过程及主要治疗手段等,以减轻患儿及家长的顾虑,积极配合医护人员。

(2)在术前准备阶段,认真向患儿及家长讲解术前各项准备的内容,如备皮、皮试、禁食、禁水、术前用药的目的、注意事项,以取得患儿及家长配合。

(3)术后康复过程中,护理人员应始终将各项术后护理的目的、方法向患儿及家长说明,共同实施护理措施,以取得良好的康复效果。

五、出院指导

1.饮食 适当增加营养,指导家长注意饮食卫生,给易消化的食物如稀饭、面条、肉末、鱼、蛋、新鲜蔬菜、水果等,饮食要定时定量,避免过饱。

2. 伤口护理　保持伤口的清洁干燥,勤换内衣,伤口发痒时忌用手抓,以防破损、发炎。

3. 鼓励适度的活动,以促进伤口愈合,预防肠粘连,但应避免剧烈活动,以防止伤口裂开。

4. 注意个人卫生,保持室内通风、清洁,防止感冒、腹泻等疾病的发生。

5. 如患儿出现腹痛、腹胀、发热、呕吐或伤口红、肿、痛等情况,需及时去医院就诊。

第二节　肠套叠患者的护理

肠套叠是指肠管的一部分及其相邻的肠系膜套入邻近肠腔内的一种肠梗阻,以 4 个月龄至 2 岁以内小儿多见,冬春季发病率较高。

一、临床特点

1. 腹痛　表现为阵发性哭闹,20~30 分钟发作一次,发作时脸色发白、拒奶、手足乱动、呈异常痛苦的表情。

2. 呕吐　在阵发性哭闹开始不久,即出现呕吐,开始时呕吐物为奶汁或其他食物,呕吐次数增多后可含有胆汁。

3. 血便　是肠套叠的重要症状,一般多在套叠后 8~12 小时排血便,多为果酱色黏液血便。

4. 腹部包块　在右侧腹或右上腹季肋下可触及一腊肠样包块,但腹胀明显时包块不明显。

5. 右下腹空虚感　是因回盲部套叠使结肠上移,故右下腹较左侧空虚,不饱满。

6. 直肠指检　指套上染有果酱样血便,若套叠在直肠,可触到子宫颈样套叠头部。

7. 其他　晚期患儿一般情况差,精神萎靡,反应迟钝,嗜睡甚至休克。若伴有肠穿孔则情况更差,腹胀明显,有压痛、肠鸣音减弱,腹壁水肿,发红。

8. 辅助检查

(1)空气灌肠:对高度怀疑肠套叠者,可选此检查,确诊后,可直接行空气灌肠整复。

(2)腹部 B 超:套叠肠管肿块的横切面似靶心样同心圆。

(3)腹部立位片:腹部见多个液平面的肠梗阻征象。

二、护理评估

1. 健康史　了解患儿发病前有无感冒、突然饮食改变及腹泻、高热等症状。询问以前有无肠套叠史。

2. 症状、体征　询问腹痛性质、程度、时间、发作规律和伴随症状及诱发因素,有无腹部包块及血便。评估呕吐情况,有无发热及脱水症状。

3. 社会-心理评估　家长对小儿喂养的认知水平和对疾病的了解程度,以及对预后是否担心。

4. 辅助检查　分析辅助检查结果,了解腹部 B 超、腹部 X 线立位片等结果。

三、常见护理问题

1. 体温过高　与肠道内毒素吸收有关。
2. 体液不足　与呕吐、禁食、胃肠减压、高热、术中失血失液有关。
3. 舒适的改变　与腹痛、腹胀有关。
4. 合作性问题　肠坏死、切口感染、粘连性肠梗阻。

四、护理措施

1. 术前

(1)监测生命体征,严密观察患儿精神、意识状态、有无脱水症状及腹痛性质、部位、程度,观察呕吐次数、量及性质。呕吐时头侧向一边,防止窒息,及时清除呕吐物。

(2)开放静脉通道,遵医嘱使用抗生素,纠正水、电解质平衡紊乱。

(3)术前做好禁食、备皮、皮试等准备,禁用镇痛剂,以免掩盖病情。

2. 术后

(1)术后患儿回病房,去枕平卧4~6小时,头侧向一边,保持呼吸道通畅,麻醉清醒后可取平卧位或半卧位。

(2)监测血压、心率、尿量,评估皮肤弹性和黏膜湿润情况。

(3)监测体温变化,由于肠套叠整复后毒素的吸收,应特别注意高热的发生,观察热型及伴随症状,及早控制体温,防止高热惊厥。出汗过多时,及时更换衣服,以免受凉。发热患儿每4小时监测一次体温,给予物理降温或药物降温,并观察降温效果,保持室内通风。

(4)观察肠套叠整复术后有无阵发性哭闹、呕吐、便血,以防再次肠套叠。

(5)禁食期间,做好口腔护理,根据医嘱补充水分和电解质溶液。

(6)密切观察腹部症状,有无呕吐、腹胀、肛门排气,观察排便情况并记录,保持胃肠减压管引流通畅,观察引流液量、颜色、性质。

(7)肠蠕动恢复后,饮食以少量多餐为宜,逐步过渡,避免进食产气、胀气的食物,并观察进食后有无恶心、呕吐、腹胀情况。

(8)观察伤口有无渗血、渗液、红肿,保持伤口敷料清洁、干燥,防止大、小便污染伤口。

(9)指导家长多安抚患儿、分散注意力,避免哭闹。

3. 健康教育

(1)陌生的环境、对疾病相关知识的缺乏及担心手术预后,患儿及家长易产生恐惧、焦虑,护理人员应热情、耐心介绍疾病的发生、发展过程及主要的治疗方法、手术目的及必要性,排除顾虑,给予心理支持,使其积极配合治疗。

(2)认真做好各项术前准备,向患儿及家长讲解备皮、禁食、皮试、术前用药的目的及注意事项,取得家长的理解和配合。

(3)术后康复过程中,指导家长加强饮食管理,防止再次发生肠套叠。

五、出院指导

1. 饮食　合理喂养,添加辅食应由稀到稠,从少量到多量,从一种到多种,循序渐进。

注意饮食卫生,预防腹泻,以免再次发生肠套叠。

2.伤口护理　保持伤口清洁、干燥,勤换内衣,伤口未愈合前禁止沐浴,忌用手抓伤口。

3.适当活动,避免上下举逗孩子。

4.如患儿出现阵发性哭闹、呕吐、便血或腹痛、腹胀、伤口红肿等情况,及时去医院就诊。

第三节　腹股沟斜疝患者的护理

小儿腹股沟疝均是斜疝,几乎没有直疝,在腹股沟或阴囊有一可复性肿块,它与腹膜鞘状突未完全闭合或腹股沟解剖结构薄弱有关,而腹压增高是其诱发因素,如剧烈哭闹、长期咳嗽、便秘和排尿困难。可发生在任何年龄,右侧多于左侧。

一、临床特点

1.腹股沟部有弹性的可复性不痛肿物,哭闹或用力排便时明显,安静平卧或轻轻挤压肿块能消失,随着腹压的增大,肿块逐渐增大并渐坠入阴囊。

2.斜疝嵌顿时,肿块变硬、疼痛,伴呕吐、哭闹不安,无肛门排气排便。晚期则有发热、肿块表皮红肿、便血及触痛加剧。

3.局部无肿块时指检可感皮下环宽松,可触到增粗的精索,咳嗽时手指可在内环感到冲动感。

4.辅助检查

(1)B超:可鉴别腹股沟肿块为肠管或液体。

(2)骨盆部立位X线片:阴囊部肿块有气体或液平面可诊断为斜疝,在鉴别嵌顿疝时有诊断价值。

二、护理评估

1.健康史　了解腹股沟部第一次出现肿块的时间、肿块的性状及和腹压增高的关系,询问出现肿块的频率,有无疝嵌顿史。

2.症状、体征评估　腹股沟部有无肿块,肿块的大小及导致肿块改变的相关因素。观察肿块表皮有无红肿、触痛。评估有否疝嵌顿的表现。

3.社会、心理评估　较大患儿是否因手术而感到情绪紧张,评估家长对此疾病知识和治疗的了解程度和心理反应。

4.辅助检查　了解B超和骨盆部X线立位片的检查结果。

三、常见护理问题

1.焦虑　与环境改变、害怕手术有关。

2.疼痛　与疝嵌顿、腹部切口有关。

3.合作性问题　阴囊血肿或水肿。

4.知识缺乏　缺乏本病相关知识。

四、护理措施

1. 术前

（1）避免哭闹和剧烈咳嗽，哭闹或剧烈咳嗽时可抬高臀部。保持大便通畅，防止斜疝嵌顿。

（2）注意保暖及饮食卫生，防止感冒及腹泻。

（3）做好禁食、备皮、皮试等术前准备。

2. 术后

（1）术后去枕平卧4~6小时，头侧向一边，防止呕吐引起窒息。

（2）监测生命体征，保持呼吸道通畅。

（3）给予高蛋白、高热量、高维生素、适当纤维素、易消化饮食，保持大便通畅。

（4）观察切口有无渗血、渗液、红肿，保持切口敷料清洁干燥，防止婴儿大、小便污染。注意观察腹股沟、阴囊有无血肿、水肿及其消退情况。

（5）指导家长多安抚小患儿，分散其注意力，避免哭闹。

3. 健康教育

（1）陌生的环境、疾病相关知识的缺乏及担心，患儿及家长易产生恐惧、焦虑心理，护理人员应耐心介绍疾病的发展过程、治疗方法和手术的目的及重要性，以排除其顾虑，给予心理支持，使其积极配合。

（2）认真做好各项术前准备，向患儿及家长讲解备皮、禁食、皮试、术前用药的目的及注意事项，以取得理解和配合。

（3）避免患儿哭闹和剧烈咳嗽，保持大便通畅，避免增加腹压，防止术侧斜疝复发嵌顿。单侧斜疝术后需注意另一侧腹股沟有无斜疝发生。

五、出院指导

1. 饮食　适当增加营养，给易消化的饮食，多吃新鲜水果蔬菜。

2. 伤口护理　保持伤口的清洁、干燥，小婴儿的双手用干净的手套套住或予以约束，伤口痒时切忌用手抓伤口，以防伤口发炎，伤口未愈合前忌过早浸水洗浴。

3. 注意观察　腹股沟、阴囊红肿消退情况，观察腹股沟有无肿物突出。

第四节　先天性巨结肠患者的护理

先天性巨结肠又称赫希施普龙病（Hirschsprung disease, HD），是一种较为多见的肠道发育畸形。主要是因结肠的肌层、黏膜下层神经丛内神经节细胞阙如，引起该肠段平滑肌持续收缩，呈痉挛状态，形成功能性肠梗阻。而近端正常肠段因粪便滞积，剧烈蠕动而逐渐代偿性扩张、肥厚，形成巨大的扩张段。

一、临床特点

1. 新生儿首次排胎粪时间延迟，一般于生后48~72小时才开始排便，或需扩肛、开塞露通便后才能排便。

2.顽固性便秘 大便几天一次,甚至每次都需开塞露塞肛或灌肠后才能排便。

3.呕吐、腹胀 由于是低位性、不全性、功能性肠梗阻,故呕吐、腹胀出现较迟,腹部逐渐膨隆呈蛙腹状,一般为中度腹胀,可见肠型、肠鸣音亢进,儿童巨结肠左下腹有时可触及粪石块。

4.全身营养状况 病程长者可见消瘦、贫血貌。

5.直肠指检 直肠壶腹部空虚感,在新生儿期,拔出手指后有暴发性肛门排气、排便。

6.辅助检查

(1)钡剂灌肠造影:显示狭窄的直肠、乙状结肠、扩张的近端结肠,若肠腔内呈鱼刺或边缘呈锯齿状,表明伴有小肠结肠炎。

(2)腹部立位 X 线片:结肠低位肠梗阻征象,近端结肠扩张。

(3)直肠黏膜活检:切取一小块直肠黏膜及肌层做活检,先天性巨结肠者神经节细胞阙如,异常增生的胆碱能神经纤维增多、增粗。

(4)肛管直肠测压法或下消化道动力测定:当直肠壶腹内括约肌处受压,正常小儿和功能性便秘小儿,其内括约肌会立即出现松弛反应;但巨结肠患儿未见松弛反应,甚至可见压力增高,但对 2 周内的新生儿此法可出现假阴性结果。

二、护理评估

1.健康史 了解患儿出现便秘、腹胀的时间、进展情况及家长对患儿排便异常的应对措施。评估患儿生长发育有无落后,询问家族中有无类似疾病发生。

2.症状、体征 询问有无胎便延迟排出,顽固性便秘时间;有无呕吐及呕吐的时间、性质、量;腹胀程度,有无消瘦、贫血貌。

3.社会-心理评估 较大患儿是否有自卑心理、有无因住院和手术而感到恐惧,了解家长对疾病知识的认知程度和经济支持能力,了解家长对患儿的关爱程度和对手术效果的认知水平。

4.辅助检查 直肠黏膜活检神经节细胞阙如支持本病诊断。了解钡剂灌肠造影、腹部立位 X 线片、肛管直肠测压、下消化道动力测定结果。

三、常见护理问题

1.舒适的改变 与腹胀、便秘有关。

2.营养失调:低于机体需要量 与食欲缺乏、肠道吸收功能障碍有关。

3.有感染的危险 与手术切口、机体抵抗力下降有关。

4.体液不足 与术中失血失液、禁食、胃肠减压有关。

5.合作性问题 巨结肠危象。

四、护理措施

1.术前

(1)给予高热量、高蛋白质、高维生素和易消化的无渣饮食,禁食有渣的水果及食物,以利于灌肠。

（2）巨结肠灌肠的护理：彻底灌净肠道积聚的粪便，为手术做好准备。在灌肠过程中，操作应轻柔、肛管应插过痉挛段，同时注意观察患儿的反应、洗出液的颜色，保持出入液量平衡，灌流量每次 100mL/kg 左右。

（3）肠道准备：手术晨灌肠排出液必须无粪渣。手术前日、手术日晨予甲硝唑口服或保留灌肠。

（4）做好术前禁食、备皮、皮试、用药等术前准备。

2. 术后

（1）患儿回病房后，去枕平卧 4~6h，头侧向一边，保持呼吸道通畅，防止术后呕吐或舌后坠引起窒息。

（2）监测心率、血压、尿量，评估黏膜和皮肤弹性，根据医嘱补充水分和电解质溶液。

（3）让患儿取仰卧位，两大腿分开略外展，向家长讲明肛门夹钳固定的重要性，必要时用约束带约束四肢，使之基本制动，防止肛门夹钳戳伤肠管或过早脱落。

（4）术后需禁食 3~5d 和胃肠减压，禁食期间，做好口腔护理，每天 2 次，并保持胃肠减压引流通畅，观察引流液的量、颜色和性质，待肠蠕动恢复后可进流质并逐步过渡为半流质饮食，限制粗糙食物，饮食宜少量多餐。

（5）观察腹部体征变化，注意有无腹胀、呕吐、伤口有无渗出，肛周有无渗血、渗液，随时用无菌生理盐水棉球或 PVP 碘棉球清洁肛周及肛门夹钳，动作应轻柔。清洁用具需每天更换。

（6）指导家长如何保持患儿肛门夹钳的正确位置，使夹钳位置悬空、平衡。更换尿布时要轻抬臀部，避免牵拉夹钳。

（7）肛门夹钳常在术后 7~10d 自然脱落，脱落时观察钳子上夹带的坏死组织是否完整，局部有无出血。

（8）对留置肛管者，及时清除从肛管内流出的粪便，保护好臀部皮肤，防止破损。

（9）观察患儿排便情况，肛门狭窄时指导家长定时扩肛。

（10）观察有无夹钳提早或延迟脱落、有无结肠小肠炎\闸门综合征等并发症的发生。

3. 健康教育

（1）耐心介绍疾病的发生、发展过程，手术的必要性及预后等，以排除患儿及家长的顾虑。

（2）向患儿及家长讲解各项术前准备（备皮、禁食、皮试、术前用药）的目的和注意事项，以取得患儿及家长的配合。

（3）向患儿及家长讲解巨结肠灌肠的目的，灌肠时间及注意事项，以及进食无渣饮食的目的。

（4）解释术后注意保持肛管和肛门夹钳位置固定的重要性，随时清除粪便，保持肛门区清洁及各引流管引流通畅，以促使患儿早日康复。

五、出院指导

1. 饮食　适当增加营养，3~6 个月内给予高蛋白、高热量、低脂、低纤维、易消化饮食,以促进患儿的康复。限制粗糙食物。

2. 伤口护理　保持伤口清洁,敷料干燥。小婴儿忌用手抓伤口。如发现伤口红肿及时就诊。

3. 出院后密切观察排便情况,若出现果酱样伴恶臭大便,则提示可能发生小肠结肠炎,应及时去医院诊治。

4. 肛门狭窄者要定时扩肛,教会家长正确的扩肛方法,并定期到医院复查。

第十一章　常见妇科疾病患者的护理

第一节　外阴炎患者的护理

一、概述

外阴是指女性的外生殖器,也即生殖器的外露部分,包括耻骨联合至会阴以两股内侧之间的组织。外阴炎就是外阴的皮肤或黏膜所发生的炎症病变,如红、肿、痛、痒、糜烂等。外阴会因各种细菌感染而产生多种疾病,如外阴白斑、外阴瘙痒,所以,注重外阴的卫生是十分必要的。

外阴炎症的常见病因包括阴道分泌物刺激(包括阴道分泌物增多流至外阴刺激、月经或月经垫内裤等的刺激);其他刺激因素(①糖尿病患者的尿液,②尿瘘患者长期受尿液的浸渍,③肠癌患者有时受粪便的刺激,④肠道蛲虫);混合感染(常见病原菌为葡萄球菌、链球菌和大肠埃希菌)等。

其常见症状为外阴皮肤瘙痒、烧灼感和疼痛,在活动、性交和排尿后加重。急性期红肿、充血、有抓痕。慢性炎症、痛痒、外阴发生开裂、苔藓化。有些患者小阴唇内侧肿胀、充血、糜烂和成片湿疹。

妇女常见的外阴炎主要有以下几种。

1. 非特异性外阴炎　生活中理化因素刺激,不注意卫生,身体虚弱,均能使妇女外阴部被细菌侵扰,引起外阴炎,如宫颈、阴道炎症;或穿着不透气的尼龙内裤使阴道分泌物过多,刺激外阴;尿液渍浸外阴;使用不干净的卫生巾、手纸造成外阴感染等。这些因素都会为细菌在外阴部的生长繁殖创造条件。但由于这种外阴炎不是由特异的病原体引起的,而多为葡萄球菌、链球菌、大肠埃希菌等混合感染,故称非特异性外阴炎。

2. 霉菌性外阴炎　由一种类酵母菌感染而引起的外阴炎,常与霉菌性阴道炎并存。

3. 婴幼儿外阴炎　新生儿出生 15 天后,阴道内即有各种杂菌生长。另外,由于婴幼儿外生殖器官发育不成熟,抵抗细菌感染的能力差,加之其外阴易被尿液浸泡,粪便污染,小孩又爱随地乱坐,这些都是易感染原因,可以引起婴幼儿外阴炎。

4. 前庭大腺炎　多见于育龄妇女,是因为前庭大腺被葡萄球菌、链球菌、大肠埃希菌等细菌感染所致,多引起急性炎症。前庭大腺囊肿多由于慢性炎症长期存在,使前庭大腺导管阻塞,腺液积聚,腺体囊性扩张引起;或因急性前庭大腺炎消退后,脓液被吸收所致。前庭大腺囊肿与前庭大腺脓肿能相互转化。

5. 急性外阴溃疡　多由各种原因的外阴炎引起,一般是外阴炎病变过程中的一种表现。

6. 性病　在外阴尖锐湿疣、软下疳、生殖器疱疹、淋病等性病的发病过程中,外阴多会出现炎症表现。

二、疾病病因与发病机制

外阴炎并不一定就是因为不卫生所致。在一些女性体内会有一种念珠菌寄生,平时并没有任何不适。但是当全身或者阴道局部免疫力下降的时候,念珠菌就会大量繁殖,引起症状。常见的原因有妊娠、使用抗生素(消炎药)、肥胖、穿紧身化纤内裤、过度劳累、紧张等。很多人经常觉得隐私处有发痒、白带有异味,那么这到底是由什么原因引起的,我们生活中应该注意什么呢?

外阴炎是妇科最常见的疾病,几乎每一位妇女在一生中至少患过一次外阴炎。在正常情况下,阴道寄生很多的细菌,但由于阴道与这些细菌之间形成了巧妙的生态平衡,因而正常情况下不会发生外阴炎。但如果阴道和细菌之间的生态平衡遭到破坏,或者外来的细菌微生物大量繁殖,就会引起不同程度的炎症。

单纯性外阴炎属于非特异性外阴炎,常因各种理化因素刺激引起,如宫颈炎、阴道炎或宫颈癌引起阴道分泌物过多,刺激外阴;经血、糖尿病患者的糖尿、尿瘘患者的尿液、粪瘘患者的粪便浸渍外阴;使用月经垫、穿化纤内裤,以及平时不注意外阴清洁等,都有可能造成细菌感染,引起外阴炎。致病菌常为葡萄球菌、大肠埃希菌、链球菌等混合感染。

本病好发于小阴唇内外侧,严重时累及整个外阴。患者自觉外阴瘙痒疼痛,有灼热感,排尿时痒痛明显。妇科检查可见小阴唇红肿,可有抓破痕迹,有时形成湿疹或溃疡。如果炎症久治不愈,长期存在,外阴皮肤可因反复搔抓而粗糙增厚,或出现苔藓样改变。检查时应常规检查阴道分泌物,必要时检查尿糖、大便常规等,以便查找引起外阴炎的病因。

三、临床表现及治疗

外阴部位的皮肤和黏膜发炎称为外阴炎。由于外阴部经常受大小便、阴道分泌物污染和两大腿摩擦,故容易发炎。外阴炎分急性和慢性两种。急性炎症表现为外阴部皮肤瘙痒、疼痛或烧灼感,于活动、性交和排尿后加重。局部皮肤或黏膜充血、肿胀。有时形成溃疡或湿疹。慢性外阴炎表现为局部瘙痒,皮肤增厚、皲裂。

急性外阴炎可用 1:5000 高锰酸钾溶液清洗,每天 1~2 次。若皮肤有破损,可涂磺胺或抗生素软膏。中药苦参、蛇床子、白鲜皮、土茯苓、黄柏各 15g,川椒 6g,加水煎煮后熏洗外阴部,每天 1~2 次,也有一定效果。

滴虫性阴道炎是由阴道毛滴虫引起的一种传染性疾病。阴道毛滴虫是引起滴虫性阴道炎的一种原虫,呈梨形,靠细胞直接分裂繁殖,个体大小差异很大,为 8~45μm,顶端有 4 根鞭毛,可移动。

阴道毛滴虫的抵抗力较强。在普通井水中可存活 5d,未干的阴道分泌物中生存 1d,在半干燥环境中可活 6h,在 3~5℃低温中能活 21d。毛滴虫一般通过性交直接传播,也可以通过浴池、浴盆、浴巾、游泳池、马桶等间接传播。月经期及卵巢功能减退时,阴道内酸度降低,从而使毛滴虫容易生长繁殖。

患滴虫性阴道炎后白带增多,呈灰黄色,外观混浊,常常有泡沫,并有腥臭味。白带流出后刺激外阴部皮肤,引起局部瘙痒、灼热痛。若伴有细菌感染,白带呈粉红色或形成大量脓液。合并尿道感染时,则有尿频、尿痛,甚至出现血尿。

阴道毛滴虫也可侵犯男性泌尿生殖道,引起尿道炎、前列腺炎和附睾炎等。本病可用甲硝唑治疗,每次口服 100~200mg,每天 3 次,7d 为 1 个疗程。也可同时用甲硝唑 100~200mg,于每晚放入阴道内,连续使用 10d。本病比较顽固,治疗后又容易复发。连续复查 3 个月白带都无毛滴虫时才算治愈。

四、女性自查

女性自查外阴的方法,概括起来有三个字,即"望、闻、触"。

"望",可以用一面小镜子,放在外阴的下面,前后左右移动镜子照视,借助镜子的帮助观察自己的外阴部。另外,通过观察阴道分泌物,如白带和经血的颜色、清浊、稀稠,也能从中发现一些蛛丝马迹。

正常的白带是清白的稀薄液体,正常经血是鲜红色或浅红色,有人还会有少许血块。

"闻",是用鼻子嗅一下分泌物、经血或外阴部散发出的气味。一般正常的气味是清淡的腥味、汗酸味或无味。如果出现了腥臭味、腐臭味或特殊的气味,就可能出现了问题。

"触"的时候,先把手洗干净,用示指和中指两个指头的"指腹"(俗称"指肚"),从"阴阜"部位开始,从上而下,顺序按触外阴,直至肛门。

正常触摸外阴的时候,感觉应是光滑、柔软。如果不用力去按,也不会感到疼痛,当然,正常的情况下也不应当摸到有小的结节或肿块。反之,则可能有病。

五、护理

1. 个人卫生的护理　首先与患者沟通,了解卫生习惯,对不注意卫生的人群,耐心讲解注意卫生的优点和不注意卫生的缺点。要求她们注意个人卫生,每天清洗外阴,更换短裤,毛巾专用;每天对毛巾及更换的短裤进行清洗后开水烫或煮沸 30 分钟以上,取出曝晒,切忌阴干,无太阳时挂在通风处吹干。并要求其丈夫同样注意个人卫生。有外阴皮肤黏膜瘙痒、疼痛、烧灼感、局部充血、肿胀、糜烂,于活动、性交、排尿及排便时加重者,局部用 1∶5000 高锰酸钾溶液坐浴,每天 2 次,每次 15~30 分钟,清洗外阴后,局部涂抗生素软膏等。寻找病因,切断传播,对症治疗。

2. 对长期使用卫生护垫的人群护理　有部分患者误认为卫生护垫卫生,长期用卫生垫可不换短裤,也可不用洗外阴,其实她们往往由以上原因引起外阴炎来诊治,还不知发病根源。对这类患者,详细为她们介绍卫生护垫的优缺点,缺点是透气性差,长期使用局部潮湿也是引起炎症的病因,特别是每天使用更不利,一般月经期使用尚可,但也有少数对护垫过敏,月经期使用外阴同样发炎、瘙痒,此类患者改用卫生纸后外阴炎症好转。

3. 对长期坐立的人群护理　0.45%~0.55%活力碘 5 倍稀释液清洗外阴,让患者穿全棉宽松短裤,减少长期坐立,就不会再发生或少发生外阴炎症。

4. 对不良用药习惯的护理　少数原来患过外阴炎的患者,经药物治疗外阴炎被治愈,但是这类患者卫生知识欠缺,她们认为长期药物洗外阴就是保健,就不会再患外阴炎,殊不知长期用药物刺激皮肤,外阴更不适。应对这类患者进行宣教,让其马上停止用药,不要随便自己买药长期使用,正常的情况下用温水洗,保持干净即可。如果发病经医生诊断后,根据病情适当用药。

5.切断传播,加强健康教育 对爱游泳的人群教育她们要注意卫生,提倡淋浴,不要相互使用毛巾、短裤、盆等,杜绝交叉感染。改正不良习惯,积极参加健康的娱乐活动,预防疾病,使每个女性健康、幸福。

六、健康指导

外阴炎患者的注意事项如下。

(1)保持外阴清洁干燥,尤其在经期、妊娠期、产褥期,每天清洗外阴更换内裤。

(2)不穿化纤内裤、紧身裤,着棉质内衣裤。局部坐浴时注意溶液浓度、温度及时间、注意事项。

(3)外阴瘙痒者应勤剪指甲、勤洗手,不要搔抓皮肤,以防破溃感染从而继发细菌性感染。

(4)不用刺激性的香皂、药物,以及太凉或太热的水来清洗外阴。

第二节　阴道炎患者的护理

一、概述

阴道炎是阴道黏膜及黏膜下结缔组织的炎症,是妇科门诊常见的疾病。正常健康妇女,由于解剖学及生物化学特点,阴道对病原体的侵入有自然防御功能,当阴道的自然防御功能遭到破坏,则病原体易于侵入,导致阴道炎症,幼女及绝经后妇女由于雌激素缺乏,阴道上皮菲薄,细胞内糖原含量减少,阴道 pH 高达 7 左右,故阴道抵抗力低下,比青春期及育龄妇女易受感染。阴道炎临床上以白带的性状发生改变及外阴瘙痒灼痛为主要临床特点,性交痛也常见,感染累及尿道时,可有尿痛、尿急等症状。常见的阴道炎有细菌性阴道炎、滴虫性阴道炎、霉菌性阴道炎、老年性阴道炎。Carder 等曾对 1181 例阴道炎进行研究,发现 41% 为细菌性,27% 为真菌性,24% 为滴虫性。老年性阴道炎发生于绝经以后、卵巢切除者或盆腔放射治疗后,其发病率据报道高达 98.5%。

二、疾病病因与发病机制

1.细菌性阴道病的病因病机 本病的发生,中医多责之于肝、脾、肾三脏及风、冷、湿、热之邪。

(1)肝肾阴虚:外阴、阴道为经络丛集之处,宗筋聚集之所,冲任与足三阴经(足太阴脾经、足少阴肾经、足厥阴肝经)均循此而过。肝藏血,主筋;肾藏精,主前后二阴。若因禀赋不足,房劳多产,精血耗伤,或七七之年,肾阴亏虚,天癸竭绝,冲任脉衰,阴血不足,不能德养阴户,或阴虚火旺,伤阴灼络而致。

(2)肝经郁热:足厥阴肝经绕阴器,若内伤七情,肝郁气滞,郁久化热,热灼经络。肝失疏泄,气机不利,水湿运化失常,水湿内停与郁热相搏结,致湿热下注,直犯阴部,而生阴痛、带下等证。傅青主女科·带下曰:"妇人忧思伤脾,又加郁怒伤肝,于是肝经之郁火内炽,下克脾土,脾土不能运化,致湿热之气蕴于带脉之间。"

(3)湿热下注:湿热为病,有内生和外感之分。内生者多与脾虚肝郁或恣食膏粱厚味有关。外感者,常因经行产后胞室空虚,湿热之邪乘虚而入,直犯阴器胞宫而成带下、阴痛等症。

2. 滴虫性阴道炎的病因病机 本病主要是因湿热蕴结,虫蚀阴中所致。

湿热之邪有内外之分。如久居湿地等致湿邪外侵,郁而化热,或经期、产后,湿热邪毒乘虚而入,此为外感湿热。若素体脾气虚弱,或肝气郁结,木克脾土,脾失健运,水湿内留,停注下焦,蕴而化热,则为内生湿热。湿热蕴结,韧带不固,则带下增多,色黄。下焦湿热,膀胱失约则并发淋证;湿邪浸淫日久成毒,或感染热毒邪气,热盛迫血妄行,或湿毒腐蚀肌肤,则可见带下脓血,或见"阴蚀""阴疮"。湿腐生虫,或摄生不慎,虫邪直犯阴器,虫蚀阴中则阴痒,阴中灼痛。

本病虽病在阴器,但每与肝脾等脏腑有关。多因湿邪为病。

3. 念珠菌性阴道炎病因病机 本病多因湿浊蕴结,感染邪毒所致。

(1)湿浊蕴结:脾虚湿阻,郁怒伤肝,湿浊蕴结,流注下焦,犯及阴部,湿腐生虫而发病,或因久居湿地,感受湿邪,或摄生不慎,忽视卫生,虫体邪毒直犯阴器致生本病。

(2)阴虚夹湿:房劳产众,久病或孕后阴血亏虚,肝肾不足,不能德养窍道,病邪乘虚而入,发为本病。故临床上消渴及妊娠者易屡患此疾。

4. 老年性阴道炎的病因病机 本病主要机制为肝肾阴虚,湿热下注。

(1)肝肾阴虚:年老体衰或手术切除卵巢后,精血不足,肝肾亏虚,冲任虚衰,带脉失约,津液渗漏于下则带下量多。阴虚火旺,灼伤脉络,迫血外出,则带下夹血,阴中灼热而痛。阴血不足,阴窍失养,生风化燥则阴痒。

(2)湿热下注:年老精血亏虚,阴窍失养,湿邪乘虚而入,或脾虚湿阻,与体内虚火相胶结,湿热下注而致带下、阴痒、淋证等诸病。或因摄生不慎,湿热之邪直犯阴部而成。若湿热煎熬日久,化腐成脓可使病情加重。

西医认为阴道的环境经常受到宿主的代谢产物、细菌本身的产物及外源性因素(性交、冲洗及其他干扰)而不稳定。阴道菌群非常复杂,除原虫、真菌外,尚包括很多需氧菌及厌氧菌,这些微生物可分为共栖的及病理性的,都生长在一个共同的环境内,各微生物之间可能有拮抗作用。另一个影响其生长的是氢离子浓度,在 pH 3.8~4.2 时,有利于共栖菌的繁殖,尤其是乳酸杆菌,这是健康阴道中的主要菌种,阴道液中的密度可达 10^5~10^8mL,当阴道被微生物感染后,假使乳酸杆菌占优势,仍能维持 pH 3.8~4.2,则不会致病,而且乳酸杆菌还能产生 H_2O_2,对其他微生物有毒性作用而抑制其繁殖。其他如乳链球菌、肠杆菌、变形杆菌、加夫基球菌等在阴道下端常见,平时不产生症状。阴道菌群之间彼此制约,使致病菌不能有所作用,假使这种平衡被破坏,互相制约作用消失,氢离子浓度下降,乳酸杆菌失去优势,致病菌得以繁殖,就产生症状。细菌性阴道炎是由于阴道内乳酸杆菌减少而其他细菌大量繁殖,主要有加特纳菌、各种厌氧菌及支原体引起的混合感染。滴虫性阴道炎由阴道毛滴虫引起,属性传播性传染病,传染途径通过直接传染(通过性交传播,患滴虫性阴道炎的配偶,其精液中 75%可找到滴虫)和间接传染(通过各种浴具、游泳池、公共厕所或污染的衣服、器械),在普查中,滴虫的检出率为 3.56%,其中有部分妇女无炎症表现称为带菌者。念珠菌性阴道炎主要由白色念珠菌引起,正常健康女性的阴道内,亦常可少量寄生此菌,但一般不发病,当机体免疫功能低下或发生菌群失调时即繁殖而致病,故多见于妊娠、糖尿病、应用免疫抑制剂、长期抗生素应用者,另外在潮湿、湿热的环境中,也易感染。据统计,非孕妇女中约 10% 及孕妇中 1/3 感染本病,但因症状明显而就诊者少。至于非白色念珠菌(如光滑球拟酵母菌等)引起的阴道炎的发病率由 1988 年的 9.9% 上升到 1995 年的 17.2%,已感染人类免疫缺陷病毒(HIV)的妇女受非白色念珠菌感染者比未感染者多 2 倍;患复发性念珠菌性阴道炎的妇女感染非白色念珠菌比感染白色念珠菌多 2.47 倍。

三、诊断

1. 非特异性阴道炎 取分泌物做涂片,用革兰染色镜检,可找到常见的病原菌,而无霉菌或滴虫存在。

2. 霉菌性阴道炎 取分泌物做涂片,用革兰染色,镜下可找到成群革兰阳性浓染的卵圆形孢子,或可见到假菌丝与出芽细胞相连接成链状或分支状。最可靠的方法是进行霉菌培养检查。

3. 滴虫性阴道炎 取分泌物与已滴在玻璃片上的少量温生理盐水调和、镜检。可见活动的阴道毛滴虫。如果特殊的病例查不到滴虫的,可改用培养法检查,检查结果准确度高。

4. 老年性阴道炎 其分泌物检查应与滴虫性、霉菌性阴道炎相区别。注意宫颈,子宫体大小及其形态、出血来源与阴道细胞学检查结果,必要时做宫颈或子宫内膜活组织检查,以排除子宫癌的可能。

5. 阴道炎诊断标准

(1)阴道分泌物呈灰白色,很黏稠,甚至像面糊状,均匀一致,但不是脓性分泌物,量多少不定。

(2)分泌物中氨含量特别高,故呈鱼腥味,性交时或活动后往往因促进氨释放而使气味加重,分泌物中加入 10% 氢氧化钾后也可释出氨味。

(3)阴道分泌物中的 pH 增高,pH 5.0~5.5,而正常人为 4.5~4.7。

(4)阴道分泌物的湿涂片中可检出线索细胞。

上述四项标准中,具备三项以上者即可确诊,有强调第四项为必需诊断标准。

6. 鉴别诊断 本病须与其他原因引起的阴道炎进行鉴别。

(1)滴虫性阴道炎:也有阴道分泌物增多及特殊气味。但取分泌物做镜检,白细胞数量增多,而不见线索细胞,找到具有活动性的滴虫即可确诊。

(2)真菌性阴道炎:真菌所致的阴道炎以白色念珠菌引起者占多数。其临床表现有时难以和细菌性阴道病进行区别,但真菌性阴道炎的分泌物无氨臭味,pH>4.5\无线细胞,直接镜检可查出酵母样孢子及假菌丝,培养可检出白色念珠菌。

四、护理

由于阴道炎的发病主要与个人卫生及相互感染等因素有关,故平时要注意清洁,防止致病菌的侵袭,杜绝传染源,并增强体质,预防复发。

1. 生活调理

(1)注意个人卫生、保持外阴清洁干燥;勤洗换内裤,不与他人共用浴巾、浴盆,不穿尼龙或类似织品的内裤,患病期间用过的浴巾、内裤等均应煮沸消毒。

(2)加强卫生宣传,对工厂、机关、居民特别是集体宿舍的女工、女学生等,应定期普查、普治,以消灭传染源。

(3)治疗期间禁止性交,或采用避孕套以防止交叉感染。月经期间宜避免阴道用药及坐浴。反复发作者应检查丈夫的小便及前列腺液,必要时反复多次检查,如为阳性应一并治疗。

2. 饮食调理　饮食宜清淡,忌辛辣刺激,以免酿生湿热或耗伤阴血。注意饮食营养,增强体质,以驱邪外出。

3. 精神调理　阴道炎患者应稳定情绪,怡养性情,并根据患者的性格和诱因进行心理治疗,加强锻炼,增强体质,提高自身免疫功能。积极消除诱因,及时治疗生殖器官各种炎症。

4. 运动调理

(1)非特异性阴道炎:加强锻炼,增强体质。积极治疗致病的原因,如阴道损伤、盆腔炎、子宫出血等,减少病原菌的生长繁殖。

(2)霉菌性阴道炎:注意合理应用广谱抗生素及激素。糖尿病患者应特别注意皮肤及外阴清洁。阴道霉菌常与其他部位的霉菌并存或交叉感染,如皮肤瘙痒而用手搔抓则使指甲带有霉菌;肛门周围瘙痒的患者,可能有肠道感染霉菌。本病还可通过性生活感染,故在治疗期间应避免性生活,必要时夫妇同时进行诊治。

(3)滴虫性阴道炎:毛滴虫能在冰冻及干燥过程中维持一定的活力,同时在不同浓度的肥皂水中亦具有相当顽强的抵抗力,很容易传播。第一是必须消灭传染源。定期普查普治,对毛滴虫患者的伴侣也要进行诊治。第二是杜绝传染途径。提倡淋浴,改坐式便所为蹲式,不租用游泳衣裤及毛巾等。

(4)老年性阴道炎:增强阴道的防御功能,常用酸类或产生酸类的药物。

阴道炎是不同病因引起的多种阴道黏膜炎性疾病的总称。在正常生理状态,阴道的组织解剖学及生物化学特点足以防御外界微生物的侵袭。如果遭到破坏,则病原菌即可趁机而入,借种种因素,导致阴道炎症。

五、健康指导

(1)穿棉质内裤,并且勤换,清洗外阴的毛巾和盆要单独分开。洗后的内裤要放在太阳下暴晒,不要晾置于卫生间内。

(2)穿着衣物须透气,不要连续穿着连裤袜或紧身牛仔裤。

(3)大便后擦拭的方向应由前至后,避免将肛门处的念珠菌带至阴道。

（4）如果以前喜欢穿着泳衣坐在泳池边聊天，那以后可得改改了，在公共泳场、浴室这样的地方都不要随便坐，公共马桶也不例外。

（5）请尽量保持开朗心情，因为心理原因也会降低身体免疫力，使念珠菌乘虚而入。

（6）不要用消毒剂或各种清洁剂频繁冲洗外阴和阴道。清洗阴部最好用清水，而不是各式各样的洗液。

第三节　宫颈炎患者的护理

一、概述

宫颈炎是育龄妇女的常见病，有急性和慢性两种。急性宫颈炎常与急性子宫内膜炎或急性阴道炎同时存在，但以慢性宫颈炎多见。主要表现为白带增多，呈黏稠的黏液或脓性黏液，有时可伴有血丝或夹有血丝。长期慢性机械性刺激是导致宫颈炎的主要诱因。如性生活过频或习惯性流产、分娩及人工流产术等可损伤宫颈，导致细菌侵袭而形成炎症，或是由于化脓菌直接感染，或是高浓度的酸性或碱性溶液冲洗阴道，或是阴道内放置或遗留异物感染所致。慢性宫颈炎多于分娩、流产或手术损伤子宫颈后，病原体侵入而引起感染。慢性宫颈炎有多种表现，如宫颈糜烂、宫颈肥大、宫颈息肉、宫颈腺体囊肿、宫颈内膜炎等，其中以宫颈糜烂最为多见。

二、疾病病因与发病机制

分娩、流产或手术损伤宫颈后发生。病原体主要为葡萄球菌、链球菌、大肠埃希菌和厌氧菌，其次是淋病双球菌、结核杆菌，原虫中有滴虫和阿米巴。特殊情况下为化学物质和放射线所引起。

病理改变似一般感染及炎症的病理变化，宫颈充血发红，轻度水肿。宫颈黏膜向外翻出，有大量脓性黏液自颈管内排出。镜下：宫颈黏膜及黏膜下组织有大量嗜中性粒细胞浸润、充血及程度不等的水肿。有时炎症病变可通过上皮侵入腺体的管腔，引起上皮脱落，腺体分泌物增多且呈脓性，充满腺腔，致使腺腔高度扩张。

三、诊断

慢性子宫颈炎的患者主要症状是白带增多。由于病原菌、炎症的范围及程度不同，白带的量、色、味及性状也不同，可呈乳白色黏液状、淡黄色脓性、血性白带。当炎症沿子宫骶韧带向盆腔扩散时，则出现腰、骶部疼痛、下腹坠痛或痛经等。每于月经期、排便或性交时加重。黏稠脓性白带不利于精子穿过，可致不孕。检查时，可见子宫颈呈不同程度的糜烂、息肉、裂伤、外翻、腺体囊肿、肥大等改变。

四、护理

（1）保持外阴清洁，常换内裤，内裤宜柔软，选用纯棉或丝织品。

（2）在创面尚未完全愈合期间（手术后4~8周）应避免盆浴、性交及阴道冲洗等。

（3）在手术后1~2个月，于月经干净后定期到医院复查，以了解创面愈合情况。

（4）慢性子宫颈炎病程长，要树立信心，主动配合治疗。

五、健康指导

宫颈炎是育龄妇女的常见病，有急性和慢性两种。急性宫颈炎常与急性子宫内膜炎或急性阴道炎同时存在，但以慢性宫颈炎多见。

慢性宫颈炎多于分娩、流产或手术损伤子宫颈后，病原体侵入而引起感染。慢性宫颈炎有多种表现，如宫颈糜烂、宫颈肥大、宫颈息肉、宫颈腺体囊肿等，其中以宫颈糜烂最为多见。

慢性宫颈炎的主要症状是白带增多。白带呈乳白色黏液状，有时为黄色或脓样，伴有息肉形成时，可产生血性白带或性交后出血。当炎症扩散到盆腔时可有腰骶部疼痛、下腹坠胀和痛经。这些症状在月经前后、排便和性交后加重。有时还伴有尿频、排尿困难，以及月经不调、不孕等。

慢性宫颈炎治疗后注意事项：慢性宫颈炎是一种慢性妇科炎症，有真菌和细菌之分，可能发生于急性子宫颈炎之后，或由于各种原因所致的宫颈裂伤造成宫口变形，极易受到外界细菌的感染。

在治疗时一定要有耐心，应在医生的指导下，严格遵照医嘱服药，切勿擅自用药。另外在个人生活中还应该注意以下几点。

首先，在慢性宫颈炎治疗后的 2~3 天，阴道有较多的血性或者黄水样分泌物排出。因此，白天可用全棉织品卫生垫，并且需勤换新垫。还可用温水清洗外阴，早晚各一次。

其次，最好穿全棉质品的内裤，并要勤换洗，以保持外阴清洁。

最后，禁房事 1~2 个月，因为宫颈炎治疗后，表面有一层发炎的痂皮要脱落，新的组织再慢慢长出来，在组织修复过程中，如果进行性交，会使宫颈新的创面磨损甚至出血，影响疗效。

急性子宫颈炎主要见于感染性流产、产褥期感染、宫颈损伤或阴道异物并发感染。常见的病原体为葡萄球菌、链球菌、肠球菌等。发炎时，阴道流出大量脓样的液体，子宫颈又红又肿，一触即痛，并有腹胀、体温上升等症状，但比较少见，并多半转变成慢性子宫颈炎。

慢性子宫颈炎一般都是急性感染的继续，由急性子宫颈炎转变而来。因子宫颈腺体分支多，并且子宫颈管内膜皱襞多，感染不易被彻底消除，从而形成慢性炎症，多见于分娩、流产或手术损伤宫颈后，也有的患者无急性宫颈炎症状，直接发生慢性宫颈炎。慢性宫颈炎的病原体主要为葡萄球菌、链球菌、大肠埃希菌及厌氧菌。慢性发炎时，白带增多，有的颜色淡黄像豆浆，有的呈乳白色黏液状，有的色黄似脓，还有的呈血性或性交后出血。如果炎症扩散到盆腔，会引起下腹坠胀，腰骶部疼痛及痛经等症状。

第十二章 妇科腹腔镜手术患者的护理

第一节 输卵管切除患者的护理

输卵管结扎绝育,是目前开展计划生育工作所采取的措施中的重要一环。为了避免开腹,很多人都在研究新的安全可靠的方法,如输卵管粘堵、经腹腔镜行绝育术等,但传统的输卵管结扎术仍是当前最常用的方法。术式分经腹及经阴道两种,后者操作较困难,已较少应用。有人报道手术失败率为 4.87%~7.08%。

一、手术方法

1. 适应证

(1)已婚妇女,自愿要求做绝育手术而无禁忌证者。

(2)因病不宜再妊娠者。

2. 禁忌证 同人流术。对手术有顾虑者,术前必须做好细致的解释工作,顾虑消除后,方能手术。

3. 手术时间

(1)月经干净后 7 天以内。

(2)产后 3 天内进行较好,因此时子宫位置高,寻找输卵管较容易。

(3)在人流、小型剖宫取胎的同时。

4. 术前准备 检查盆腔无异常者,均可手术。详细询问病史,行全身及妇科检查,必要时做血、尿常规和肝、肾功能检查,准备腹部及会阴皮肤。

5. 手术步骤

排空膀胱后取平卧位,腹部皮肤常规消毒,局麻及(或)针麻。

(1)切口:产后手术时,可在下腹正中低于宫底 2~3cm 处做一长 2~3cm 切口,在人流的同时或在月经后手术,可在耻骨联合上方 2~3cm 片段切一长约 3cm 切口。切腹膜时注意勿损伤膀胱和肠管。

(2)牵出输卵管:进腹腔后,用小拉钩牵开切口,用无齿环钳沿子宫后壁伸向一侧输卵管的所在部位,夹住输卵管牵出切口外。有时很易取出,有时须几经反复才能找到。必要时伸入示指,指引取出。操作要轻柔,勿用力牵拉。必须追踪见到伞端后才能结扎,以防误扎。如在产后手术,可将宫体推向一侧,以利寻夹输卵管。平时手术,有时子宫位置较深,可由助手在阴道后穹窿将子宫托起,以便操作。寻找输卵管遇大网膜肠管挡住时,可轻轻塞入一纱布,将其推开。

近多有用"指板法"取管者,熟练后可较快取出输卵管,系用一如指宽的金属板和示指同时伸入盆腔,扪到输卵管后将之夹出。

（3）结扎方法：用组织钳提起输卵管壶腹部（避开血管），以小止血钳在距提钳约 1cm 处压挫数次后，用中号丝线分别缝扎输卵管两压痕处，然后围绕二结再扎一道。线要扎紧，但勿将管勒断。最后在距线结约 0.5cm 处将输卵管剪除。仔细检查断端无出血及卵巢无异常后，将输卵管送还原位。同法处理对侧后关腹。

用两把组织钳夹输卵管中段约 3cm 长一段浆膜，注意避开血管，在此段浆膜下注入生理盐水 2~3mL，以利下一步操作。在鼓起的浆膜上做一长约 2cm 切口，用蚊式止血钳游离出输卵管，以细丝线结扎后剪去一小段，再以细丝线连续缝合浆膜，将输卵管近侧残端包埋于浆膜内，远侧端留置浆膜外，检查无出血后送回腹腔。同法处理对侧。

腹壁缝线 4~5d 后拆除。也可用 0-0 号肠线行皮内缝合，无须拆线。

6. 并发症的防治

（1）近期并发症

1）感染：可因消毒不严、单纯图快、止血不全、操作粗暴造成过多组织创伤，或因适应证掌握不当等引起，必须注意预防。出现感染时，应根据不同情况积极治疗。

2）脏器损伤主要为膀胱、肠管损伤，虽不多见，但操作必须认真仔细以防损伤，如损伤可做相应处理。

3）出血及血肿多因止血不彻底，可发生在腹壁及输卵管系膜内。术中应严格止血，术后注意观察。

（2）远期并发症

1）月经异常：少数受术者术后可出现月经异常，但多属短暂现象，可渐自然恢复，必要时可酌情治疗。

2）肠粘连：多因手术不顺利，反复寻找输卵管，造成肠管、大网膜等创伤所致，应酌情按外科原则处理。

3）神经官能症：多因思想顾虑，对手术不理解及精神因素等作用引起，需进一步耐心细致地做好解释及思想工作，使其恢复正常。

二、护理

1. 术前护理

（1）心理护理：腹腔镜手术是近年开展的新项目，患者及其家属担心手术的安全性及治疗效果；部分患者担心手术费高昂及术中中转开腹手术的情况，顾虑很大，常出现焦虑、恐惧等心理问题；未婚或已婚未育者，心理压力和精神负担更严重，非常担心部分切除一侧或全切除一侧输卵管，影响生育。针对上述情况，医护人员必须以同情的态度、熟练的技术取得患者的信赖，寻求亲属支持和经济支持；告诉患者及其家属腹腔镜手术的治疗目的，说明腹腔镜手术和经腹手术是为达到同一目的的两种不同手术方式，让患者增强对腹腔镜的理解（如腹腔镜手术，腹壁只需要开 3 个小切口，符合美容要求，术前、术中、术后不留置尿管）；请同类康复患者现身宣教，发放有关异位妊娠及腹腔镜手术的健康资料，播放录像，消除患者的思想顾虑，以配合各项工作，树立战胜疾病的信心。

（2）术前教育：通知患者及其家属手术时间，告知术前准备内容、手术过程、术中配合的重要性,手术时间短,可预防高碳酸血症,术后注意事项,早期活动很重要,可预防下肢深静脉血栓形成。

(3)皮肤准备:动作要轻柔,严防皮肤破溃引起感染。按常规手术范围及方法进行手术野及皮肤清洁,因为需要在脐轮下缘进行穿刺,所以要特别注意脐孔的清洗,先用松节油棉签清洗,再用温开水棉签去污垢,术前晚上洗澡时,将脐孔彻底清洗干净。

(4)肠道准备:目的是防止术后呕吐引起窒息或吸入性肺炎,防止麻醉后引起肛门括约肌松弛,不能控制排便而增加感染的机会。

方法1:手术前一天上午番泻叶10g,泡茶饮,约3大杯,要求在午餐前饮完,下午观察排便次数,一般3~6次,晚餐半流质饮食,晚8时始禁食12h,睡后禁水4~6h。

方法2:手术前晚半流质饮食,晚8时清洁灌肠,禁食12h,禁水4~6h。

(5)其他准备:普鲁卡因试验,嘱患者剪指甲,除义齿、发卡及首饰等并妥善保管。

(6)手术晨准备:患者送手术室前,嘱排小便,因为手术中要保持膀胱空虚;肌内注射苯巴比妥0.1g起镇静作用;皮下注射阿托品0.5mg抑制腺体分泌。

2.术后护理

(1)生命体征的观察:患者回室后,向麻醉医生了解患者术中情况,测量并详细记录生命体征,开始每30min观察1次,测量2次,然后每60min观察1次,测量2次。

(2)护理级别:按全麻常规护理,二级护理。开腹手术当天是一级护理。

(3)伤口的观察:观察腹部3个小切口是否渗血、伤口周围有无血肿,与开腹不同的是不必用沙袋加压腹部切口,腹部伤口疼痛可用镇痛药减轻。

(4)预防感染:术后常规给予抗生素。

(5)饮食指导:腹腔镜手术不涉及肠道,麻醉清醒4~6h后可进食流质饮食,手术当天晚半流质饮食,术后第2天可恢复正常饮食。

(6)二氧化碳气腹后观察

1)皮下气肿的观察:皮下气肿是因人工气腹的二氧化碳残留于人体疏松组织所致,多见于颈、胸、腹等处,表现为局部有握雪感,捻发音,患者有颈部增粗、肩部反射性疼痛和胸腹胀。无须特殊处理,术后2天自然消失。

2)高碳酸血症的观察:腹腔内注入二氧化碳气体,使腹压增高,胸腔容积和肺容积缩小,导致呼吸和循环功能改变。易出现呼吸困难、血压下降、脉搏加快等体征。如出现疲乏、烦躁、呼吸浅慢、肌肉颤抖、双手扑动等症状,则提示高碳酸血症。

3)恶心呕吐:与麻醉药对呕吐中枢的刺激及气胀时二氧化碳对膈肌的刺激作用有关。此症状在1~2天自然消失。

(7)鼓励早期活动:腹腔镜注入二氧化碳后,造成腹压增高,使下肢静脉回流受阻;加上全麻导致周围静脉扩张,血流减慢,早期活动可促进各系统功能的恢复。

(8)出院指导:保持良好的心理状态,适当休息,适当参加体育锻炼,建议1周内勿过度活动,伤口未痊愈前不要盆浴,以免伤口感染;注意个人卫生,术后1个月内禁止性生活;加强营养,饮食上选择高蛋白、多维生素饮食,如可适当多食瘦肉、蛋类及新鲜水果蔬菜等。术后1个月到妇科门诊复查。将患者的手术情况、术后状况、注意事项如实地告诉患者,因为输卵管妊娠可有10%的再发生率及50%~60%的不孕率,如再次妊娠需及时就诊。

第二节 卵巢囊肿切除患者的护理

一、概论

卵巢囊肿是指卵巢出现囊样的肿块,发病原因还不是很清楚。卵巢囊肿是卵巢肿瘤的一种,可能是良性,也可能是恶性,所以发现卵巢囊肿以后,首先要确诊是良性还是恶性。另外,应注意有时卵巢出现好像囊肿一样的改变,但并不是囊肿,如多囊卵巢、黄体囊肿、卵巢处的子宫内膜异位症等,这些疾病虽然也会在卵巢上出现肿块,但不同于卵巢囊肿。

右下腹疼痛还应区别是囊肿的缘故,还是其他疾病如盆腔炎症等的缘故。疼痛不能表示囊肿越来越严重,而且疼痛的严重程度与囊肿的程度也没有绝对的关系,并不是疼痛越明显,囊肿越严重。

确定为卵巢囊肿,首先要确定是良性还是恶性。手术是治疗卵巢囊肿的唯一办法。如果确定是良性、囊肿又很小,可以先观察,不做治疗。当良性囊肿很大,压迫周围组织,就应手术切除。如果确定囊肿是恶性的,就应及早手术治疗,同时还应配合放射治疗及抗癌药物治疗。

二、手术方法

1. 方式

(1)卵巢囊肿切除术:此种患者多无月经障碍,甚至有合并妊娠者,有的一侧肿瘤较显著,则可行患侧输卵管、卵巢切除术。

(2)输卵管、卵巢切除术:发生于年龄较大(45岁以上)患者的双侧卵巢囊肿多行一侧或双侧输卵管卵巢切除术,患者周身情况不能或炎症严重者常行全子宫切除术。值得注意的是关于较大卵巢囊肿的手术处理,应不计切口大小,以完整切除为宜,以免内容物溢入腹腔或切口,术中要注意患者脉搏、呼吸、血压的变动,必要时加速输液或输血、输氧,更要预防早期发生急性胃扩张、麻痹性肠梗阻及由此而引起的水、电解质平衡紊乱与血液化学改变。

(3)附件及全子宫切除,发生于近绝经期或绝经期妇女的一侧或双侧卵巢囊肿,患者全身情况不能胜任,均以行双侧附件及全子宫切除为宜,但会严重影响内分泌功能。恶性卵巢囊肿的手术治疗,因患者就诊时多已达晚期,因此要尽一切可能切除原发囊肿及所能见到的盆、腹腔转移灶。由于卵巢恶性囊肿常与子宫、附件粘连或浸润,浑然一体,且紧贴盆腹膜,故现多采取卷地毯式或包饺子式将子宫与肿瘤连同盆腹膜整块切除。又如大网膜切除、部分肠切除、部分膀胱、输尿管切除。对于合并腹水的卵巢恶性肿瘤,不论是否全部切除,均宜在腹腔内留置导管,以便术后腹腔内注射抗癌药或放射性胶体金或胶体磷。

2.方法 取下腹正中切口进腹。进入腹腔后先探查囊肿的性质,如与大网膜、肠管等有粘连,应先行分离。争取将囊肿完整摘除,以防囊液溢入腹腔。对巨大囊肿难于搬出切口外者,可先用套管针刺入囊肿内,抽吸出部分液体使体积缩小再搬至腹腔外切除。切口周围必须用纱布垫加以保护。卵巢肿瘤蒂扭转者,因静脉淤血多有血栓形成,为了防止血栓脱落进入血液循环,手术中不可立即将蒂松解,而应先将蒂的根部用止血钳夹紧后再松解,然后切除肿瘤。

对小的卵巢囊肿,可行剥除术,保留大部分或部分卵巢。对患有双侧卵巢囊肿者,应尽可能保留卵巢的一些健康组织,以维持其生理功能。

摘除的肿瘤立即剖开检查(必要时及有条件者,应行冰冻切片病理学检查),对有恶性变者,应切除全部子宫及附件,术后做进一步抗癌治疗。

三、护理

1. 术前护理

(1)提供人文关怀,为患者做好生活护理及心理护理,观察其心理变化。

(2)让患者明白并接受手术。卵巢肿瘤多为良性,肿块逐步增大,发展缓慢,非激素依赖性。肿瘤增至中等大小时常感腹胀或腹部摸及肿块。若肿瘤大至占满盆、腹腔,即出现压迫症状,如尿频、便秘、气促、心悸等。故为了消除疾病的压力,提高患者的生活质量,卵巢肿瘤应尽早手术。

2. 术后护理

(1)一般术后护理:预热被褥,并保暖,持续低流量氧气吸入,1~2L/min,心电监护,每30分钟测血压、呼吸、心率一次,心率<60次/分,呼吸<12次/分,即时与医生联系,对于老年患者及使用哌替啶者,更应观察心率的深度,氧饱和度达95%。

(2)术后一般并发症的预防:随时给予双下肢轻柔按摩,下肢感觉恢复后即可小幅度地屈伸,6h内每2h翻身一次,肩下垫软枕,12h后垫高上半身25°~30°,24h后可取半卧位,让患者深呼吸,每天数次,每次5~10分钟。2h翻身并拍背1次。

(3)术后镇痛:10%葡萄糖溶液500mL+哌替啶100mg静脉输注,根据切口疼痛情况调整滴速,让患者免除疼痛折磨,消除疼痛对血压的影响。

(4)术后病情观察:术后采用硬膜外麻醉,因缓慢发生的麻醉区域交感神经阻滞可减轻心脏前后负荷,减慢心率,术后随着麻醉作用的消失,交感神经功能的恢复,血管收缩,外周阻力上升,使动脉压升高,容量血管收缩,回心血量增多,再加上肿瘤取出,压迫消除,更促使回心血量增多,加重心脏负担,故术毕立即给予腹压沙袋,腹带固定,但松紧适中,以免影响腹式呼吸,控制输液速度。血压若持续上升,超过术前水平时,应警惕肺水肿的出现。此外,血压过高,尤其是术前有高血压或动脉硬化者,更易发生脑血管意外,应将血压控制在一定水平。

(5)腹部伤口保持干燥(洗完澡可用干毛巾或纱布拭干),随后观察有无出血、红肿热痛等感染症状。

(6)当腹部有伤口时,可使用束腹带固定伤口,以免因活动牵扯伤口而造成疼痛。

（7）手术后 6~8 周，经医生检查身体内部组织已复原，不会因为刺激而产生出血或疼痛等异常状况，就可以恢复正常性生活。

（8）手术后饮食：进食高热量、高蛋白（牛肉、猪肉、羊肉、鱼肉、鸡肉、牛奶、豆制品）、高纤维（番薯、全麦、薏仁、红豆、绿豆、桃子、橙子、苹果、番石榴、枣子）、高维生素 C（深绿色蔬菜、橙子、橘子、石榴、葡萄、柚、杧果）的食物，让伤口复原得更好。

（9）当阴道有异常出血、恶臭的分泌物时，要考虑是否有感染的可能，应就医检查。

（10）当伤口疼痛时，可服用镇痛药物，减缓疼痛。

（11）手术后 6~8 周，避免提重物及避免使用阴道棉条，以减少内出血及感染的情况发生。

（12）如果手术已将卵巢切除，术后需长期服用雌激素。

（13）平时采均衡饮食，适当地休息、运动，保持心情愉快，是最好的自我照护方法。

四、保健指导

妇女应加强妇科检查，及时发现并治疗生殖系统疾病，提高妇女寿命及生活质量。并且在护理此类患者时，要做好健康教育，让患者明白，卵巢肿瘤，任何形式的"观察""药物治疗"或者其他非手术治疗都可能带来危险和严重后果。而在诊断为良性卵巢肿瘤后，做好各项术前准备，择期进行手术切除，一定会有最安全、效果最好、恢复最快的结果，也就是对卵巢良性肿瘤治疗最好的选择。

第三节　子宫切除患者的护理

一、手术方法

此手术多用于切除子宫肿瘤及某些子宫出血和附件病变等，下面介绍经腹部切除全子宫及附件的操作法。

手术时，必须注意勿损伤输尿管，并尽可能减少失血，为此，术者必须熟悉子宫的局部解剖关系，尤其是血管的分布及输尿管的部位和走向。

手术步骤如下

（1）切口：取下腹正中切口，从脐下至耻骨联合上缘。

（2）缝扎盆漏斗韧带及圆韧带，进入腹腔后先探查，了解病变范围。以有齿止血钳夹子宫两角，用作牵引及阻断子宫动脉上行支血流。用 7 号丝线在距子宫角 2~3cm 处缝扎圆韧带，在稍离开盆壁处（以避开输尿管）双重缝扎骨盆漏斗韧带。骨盆漏斗韧带内有卵巢动脉及静脉丛通过，透光下可看得很清楚，须全部缝扎紧。

（3）切断韧带及切开膀胱腹膜反折：提起子宫及缝扎线，剪断骨盆漏斗韧带及圆韧带，子宫方面的血流已在宫角处被阻断，故切断韧带时仅有少量回血，一般不需另行钳夹止血。剪开骨盆漏斗韧带与圆韧带之间的阔韧带前叶，向前游离，剪开膀胱腹膜反折至对侧。

（4）游离子宫体：用手指沿子宫膀胱间疏松结缔组织平面轻轻将膀胱稍向下分离，显露部分宫颈,再稍分离其两旁组织,可显露子宫动、静脉。在血管下方距宫颈旁约 2cm 处有输尿管通过。然后剪断宫体两旁阔韧带后叶组织至子宫动脉上方,剪切时多不出血,但应稍离开宫体切断,避免损伤靠近宫体两侧的子宫动脉上行支。至此,宫体即完全游离,两侧仅有少量组织与阴道侧穹窿相连。

(5)游离子宫颈:适当用手向头侧牵提子宫,用拇指将膀胱进一步推送至宫颈外口水平以下,同时向两边缓缓推挤开输尿管。如注意向两旁探索,可在距宫颈约 2cm 处扪及一索状物从指尖下滑动,即为输尿管。只要平面准确,推下膀胱多无困难,出血也不多。如有困难,多与进入的平面过深有关,也可能因炎症粘连所致,应查清后再分离。必要时可进行锐性剥离。扪清输尿管所在部位后再处理宫颈两旁组织,对避免损伤输尿管有积极意义。

(6)切除子宫:在子宫直肠窝填入纱布垫一块,以吸收可能从阴道漏出的分泌物。提起子宫,切开阴道前穹窿,钳夹并提起阴道前壁,从切口塞入一小块纱布,以防止阴道内积液流出,污染盆腔。然后钳夹宫颈前唇向上提,沿阴道穹窿剪开,切除子宫。环切阴道穹窿时,随时注意将宫颈提起,使既利于剪切,而又不与周围接触,防止污染。每切开一段即将阴道断端夹住,以减少出血,并用以牵引,便于切除子宫后缝合。

凡与阴道接触过的器械,用后立即置于污染盆内。

(7)缝合阴道断端及盆腔腹膜:切去子宫后,用碘酒、酒精棉球涂擦阴道断端,然后用1 号或 2 号铬制肠线做"8"字间断缝合或连续缝合。注意缝好断端的两角。最后,仔细检查两侧输尿管的粗细及蠕动情况以及各缝合点有无出血等。如无异常,先连续缝合盆腔腹膜,然后常规关闭腹腔。术毕从阴道内抽去纱布。

另外,关于术后性生活问题,有些妇女因为某些妇科疾病需要做子宫切除手术时,往往产生很多顾虑,其中之一就是担心手术后影响性生活。其实这种想法是多余的。一般子宫切除是从阴道穹窿处切断,阴道顶端缝合形成一个盲端,手术后的阴道仍保留原来的结构,除非恶性肿瘤需切除较长的阴道,手术后阴道缩短外,一般的子宫切除并不影响阴道长度,也不影响阴道的功能,所以手术后对性生活是没有影响的。即便阴道切除较长,如果夫妇双方能互相体谅,互相配合,仍然可以进行满意的性生活。

二、护理

1. 辅助教育系统　患者在护士指导下完成学习满足自理需要的有关知识。子宫全切术的患者除疾病本身及手术带来紧张恐惧情绪外,患者还会考虑术后诸多问题,如害怕疼痛,怕手术并发症,怕影响性生活,担心是否失去女性特点及容貌等。护士根据患者不同的知识需求给予不同的康复教育和心理疏导,使患者掌握自我护理的方法,帮助患者恢复自理能力。

(1)术前应热情、耐心、及时给予解释和心理指导,简介手术的目的及优点,帮助患者进入积极的心理状态,配合手术。

(2)卧位:麻醉患者未清醒前,应去枕平卧 6h,头偏向一侧,保持呼吸道通畅,防止误吸而引起窒息。要妥善固定好各种导管并保持通畅,清醒后鼓励其咳嗽、做深呼吸。协助患者翻身,防止肺部并发症。患者麻醉清醒后及时进行心理疏导,每位手术患者无论手术大小,都存在一些恐惧、焦虑、困扰等心理问题。护士应告诉患者,手术非常成功,各项生命指标平稳,不要担心,只要配合治疗,可提早康复出院,使不良心理反应得以缓解。

(3)饮食:术后6h内禁饮水,6h后鼓励患者多饮水,可进少量流食,禁食奶类、豆类等产气食物。待肠功能恢复后,改半流食至普食。

(4)生命体征的监护:术后8h严密观察生命体征及腹部症状、体征,以便及时发现有无内出血和休克。

(5)常见并发症的观察及护理:①穿刺孔出血,发现后及时以纱布压迫止血,及时通知医生,更换敷料;②腹胀及肩背酸胀,因人工气腹的二氧化碳残留于人体组织所致,护士应向患者解释原因,鼓励患者多在床上翻身活动,取舒适卧位,必要时给予氧气吸入,疼痛能自行缓解,严重者可给予肌内注射镇痛药;③宫颈残端出血。术后前两天,阴道有少许出血,色淡红,为宫颈残腔残液排出,无须处理。若阴道出血为鲜红色且伴凝血应及时报告医生,查找原因。

(6)讲解各种管道的作用及使用时的注意事项,特别是由于失血失液及体力消耗等因素,患者抵抗力降低,导尿管留置在尿道内,尿液不能冲洗尿道,不仅给细菌逆行感染带来机会,而且拔尿管后不能自主排尿,应尽量缩短置管时间,讲解手术后早期下床活动的重要性。因下床活动能增加血液循环,防止静脉血栓,增加肺通气量,有利于痰液的排出,避免肺部并发症,促进肠道功能的恢复。然而因患者的心理素质和认知程度不同,对术后早期离床活动的益处往往认识不足,应反复强调和督促,并教会患者正确地上下床的姿势,以预防及减轻切口疼痛。

(7)热情、耐心地做好出院后的健康教育工作,每天清洗外阴,术后2周禁盆浴及性生活,每月门诊复查1次,共6次。以理解、关心的态度与患者及其家属交谈,着重进行心理疏导,解除患者的心理负担,以良好的心理、生理状态创建健康、高质量的生活。

2.完全补偿护理　子宫切除术后因手术及麻醉等因素,患者没有任何自理能力,需要护士提供其所有的自理需要,也就是完全补偿护理,包括病情观察、清理呼吸道、营养、排泄、个人卫生、安全等护理,具体措施如下。

(1)生命体征的监护:术后每30min测血压、脉搏、呼吸1次,共8次,观察患者意识状态、尿色、尿量、尿管是否扭曲脱落,有否头痛、头晕、恶心、呕吐、疲倦感等。必需时进行心电监护,按医嘱从静脉供给药物和营养,补充电解质,以满足生理需要,维持生命。

(2)观察刀口敷料渗血、渗液及阴道流血情况:主动了解术中情况,注意刀口渗血及阴道流血的量、颜色,按医嘱常规给予止血剂,阴道出血时间延长者应寻找原因。

(3)观察有无腹痛腹胀的情况:多数患者术后有轻微腹痛情况,多因手术中牵拉引起,在排除异常情况下,可给予镇痛药物。观察腹胀情况,术后6h给予翻身,机械性地促进肠功能的恢复。

(4)预防感染:严格无菌操作,各种操作前洗手,及时清除呼吸道分泌物,防止肺部感染。用1:10聚维酮碘消毒外阴、尿道口,2次/天,预防尿路感染。室内物品每天用消毒液擦拭,开窗通风,保持室内空气新鲜,预防室内细菌繁殖。术后每4h测体温1次,如出现一过性高热,可适当给予抗生素。

3.部分补偿护理　患者术后由于病情限制,自理能力缺陷,护士提供部分补偿护理。帮助患者完成自理活动,术后尽早翻身,给予随意卧位,有利于肌肉松弛,避免不舒适;有利于静脉回流,防止血栓形成;有利于肠蠕动,改善胃肠功能,预防或减轻腹胀。术后6h护士协助患者取左右侧卧位、低半卧位。协助患者刷牙、就餐,护士需要为患者准备进食的用物和牙具。教会患者上下床活动的正确姿势,护士在一边协助并防止直立性低血压。根据正常人膀胱容量250~400mL,尿量达200mL左右时即可产生尿意,在膀胱充盈时拔除尿管比膀胱空虚时优越,利于患者自行排尿。采用输液全量余250mL时拔除尿管,输液结束后帮助患者下床自主排尿。

第十三章　产前保健

产前保健是指对妊娠期进行监护与护理管理,以达到预防为主、保障孕妇和胎儿健康及安全分娩目的的必要措施。产前保健主要包括对孕妇的定期产前检查、对胎儿宫内情况的监护及对胎盘和胎儿成熟度的监测;通过产前保健可以尽早发现和治疗妊娠期并发症,及时纠正胎位异常、早期发现胎儿发育异常;可以结合孕妇和胎儿的具体情况决定是否终止妊娠及分娩方式;对孕妇在妊娠期间出现的一些症状给予及时处理,同时进行卫生指导,使孕妇安全度过妊娠期。

第一节　概述

一、女性生理特点

女性一生从出生到衰老大致可分为新生儿期、幼年期、青春期、成熟期、更年期、绝经期6个不同时期。这6个时期的划分及在每个时期的表现又受遗传、环境、营养、疾病等条件的影响,每个人不尽相同,特别是青春期和绝经期差异较大。一般情况下,各期的划分大致遵循以下原则,而每个时期生理特征的出现和消退则多数人相同,不是每个人都符合以下情况。

1.新生儿期　出生后4周内称为新生儿期。此期由于受母体的雌激素影响,其子宫、卵巢及乳房均有一定程度的发育。出生后随着脐血流中断,血液中雌激素水平迅速下降,甚至消失,所以有的新生儿表现为出生时乳房肿大,个别可有少量乳汁分泌,或有少量阴道流血,这些现象可在短期内自然消失。

2.幼年期　出生后4周至12岁称为幼年期。此期的身体生长发育较快,但生殖器官还属幼稚型,卵巢内卵泡低度发育,仍未成熟,10岁以后卵巢可产生少量雌激素,乳房和内、外生殖器官开始发育增大,皮下脂肪分布呈现女性特征。但卵巢仍无排卵功能,也有极少数例外。

3.青春期　从月经来潮到生殖器官逐渐发育成熟的时期称为青春期,一般为13~18岁。此期的生理特点是身体及生殖器官发育很快,卵泡有不同程度的发育。卵巢也开始发育长大,并有卵子排出及月经来潮。由于卵巢功能尚不健全,因此,初始月经及排卵也很不规律,大约需要2年的时间才能逐渐达到正常。

4.成熟期　从规律性的排卵及月经正常,一般在18岁左右开始进入成熟期。此期生殖器完全发育成熟,内分泌功能最旺盛,具备生育能力。此期持续30年左右。

5.更年期　一般发生在45~55岁,是成熟期到绝经期的过渡阶段,此期持续时间的长短因人而异,从几个月到数年不等。由于卵巢功能的减退,排卵逐渐减少以至消失,月经紊乱到绝经,生育功能消失。因为卵巢的内分泌功能急骤减退,致使自主神经适应不良,而发生功能紊乱,部分表现为更年期综合征。

6.绝经期　此期生殖器官萎缩,卵巢功能进一步衰退,月经停止,性功能明显减退,一般指 60 岁以后。

二、性生理卫生

女性从青春期开始,性欲萌生并逐渐高涨。性生理反应虽然是人们的一种正常的自然现象,但它受社会文明、道德规范的制约,又是人类与其他动物的最大区别之一。夫妻性生活卫生不仅能保证双方身体健康、生活美满、家庭幸福,更重要的是优生优育的重要措施之一。

1.性器官卫生　性器官除了平日注意清洁外,在性生活前,双方都应清洗干净,避免致病菌侵入,而引起生殖器官及泌尿系统炎症。

2.性生活次数应适宜　主要是根据夫妻双方的体质、生理特点、情感、心理状态和性欲的强弱决定。特别是准备生育的夫妇更应注意性生活的频次,因过频可造成精子数量下降、质量不高。一般每周 1~2 次为宜。

3.不宜性生活的特殊时期,如月经期、妊娠早期、妊娠晚期和产褥期,以免引起生殖器官感染、流产、早产、死胎等。

4.节制性生活的要求

(1)患病期间性生活要节制:男女任何一方患有某种疾病,特别是传染病时,一定要节制性生活,以免损伤身体,更重要的是避免相互传染。

(2)过度疲劳、心情不佳、大量饮酒或近期内应用过某种药物等,最好节制性生活。因为此时进行性生活,除了影响性生活质量,引起身体不适外,一旦怀孕,将对胎儿带来不利影响,甚至出现畸形、先天性生理缺陷等。

5.准备孕育前的生活调节　准备生育宝宝的夫妻,应禁烟、忌酒,避免过度疲劳,选择双方心情愉快时进行性生活,是获得健康、聪明宝宝的基础。

三、孕前准备

男女双方结婚后,怀孕是一种自然现象,但是要做到优生,想使自己的下一代健康、聪明、活泼、可爱,多遗传父母的优点,少遗传父母的缺点,必须首先要增强优生优育的意识,掌握必要的妊娠生理知识,创造一个良好的受孕环境,才能给未来的宝宝打下一个良好的健康基础。

(一)心理准备

生儿育女是爱情的结晶,但是要做到优生优育,夫妻双方要有计划地安排受孕时间,要有充分的心理准备。如孕前要学习一些有关优生优育及孕前保健知识,有意识地进行自我调节、自我保护。同时要积极治疗孕前疾病,如急性传染病、慢性全身疾病、遗传病及生殖器官疾病等。选择最佳受孕年龄,如女性一般在 25~30 岁、男性在 25~27 岁。选择最佳受孕季节,在夏末秋初最适宜,此季节不仅气候适宜,蔬菜、水果丰富,有利于受孕及胚胎发育,宝宝降生时正是次年春暖花开的 5 月,非常适宜于婴儿的生长发育,也有利于产妇的身体复原。在孕前还要注意双方的生活规律,一般要求在受孕前 2~3 个月,夫妇双方都要有规律地安排生活,有意识地加强营养,多进高蛋白、高维生素的食物,避免有毒及有害物质,如化学物质、放射线、烟、酒、药物等。若女方服用避孕药者,至少在停药后半年才能受孕。同时要远离毒品,避免过度劳累,保持精神愉快,培养和谐的、愉快的夫妻感情及性生活方式。

(二)了解妊娠生理

1.受孕　男女性交后,精子随着精液从阴道通过宫颈口达宫腔,通过输卵管入口进入输卵管壶腹部,在此处若能与卵子相遇,精子可进入卵细胞内,即为受精。受精后卵细胞开始分裂,并逐渐由输卵管向子宫腔移动,4~5 天后到达宫腔。受精卵到达宫腔后,开始分泌一种酶,溶解子宫内膜并埋在功能层。子宫内膜被侵蚀的缺口很快被修复,整个过程称为受精卵植入或着床。

精子能与卵子相遇并受精、植入,受很多因素的影响,如正是女性排卵期、男女生殖道必须畅通、精液及每毫升精液含有的精子数量(一般 6000 万~2 亿个)、精子的活动力、子宫内膜良好等,任何一种因素发生故障,都可影响受孕。

2.胚胎和胎儿的发育　从卵子受精后,在母体内孕育 5~8 周的胎体称为胚胎,8 孕周至妊娠结束称为胎儿,胚胎期是胎体主要器官发育形成阶段,胎儿期是胎儿各器官进一步生长发育成熟阶段。

人体胚胎及胎儿发育情况如下。

3 孕周:相当于卵裂第 1 周,囊胚开始植入。

4 孕周:受精后第 2 周,胚泡完全植入,滋养层增厚,绒毛出现,称二胚层期。

5 孕周:受精后第 3 周,胚内中胚层出现,如神经沟、血管等,称三胚层期。

6 孕周:受精后第 4 周,神经管和原肠形成,此周末前肢芽发生,胚内循环系统开始形成。

8 孕周末:可见手指、趾、外生殖器具雏形,但不能分辨性别,胚胎长 2~2.4cm。

12 孕周末:看外生殖器可辨认男女,肠管可蠕动,肠长 7~8cm,重约 14g。

16 孕周末:有微弱胎动,X 线检查可见胎骨,胎长 15~16cm,重约 100g。

20 孕周末:胎动明显,可听到胎心音。若出生后可有心跳,呼吸,身长 23~25cm,重约 300g。

24 孕周末:出生后存活时间短,外形清瘦,皮肤起皱,身长约 30cm,重约 650g。

28 孕周末:眼睑张开,皮下脂肪增加,各系统功能建立。若出生后环境适宜可以存活,身长约 35cm,重约 1000g。

32 孕周末:如为男胎,睾丸降入阴囊,身长约 40cm,胎重约 1700g,若出生后加强护理可以存活。

36 孕周末:身长约 45cm,胎重约 2500g,若出生后基本可以存活。

40 孕周末:身长约 50cm,胎重约 3000g 以上,胎儿已成熟,皮下脂肪丰满,皮肤呈粉红色,指、趾甲已超过指、趾床。出生后哭声响亮,四肢活动活跃,吸吮力强,能很好地存活。38~40 孕周末出生的婴儿称为成熟儿。

3. 妊娠期母体的变化　妊娠后,母体为了满足胎儿生长发育及自身的生理需要,发生一系列的变化。

(1)新陈代谢变化:妊娠早期,基础代谢率略有下降,妊娠中期逐渐升高,至妊娠晚期,可较正常增加10%左右。妊娠早期,由于身体发生不同程度的变化,母体可有早孕反应,可出现恶心、呕吐、食欲下降等,妊娠4个月后,由于胎儿及其附属物的增长,水分、脂肪、蛋白质等的积蓄,使体重逐渐增加,妊娠全过程中体重增加10~12kg。其中妊娠末1个月,每周体重增加不应超过0.5kg,若增加速度过快过重,应注意妊娠水肿及妊娠中毒症的发生。

(2)循环系统的变化:孕妇总循环血量要比妊娠前增加30%。其中血浆增多40%,红细胞增加20%。由于增长比例失调,常表现为生理性贫血,此种现象,以妊娠8个月时最为明显,产后2~6周恢复正常,同时血沉较正常增快4~5倍,白细胞计数升高至$(8\sim10)\times10^9$/L,血小板数量也有不同程度的增加。由于循环血量的增加,使心脏负担加重而略扩大,加之增大的子宫将膈肌上推,使心脏左移并呈横位,大血管发生扭曲,易产生收缩期杂音,盆腔静脉受压而发生下肢或外阴部静脉回流受阻,表现为水肿及静脉曲张等。

(3)呼吸系统变化:常因需氧量的增加,使呼吸加快,但肺活量无明显改变,妊娠晚期,因呼吸道黏膜增厚,充血水肿,加之宫底升高将膈肌上推,使呼吸变浅、呼吸道抵抗力降低,故应注意防止呼吸道感染。

(4)消化系统变化:妊娠早期常由于早孕反应而出现恶心、呕吐、食欲下降,晚期可因胃酸降低,胃肠蠕动减慢,肠张力降低,可有食欲异常、肠胀气、便秘等现象出现。

(5)泌尿系统变化:由于肾血流量及肾小球滤过率增加,尿中可出现少量蛋白质和尿糖的增加。妊娠早期及末期,由于膀胱受压,常有尿频。输尿管受到激素及自主神经系统的影响而扩张,蠕动减弱。常可发生尿液潴留,抵抗力降低而易导致尿路感染及肾盂肾炎等。

(6)内分泌系统变化:妊娠后,由于雌、孕激素分泌增加,对下丘脑、垂体起负反馈作用,抑制促性腺激素的分泌。因此,卵巢内无成熟卵细胞,故排卵停止,出现闭经。其他内分泌腺,如垂体、甲状腺、甲状旁腺、胰腺、肾上腺等均有不同程度增生及分泌功能的变化。

(7)骨与关节的变化:妊娠后,胎盘合体细胞滋养层及蜕膜层分泌的松弛素,使骨盆关节及椎骨间关节松弛,孕妇常感到腰骶部及肢体疼痛不适。后期可使骨盆韧带,特别是耻骨韧带松弛,表现为耻骨联合分离,骨盆关节松弛,有利于胎儿的娩出。

骨质一般情况下无明显变化,若多次妊娠而不注意补充钙,因钙质缺乏可引起骨质疏松,软化而变形。

(8)皮肤变化:妊娠期腺垂体分泌黑色素细胞刺激素,能使面部、乳头、乳晕、腹中线部位出现色素沉着。随着胎儿生长、子宫增大、孕妇腹壁皮肤的弹力纤维可因过度伸展而断裂,形成多数紫色或淡红色裂纹,称为妊娠纹,也可见于大腿内侧、乳房等处。

(9)乳房变化:妊娠后,乳房逐渐增大,妊娠早期,乳腺腺体及脂肪组织均有增生,触之有结节感。12周后,可挤出少许黄色液体,称初乳,乳晕部又因皮脂腺肥大形成许多圆形结节。

（10）生殖系统变化:妊娠后,母体中生殖器官变化最大的要属子宫。妊娠后,随着胚胎、胎儿的生长,宫体不断增大,子宫纤维增生、伸展以适应胎儿的发育。妊娠足月子宫约长30cm、宽24cm、厚22cm,重约1000g,容量由妊娠前的5mL增至4000mL。

子宫峡部于妊娠晚期逐渐伸展形成子宫下段,临产时可伸长至6~9cm。

子宫颈因充血、腺体增生及黏膜变厚,变得肥大、柔软,呈紫蓝色,子宫颈管内被黏稠的黏液所堵塞。

子宫诸韧带随妊娠子宫的增大而相应变粗变大,以维持子宫于一定的位置。

输卵管充血并随子宫增大而延长。外阴有色素沉着,组织变松软。阴道因充血变为紫蓝色,皱褶加深,分泌物增多,黏膜增厚,肌肉增生,结缔组织疏松。阴道壁延长,用力时,前壁可向阴道口突出。

（三）妊娠前注意事项

1. 选择最佳受孕时机　一般认为最佳的受孕时机应选择在婚后半年至2年内,因此阶段,经过婚后一段时间的休息,结婚时的疲劳已经缓解,婚后性生活也逐渐默契,特别是经过婚后一段时间的磨合,双方的性格、生活方式、生活习惯逐渐接近或一致,情感逐渐稳定,心情变得轻松、愉快,彼此能够互相关心、互相体贴。

2. 切勿未婚先孕　青年男女在恋爱过程中,彼此有一种吸引力,在一定的条件下可产生强烈的性冲动。若在此时,不注意控制各自的感情,很容易发生性行为,甚至造成未婚先孕。这种行为首先触犯了法律,其次,对女方造成极大的心理压力,通常情况下,迫于法律和家庭、社会舆论下求助于人工流产得以解决。但是,人工流产处理不当或流产后不注意休息和自我护理,不仅给女方带来严重的身心损害,而且对以后的妊娠和分娩造成不同程度的影响,少数妇女可造成终身不孕。

3. 不要多次人工流产　新婚夫妇婚后应认真安排自己的生育计划,并选择适宜的避孕措施。如果婚后短时间避孕,可以选择使用男性避孕套。如果因工作需要或某一方身体原因,需要较长时间避孕,最好选择女性宫内节育器,一般情况下最好不要首选口服避孕药。一旦发生避孕失败而怀孕,如果没有特别严重的生育禁忌,最好选择保留胎儿,尽量避免人工流产,特别是多次人工流产,不仅给女方身心造成严重损害,而且还极易引起子宫内膜和宫颈管损伤,形成瘢痕,出现宫腔粘连,宫颈粘连,引起继发性闭经、腹痛等。如果以后再怀孕容易发生胎盘植入或胎盘粘连而导致大出血,严重时要切除子宫,甚至危及产妇生命。多次人工流产,还容易引起感染,如子宫内膜炎、输卵管炎、盆腔结缔组织炎等,易造成宫外孕,甚至不孕等。

第二节　孕妇监护与管理

一、产前检查的时间

应从确诊早孕时开始。基本妊娠期产前检查至少5次,妊娠早期一次,妊娠中期一次,妊娠晚期至少三次,其中一次至少应在妊娠36周后。有条件可每4周检查一次,妊娠36周后每周检查一次。正常妊娠期检查保证5~8次。凡属高危孕妇,应酌情增加产前检查次数。

二、首次产前检查

首次产前检查应详细询问病史,进行系统的全身检查、产科检查及必要的辅助检查。

(一)病史

1. 一般项目　包括姓名、年龄、职业、婚龄、籍贯及地址。年龄过小容易发生难产;年龄过大尤其是年龄在35岁以上的初孕妇,容易并发子痫前期、产力异常等,此外先天缺陷儿的发生率也明显增高。在妊娠早期孕妇如接触有毒物质,应进行血常规及肝功能的检测。

2. 推算预产期　推算方法是按末次月经的第1天算起,月份减3加9,天数加7。如末次月经第1天是公历2013年9月10日,预产期应为2014年6月17日。实际分娩日期与推算的预产期可能相差1~2周。若记不清末次月经、月经周期不规则或于哺乳期月经未来潮而妊娠者,可根据早孕反应开始出现或消失的时间、开始自觉胎动的时间、手测宫底高度、尺测子宫长度和B超检查测量胎儿双顶径等加以估算。

3. 月经史和孕产史　询问初潮年龄、月经周期、末次月经日期,月经周期延长者的预产期需相应推迟。经产妇了解有无难产史、死胎、死产史、既往分娩方式及有无产后出血史,了解新生儿出生时情况,如有无畸形等。

4. 既往史和手术史　重点了解有无高血压、心脏病、糖尿病、结核病、血液病、肝肾疾病、骨软化症等,了解其发病时间及治疗情况。有无剖宫产手术及其他手术史。

5. 了解本次妊娠情况　询问妊娠早期有无早孕反应、病毒感染、发热及用药史;有无接触过致胎儿畸形的潜在因素,如放射线、毒物、饲养宠物等;胎动开始的时间及目前胎动情况;妊娠晚期有无阴道出血、腹痛、头晕、头痛、视物模糊、心悸、气促及下肢水肿等症状。

6. 家族史　询问家族中有无精神病史、遗传病史、传染病史、高血压及双胎妊娠史等。及时进行遗传咨询并筛查,以便决定是否继续妊娠。

7. 丈夫健康状况　重点了解有无遗传性疾病等。

(二)全身检查

观察孕妇发育、营养及精神状态;注意身高、步态及体态,身材矮小者(身高<140cm)常伴有骨盆狭窄;检查心肺功能有无异常;脊柱及下肢有无畸形;检查乳房发育情况、乳

头大小及乳头有无凹陷;注意有无水肿,如妊娠晚期仅踝部或小腿下部水肿,经休息后能消退则不属于异常;测量孕妇血压,正常血压不应超过 140/90mmHg;测量孕妇体重,13 周后平均每周增加 350g,至足月时体重平均增加 12.5kg,妊娠晚期每周增加不应超过500g,超过者多有水肿或隐性水肿。

(三)产科检查

目的是了解胎儿及产道的情况,多在妊娠中期开始,包括腹部检查、骨盆测量、阴道检查、直肠指检。

1.腹部检查 主要了解胎儿大小、胎产式、胎先露及胎方位。孕妇排尿后卧于检查床上,头部稍垫高,暴露腹部,双腿略屈曲稍分开,使腹肌放松。检查者应站在孕妇的右侧。

视诊:观察腹部的形状及大小,有无手术瘢痕、妊娠纹及水肿等。腹部过大、宫底过高者,可能为羊水过多、双胎妊娠或巨大儿等;腹部过小、宫底过低者,可能为胎儿生长受限、孕周推算错误等;腹部两侧向外膨出、宫底位置较低者,肩先露的可能性较大。当孕妇站立时若观察到腹部向前突出(初产妇多见的尖腹)或腹部向下悬垂(经产妇多见的悬垂腹),则应想到可能伴有骨盆狭窄。

触诊:用手测量宫底高度或用软尺测量耻骨联合上方子宫长度及腹围,腹围是指绕脐一周的数值。用四步触诊法检查子宫大小、胎产式、胎先露、胎方位及胎先露部是否衔接。做前 3 步手法时,检查者面向孕妇脸部;做第 4 步手法时,检查者面向孕妇足端。

第 1 步:检查者两手置于孕妇的子宫底部,手测宫底高度,根据其高度估计胎儿大小及与妊娠周数是否相符。然后以两手指腹相对交替轻推,判断在宫底部的胎儿部分,若为胎头则圆而硬且有浮球感,若为胎臀则宽而软且不规则,若感觉宫底部空虚,则可能为横产式。

第 2 步:检查者两手掌分别置于孕妇的腹部两侧,一手固定,另一手轻轻深按检查,两手交替进行触诊。触及平坦饱满的部分为胎背,触及可变形的高低不平的部分为胎儿肢体,有时能感到胎儿肢体在活动。

第 3 步:检查者右手拇指与其余四指分开,置于孕妇的耻骨联合上方握住胎儿先露部,了解是胎头或胎臀,并左右推动确定胎先露是否衔接。胎先露部左右移动表示尚未衔接入盆;若已衔接,则胎先露部不能被推动。

第 4 步:检查者两手分别置于孕妇的耻骨联合上胎先露部的两侧,沿骨盆入口方向向下深按检查,进一步确定胎先露部的诊断是否正确,并确定胎先露部入盆的程度。若先露部为胎头且能活动,或手能陷入胎先露与耻骨联合之间称先露部浮动;先露部仅部分入盆并且稍能活动称半固定;不能活动称固定。

2.骨盆内外测量 于妊娠 24~36 周进行骨盆内外测量;在妊娠最后 1 个月内结合骨盆、胎儿大小,预测分娩方式,确定分娩医院。

（1）骨盆外测量

1）髂棘间径：孕妇取伸腿仰卧位，测量两髂前上棘外缘的距离，正常值为 23～26cm。

2）髂嵴间径：孕妇取伸腿仰卧位，测量两髂嵴外缘的距离，正常值为 25～28cm。

以上两径线可以间接推测骨盆入口横径的长度。

3）粗隆间径：孕妇取伸腿仰卧位，测量两股骨粗隆外缘的距离，正常值 28～31cm。此径线可以间接推测中骨盆横径的长度。

4）骶耻外径：孕妇取左侧卧位，右腿伸直，左腿屈曲，测量第 5 腰椎棘突下至耻骨联合上缘中点的距离，正常值为 18～20cm。第 5 腰椎棘突下相当于米氏菱形窝的上角，或相当于髂嵴连线与脊柱交点的中点下 1.5cm。此径线可以间接推测骨盆入口前后径的长度，是骨盆外测量中最重要的径线。骶耻外径值与骨质厚薄相关，测得的骶耻外径值减去 1/2 尺桡周径（指围绕右侧尺骨茎突及桡骨茎测得的前臂下端的周径）值，即相当于骨盆入口前后径值。

5）坐骨结节间径（或出口横径）：孕妇取仰卧位，两腿弯曲，双手抱双膝，测量两侧坐骨结节前端内侧缘的距离，正常值为 8.5～9.5cm。也可用检查者的拳头测量，若期间能容纳成人横置手拳的宽度，即属正常。此径线直接测出骨盆出口横径的长度。若此径值小于 8cm 时，应测量出口后矢状径。

6）出口后矢状径：为坐骨结节间径中点至骶骨尖端的长度。正常值为 8～9cm。出口后矢状径值与坐骨结节间径值之和>15cm 时，表示骨盆出口无明显狭窄。

7）耻骨弓角度：两手拇指分别放置耻骨降支上，两拇指在耻骨联合下缘相交的角度即为耻骨弓角度，正常值为 90°，小于 80°为不正常。此角度反映骨盆出口横径的宽度。

（2）骨盆内测量

1）对角径：为耻骨联合下缘至骶岬上缘中点的距离，正常值为 12.5～13.5cm，此值减去 1.5～2.0cm，即为骨盆入口前后径的长度，又称真结合径（即骨盆入口前后径）。真结合径正常值约为 11cm。若测量时，阴道内的中指尖触不到骶岬，表示对角径值>12.5cm。

2）坐骨棘间径：用示指和中指触摸两侧坐骨棘，估计其间距离可容纳 6 指属正常，正常值约为 10cm。

3）坐骨切迹宽度：代表中骨盆后矢状径，其宽度为坐骨棘与骶骨下部间的距离，即骶棘韧带宽度。若能容纳 3 横指（5.5～6.0cm）为正常，否则属中骨盆狭窄。

4）直肠指诊：可在妊娠最后一个月内进行，可以了解胎先露高低位置、骶骨弯曲度、坐骨棘及坐骨切迹宽度以及骶尾关节活动度，还可以结合肛诊测得出口后矢状径，对骨盆的中出口平面进行评估，结合胎儿大小预测分娩方式。

（四）辅助检查

（1）实验室检查：常规检查血常规、血型、血糖、尿常规、肝功能、肾功能、乙型肝炎抗原抗体。如出现妊娠期并发症，按需要进行血液化学、电解质检查，以及胸部 X 线片、心电图检查等。

（2）B超检查：可了解胎心、胎位、胎盘、羊水、胎儿发育大小等情况。

（3）对高龄初产妇，有死胎、死产史、胎儿畸形史及患遗传性疾病的孕妇，应检测孕妇血甲胎蛋白，进行羊水细胞培养行染色体核型分析等，必要时可进行胎儿监护检查。

三、复诊检查

复诊检查是为了了解前次产前检查后有无改变，以便及早发现异常情况并给予相应的处理。复诊检查的内容包括以下几点。

1. 询问前次产前检查之后，有无特殊情况出现，如头晕、头痛、视物模糊、水肿、阴道出血及胎动情况等，若有异常情况，应给予相应的处理。

2. 测量体重、血压、宫高、腹围，注意其增长速度，检查有无水肿、尿蛋白及其他异常改变。

3. 检查胎位、胎心音、胎动及羊水量，注意胎儿大小及生长速度是否与妊娠周数相符，必要时行B超检查。

4. 结合具体情况进行妊娠期健康指导，并预约下次复诊的日期。

5. 绘制妊娠图，观察其动态变化。若有异常情况，应给予及时、正确的处理。

四、产前筛查与诊断

1. 产前筛查

（1）定义：产前筛查是指通过简便、经济和较少创伤的检测方法，对胎儿进行先天性缺陷和遗传性疾病的筛查。要到有资质的单位进行筛查。

目前在我国产前筛查的主要疾病是唐氏综合征（21-三体及18-三体、13-三体）和神经管畸形。在妊娠期保健的过程中，应向孕妇介绍产前筛查和诊断的相关知识，有意识地筛选需要进行产前诊断的人群。

（2）产前筛查方法

1）母血清常用的生化筛查标志物：妊娠相关血浆蛋白-A（PAPP-A），甲胎蛋白（AFP），游离β绒毛膜促性腺激素（Fβ-HCG），非结合雌三醇（uE_3），抑制素-A（inhibin-A）等。因实验方法不同，筛查标志物的组合不同，风险切割值也不同。一般筛查时间在妊娠8~12周。

2）B超筛查：孕11~14周胎儿颈后透明层的厚度（NT），鼻骨的测量等与染色体异常相关的早期影像学筛查。孕18~24周筛查胎儿严重结构异常的畸形。如发现胎儿多发畸形，可能与染色体异常相关，建议行产前诊断。

2. 产前诊断

（1）一般的医疗保健机构要识别、筛查需要做产前诊断的人群，对需要做产前诊断的孕妇应及时转入具有产前诊断资质的医疗保健机构进行检查。

（2）产前诊断对象

1）年龄：>35岁（含35岁或丈夫年龄>39岁）。

2）高风险人群：经血清学和B超筛查后的染色体异常的高风险人群。

3）与染色体异常相关的信息：夫妇之一为染色体异常携带者，或有明确遗传家族史或近亲婚配者,孕妇可能为某种 X 连锁遗传病基因携带者等。

4)不良生育史(多次流产或死胎、死产史),生育过染色体病患儿、神经管缺陷或其他先天多发畸形儿、精神发育迟缓儿、水肿儿、喷血患儿、代谢性疾病患儿等。

5)怀疑胎儿宫内感染或畸形:有活性 TORCH 感染史,早期接触过可能导致胎儿畸形的物质(药物、放射线)等。

(3)产前诊断的方法

1)影像学检查:应用 B 超、X 线、磁共振、胎儿镜进行胎儿结构、形态的检查。

2)染色体核型分析:绒毛活检,妊娠 8~11 周经宫颈、妊娠>11 周可经腹部宫腔穿刺取绒毛;羊水穿刺术(孕 16~22 周);脐血穿刺术(妊娠 16~24 周);母体外周血中分离的胎儿细胞包括滋养细胞、淋巴细胞、颗粒细胞、有核红细胞,以妊娠 15 周时获取胎儿细胞为最佳。

3)基因检测:通过获取的胎儿细胞(绒毛,羊水中胎儿脱落细胞,胎儿脐带血,母体外周血中分离的胎儿细胞包括滋养细胞、淋巴细胞、颗粒细胞、有核红细胞)应用分子生物学方法,如 DNA 分子杂交法、限制性内切酶法、聚合酶链反应技术检测 DNA。

4)生化或代谢产物的检测:通过羊水、羊水细胞、绒毛细胞或胎儿血进行蛋白质、酶和代谢产物的检测,进行先天性代谢性疾病的产前诊断。

5)产前咨询:针对产前诊断的结果,进行相关知识咨询,并提出医学建议,供孕妇知情选择。

五、孕妇的管理

1. 围生医学　围生医学又称围产医学,是研究在围生期内对围生儿及孕产妇进行卫生保健的一门学科,也是研究胚胎的发育、胎儿的生理、病理及新生儿和孕产妇疾病的诊断与防治的科学。

围生期是指产前、产时和产后的一段时期,这段时期孕产妇要经历妊娠期、分娩期、产褥期 3 个阶段。国际上对围生期的规定有 4 种:①围生期Ⅰ,从妊娠满 28 周(即胎儿体重≥1000g 或身长≥35cm)至产后 1 周;②围生期Ⅱ,从妊娠满 20 周(即胎儿体重≥500g 或身长≥25cm)至产后 4 周;③围生期Ⅲ,从妊娠满 28 周至产后 4 周;④围生期Ⅳ,从胚胎形成至产后 1 周。我国目前采用围生期Ⅰ来计算围生期病死率,而临床上围生期病死率是衡量产科和新生儿科质量的重要指标,因此,产前保健是围生期保健的关键。

2. 实行孕产妇系统保健的三级管理　我国目前已普遍实现孕产妇系统保健的三级管理。对孕产妇开展系统管理,为的是做到医疗与预防能紧密结合,加强产科工作的系统性,并使有限的人力、物力发挥更大的社会和经济效益。如今,在我国城市开展医院三级分工(市、区、街道)和妇幼保健机构三级分工(市、区、基层卫生院),在农村也开展了三级分工(县医院和县妇幼保健站、乡卫生院、村妇幼保健人员),实行孕产妇划片分级分工,并健全相互间挂钩、转诊等制度,及早发现高危孕妇并转至上级医院进行监护处理。

3. 使用孕产妇系统保健手册　建立孕产妇系统保健手册制度,是为了加强对孕产妇系统管理,提高产科防治质量,降低"三率"(即孕产妇病死率、围生儿病死率和病残儿出生率)。保健手册需从确诊妊娠时开始建立,系统管理直至产褥期结束(产后满6周)。手册应记录每次产前检查的结果及处理情况,在医院住院分娩时需交出保健手册,出院时需将住院分娩及产后母婴情况填写完整并将手册交还给产妇,由产妇交至居住地的基层保健组织,以便进行产后访视(共3次,分别是出院3天、产后14天、产后28天),产后访视结束后将保健手册汇总至县、区妇幼保健所进行详细的统计分析。

4. 对高危妊娠进行筛查、监护和管理　通过系统的产前检查,尽早筛查出具有高危因素的孕妇,转至高危门诊或上一级医院进行监护和治疗,这是降低孕产妇病死率、围生儿病死率和病残儿出生率的重要手段。

5. 孕妇的自我监护　妊娠期妇女的自我监护主要包括母体和胎儿两个方面,是早期发现妊娠并发症的重要手段之一。

(1)胎心音计数:教会家庭成员听胎心音并做记录,不仅可以了解胎儿宫内情况,还可以和谐孕妇和家庭成员之间的亲情关系。

(2)胎动计数:是孕妇自我监护胎儿宫内情况最安全、简单和方便的一种重要手段。妊娠18~20周孕妇开始自觉胎动,正常情况下,胎动≥6次/2h。如有宫内缺氧,胎儿窘迫,可出现胎动异常。一般在缺氧的早期,胎儿表现为烦躁不安、胎动活跃、胎动次数增加;当严重缺氧时,胎动则会逐渐减少甚至消失。胎动异常往往是胎儿宫内缺氧的预警信号,胎动消失多发生在胎心音消失之前,故孕妇自我监测胎动尤为重要,当发现胎动异常后及时就诊尚能挽救胎儿生命。

(3)水肿:妊娠晚期孕妇体重每周增加不应>500g;若>500g,则应考虑有水肿或隐性水肿。水肿一般从踝部开始,逐渐延至小腿、大腿、外阴部、腹部,甚至全身。孕妇出现经休息后仍不消退的水肿时,应及时到医院检查。

(4)阴道出血:是妊娠期最常见的异常征兆,可发生于妊娠的任何时期,只要有阴道出血,不管量多少,都应及时到医院诊治,以免造成严重的后果。

(5)妊娠期高血压疾病:如血压增高的孕妇出现头晕、头痛、视物模糊、上腹不适等自觉症状时,说明病情加重,可能为子痫前期,应及时到医院就诊。

(6)感染症状:孕妇出现发热、寒战应及时到医院就诊,以明确诊断,排除宫内感染,并积极进行治疗,不可自作主张乱用药物。

(7)胎膜早破:胎膜在临产前自然破裂者,称为胎膜早破。胎膜早破可导致早产、母儿感染、脐带脱垂、胎儿窘迫甚至死亡。一旦发生胎膜早破、阴道流液,孕妇应立即平卧,及时听胎心音,并送至医院就诊。

第三节　评估胎儿健康的技术

一、胎儿宫内情况的监护

胎儿宫内情况的监护包括确定是否为高危儿和胎儿宫内情况的监护。

1. 确定是否为高危儿　高危儿包括:①孕龄<37周或≥42周;②出生体重<2500g;③大于孕龄儿;④生后1分钟内Apgar评分≤3分;⑤产时感染;⑥高危产妇的新生儿;⑦手术产儿;⑧新生儿的兄姐有新生儿期死亡。

2. 胎儿宫内情况的监护

(1)妊娠早期:行妇科检查确定子宫大小及是否与孕周相符;B超检查最早在妊娠第5周见到妊娠囊;超声多普勒法最早在妊娠第7周能探测到胎心音。

(2)妊娠中期:借助手测宫底高度或尺测子宫长度和腹围,判断胎儿大小及是否与孕周相符;胎头双顶径值从妊娠22周起每周增加0.22cm;于妊娠20、24、28周行产前检查时监测胎心率。

(3)妊娠晚期

1)定期产前检查:手测宫底高度或尺测耻上子宫长度,测量腹围值,胎动计数,胎心监测。B超检查不仅能测得胎头双顶径(BPD)值,且能判定胎位及胎盘位置、胎盘成熟度。

2)胎动计数:胎动通过自测或B超检查监测。若胎动计数>30次/2小时为正常。<10次/12小时,提示胎儿缺氧。

3)羊膜镜检查:利用羊膜镜判断胎儿安危。正常见羊水呈透明、淡青色或乳白色及胎发、漂浮胎脂片。混有胎粪呈黄色、黄绿色甚至深绿色。

4)胎儿心电图监测:多用经腹壁外监护法,对母儿无损伤,可多次监测。

5)电子监测:胎儿监护仪在临床广泛应用,其优点是不受宫缩影响,能连续观察并记录胎心率(FHR)的动态变化。因有子宫收缩描记、胎动记录,故能反映三者间的关系。通过监护仪描记的胎心率图是一条波动起伏的带状曲线,曲线中央的一条假想线,就是胎心率基线水平,即胎心率基线。胎心率基线大体分为过速、正常、过缓3大类。具有正常变异的胎心率基线是交感神经和副交感神经互相调节的结果。

6)胎心率的监测:用胎儿监护仪记录的胎心率有两种基本变化——胎心率基线及胎心率一过性变化。

7)胎心率基线:指在无胎动、无宫缩影响时,10min以上的胎心率的平均值,称为胎心率基线。可从每分钟心搏次数(bpm)及FHR变异两方面对胎心率基线加以估计。FHR>60次/分或<120次/分,历时10min称心动过速或心动过缓。FHR变异是指FHR有小的周期性波动。胎心率基线细变异即基线摆动,包括胎心率的摆动幅度和摆动频率,摆动幅度指胎心率上下摆动波的高度,以bpm表示;振幅变动范围正常为10~25bpm,摆动频率指计算1分钟内波动的次数,正常为≥6次。基线波动活跃则频率增高,基线平直则频

率降低或消失,基线摆动表示胎儿有一定的储备能力,是胎儿健康的表现。FHR 基线变平即变异消失或静止型,提示胎儿储备能力的丧失。

8)胎心率一过性变化:受胎动、宫缩、触诊及声响等刺激,胎心率发生暂时性加快或减慢,持续十余秒或数十秒后又恢复到基线水平,称为胎心率一过性变化,是判断胎儿安危的重要指标。

加速:指子宫收缩后胎心率基线暂时增加 15bpm 以上、持续时间>15s,是胎儿良好的表现。加速原因是胎儿躯干局部或脐静脉暂时受压。散发的、短暂的胎心率加速无害。脐静脉持续受压则发展为减速。

减速:指随宫缩出现的短暂性胎心率减慢,分 3 种类型。①早期减速(ED):特点是胎心率曲线下降与宫缩曲线上升同时发生。胎心率曲线最低点(波谷)与宫缩曲线顶点(波峰)相一致,子宫收缩后迅即恢复正常,下降幅度<50bpm,时间短,恢复快。早期减速是宫缩时胎头受压,脑血流量一时性减少(无伤害性)的表现,不受孕妇体位或吸氧而改变。②变异减速(VD):特点是胎心率减速与宫缩无固定关系。一旦出现 VD,下降迅速且下降幅度大(>70bpm),持续时间长短不一,恢复也迅速。变异减速一般认为系因子宫收缩时脐带受压兴奋迷走神经所致。③晚期减速(LD):特点是胎心率下降的起点常落后于宫缩曲线上升的起点,多在宫缩波峰处开始,胎心率曲线减速的波谷落后于宫缩曲线的波峰,时间差多在 30~60s,下降幅度<50bpm,胎心率恢复水平所需时间较长。晚期减速一般认为是胎儿缺氧的表现,应予以高度注意。

(4)预测胎儿宫内储备能力

1)无应激试验(NST):是指在无宫缩、无外界负荷刺激情况下,对胎儿进行胎心率宫缩图的观察和记录。本试验是以胎动时伴有一过性胎心率加快为基础,又称胎儿加速试验(FAT)。通过本试验观察胎动时胎心率的变化,以了解胎儿的储备能力。试验时,孕妇取半卧位,腹部(胎心音区)放置涂有耦合剂的多普勒探头,在描记胎心率的同时,孕妇凭自觉有胎动时,手按机钮在描记胎心率的纸上做出记号,至少连续记录 20min 为一单位,如 20min 内无胎动再延长 20min 监护时间,以等待睡眠中的胎儿醒来。一般认为20min 至少有 3 次以上胎动伴胎心率加速>15bpm,持续时间>15s 为正常,称为反应型;异常是胎动数与胎心率加速数少于前述情况或胎动时无胎心率加速,称为无反应型,应寻找原因。此试验方法简单、安全,可在门诊进行,并可作为缩宫素激惹试验前的筛选试验。

2)缩宫素激惹试验(OCT):又称宫缩应激试验(CST),其原理为用缩宫素诱导宫缩并用胎儿监护仪记录胎心率变化,了解胎盘于宫缩时一过性缺氧的负荷试验测定胎儿的储备能力。若多次宫缩后连续重复出现晚期减速,胎心率基线变异减少,胎动后无 FHR增快,为 OCT 阳性。提示胎盘功能减退,因假阳性多,意义不如阴性大。若胎心率基线有变异或胎动后 FHR 加快,无晚期减速,为 OCT 阴性提示胎盘功能良好,1 周内无胎儿死亡的危险,可在 1 周后重复本试验。

3)胎儿生物物理监测:是综合胎心电子监护及 B 超所示某些生理活动,以判断胎儿无急、慢性缺氧的一种产前监测方法,可供临床参考,主要目的是及早发现导致围生儿死亡的因素——缺氧和胎儿酸中毒。现介绍 Manning 评分法,满分为 10 分,根据得分估计胎儿缺氧表现。10 分提示胎儿无急慢性缺氧依据,8 分可能有急性或慢性缺氧,6 分可疑有急慢性缺氧,4 分有急性或慢性缺氧,2 分有急性缺氧伴慢性缺氧,0 分有急慢性缺氧。

二、胎盘功能检查

胎盘功能检查包括胎盘功能和胎儿-胎盘单位功能检查,能间接判断胎儿状态,是对胎儿进行妊娠期宫内监护,使能早期发现隐性胎儿窘迫,有助于及时采取相应措施,使胎儿能在良好情况下生长发育,直至具有在宫外生活能力时娩出。

(1)胎动:与胎盘血管状态关系密切,12h>10 次为正常。

(2)测定孕妇尿中雌三醇值:24h 尿>15mg 为正常值,10~15mg 为警戒值,<10mg 为危险值。于妊娠晚期多次测得尿中 E_3 值<10mg,表示胎盘功能低下。也可测尿雌激素/肌酐比值,估计胎儿胎盘单位功能。>15 为正常值,10~15 为警戒值,<10 为危险值。

(3)测定孕妇血清人胎盘催乳素(HPL)值:采用放射免疫法。妊娠足月 HPL 值为4~12mg/L,若该值于妊娠足月<4mg/L 或突然降低 50%,提示胎盘功能低下。

(4)缩宫素激惹试验(OCT):无应激试验无反应型需做 OCT,OCT 阳性提示胎盘功能减退。

(5)阴道脱落细胞检查:舟状细胞成堆,无表层细胞,嗜伊红细胞指数(ED)<10%、致密核少者,提示胎盘功能良好;舟状细胞极少或消失,有外底层细胞出现,>10%、致密核多者,提示胎盘功能减退。

(6)B 超行胎儿生物物理监测,也有实用价值。

三、胎儿成熟度检查

(1)正确推算妊娠周数:必须问清末次月经第一日的确切日期,并问明月经周期是否正常,有无延长或缩短。

(2)尺测耻上子宫长度及腹围以估算胎儿大小。简单易记的胎儿体重(g)估算方法为子宫长度(cm)×腹围(cm)+200。

(3)B 超测胎头双顶径值>8.5cm,提示胎儿成熟。

(4)检测羊水卵磷脂/鞘磷脂(L/s)比值:该值>2,提示胎儿肺成熟。能测出磷酸酰甘油,提示胎儿肺成熟,此值更可靠。行羊水泡沫试验,两管液面均有完整泡沫环,提示胎儿肺成熟。

(5)检测羊水肌酐值:该值≥176.8μmol/L,提示胎儿肾成熟。

(6)检测羊水胆红素类物质值:用测该值<0.02,提示胎儿肝成熟。

(7)检测羊水淀粉酶值:碘显色法测该值≥450U/L,提示胎儿唾液腺成熟。

(8)检测羊水含脂肪细胞出现率:该值达 20%,提示胎儿皮肤成熟。

四、胎儿先天畸形及遗传性疾病的宫内诊断

(1)妊娠早期取绒毛或妊娠中期(16~20 周)抽取羊水行染色体核型分析,了解染色

体数目及结构改变。

（2）B 超检查无脑儿、脊柱裂及脑积水儿等畸形胎儿。测定羊水中甲胎蛋白（AFP），诊断开放性神经管缺陷畸形。

（3）抽出羊水测定酶诊断胎儿代谢缺陷病。

（4）抽取孕妇外周血提取胎儿细胞行遗传学检查。

（5）行羊膜腔内胎儿造影，诊断胎儿体表畸形及泌尿系统、消化系统畸形。

第十四章　常见产科患者的护理

第一节　正常分娩产妇的护理

一、临产诊断

临产的标志为有规律且逐渐增强的宫缩,持续30s或以上,间歇5~6min,伴随进行性的宫颈管消失,宫颈口扩张及胎先露下降。给予镇静药物不能抑制临产。

二、产程分期及临床表现

分娩是一个连续的过程,总产程即分娩全过程,是从规律宫缩开始至胎儿胎盘完全娩出。为了便于观察和处理,临床上将总产程分为3期。

(一)第一产程

1.定义　第一产程又称宫颈扩张期,指从出现规律宫缩开始到宫口开全。初产妇宫颈口扩张较慢,需11~12h;经产妇宫颈口扩张较快,需6~8h。

2.临床表现

(1)规律宫缩:产妇临产后,在产程开始时,子宫收缩力弱,间歇期较长,5~6min,持续时间较短,约30s。随着产程进展,间歇期渐短,2~3s;持续时间渐长,达50~60s,且强度不断增加。当宫口近开全时,宫缩间歇仅1min或稍长,持续时间可达1min以上。

(2)宫口扩张:临床上通过直肠指检或阴道检查来确定宫颈口扩张程度。宫缩时,宫颈管在宫缩的牵拉、前羊膜囊及胎先露部的直接压迫作用下,宫颈管逐渐缩短直至消失,宫颈口逐渐扩张。宫颈口扩张于潜伏期较慢,进入活跃期后速度加快。当宫口开大10cm,即宫口开全时,宫口边缘消失,子宫下段及阴道形成宽阔的筒腔,进入第二产程。

(3)胎头下降:胎头下降程度是决定胎儿能否经阴道分娩的指标,以胎儿颅骨的最低点与骨盆坐骨棘平面的关系为标志。临床上可通过直肠指检或阴道检查来判断胎头颅骨最低点的位置,并能协助判断胎位。

(4)胎膜破裂:简称破膜。宫缩时,羊膜腔内的压力增高,胎先露部下降,将羊水阻断为前、后两部分,在先露部前方的羊水量不多,约100mL,称为前羊水,形成的前羊水囊称为胎胞。当宫缩继续增强时,羊水腔内的压力增加到一定程度,胎膜自然破裂。破膜多发生在子宫颈口近开全时。

(二)第二产程

1.定义　第二产程又称胎儿娩出期,指从宫口开全到胎儿娩出。初产妇需1~2h,不超过2h;经产妇通常数分钟即可完成,一般不超过1h。

2. 临床表现

(1)规律宫缩加强:宫口开全后,宫缩紧而强,胎膜常在此时自然破裂。若胎膜仍未破,可进行人工破膜以加速分娩。破膜后前羊水流出,先露下降,宫缩较前增强,可持续1min 以上,间歇 1~2min。

(2)产妇屏气:先露部降至骨盆出口时压迫盆底组织及直肠,产妇产生排便感,不由自主地向下用力屏气,增加腹压,协同宫缩迫使胎儿进一步下降,同时肛门渐松弛,尤其宫缩时更加明显。

(3)胎头拨露:宫缩时随着产程进展,会阴膨隆并变薄,胎头于宫缩时露出阴道口,在间歇期又缩回阴道内,称胎头拨露。

(4)胎头着冠:当胎头双顶径越过骨盆出口,宫缩间歇时胎头不再回缩到阴道内,称胎头着冠。

(5)胎儿娩出:胎头着冠后会阴极度扩张,胎头枕骨从耻骨联合露出后开始仰伸、复位和外旋转,胎肩、胎体和下肢相继娩出,随后羊水流尽,子宫迅速缩小,宫底降至平脐。经产妇的第二产程,上述临床经过不易截然分开,有时仅需几次宫缩即可完成胎儿娩出。

(三)第三产程

1. 定义　第三产程又称胎盘娩出期,指从胎儿娩出到胎盘娩出,需 5~15min,不应超过 30min。

2. 临床表现　胎儿娩出后,产妇感到轻松,宫底下降到脐水平,宫缩暂停,数分钟后又开始收缩。由于子宫腔容积突然明显缩小,胎盘不能相应缩小而与子宫壁发生错位、剥离,剥离面出血,形成胎盘后血肿。由于子宫继续收缩,增加剥离面积,致使胎盘完全剥离而排出。

三、第一产程的护理

(一)护理评估

1. 病史　了解产妇的一般情况,如婚育史、月经史、身高、体重、营养状况、既往疾病、妊娠或分娩史、过敏史等。了解本次妊娠的经过,包括末次月经、预产期、妊娠期有无异常或其他特殊情况。了解目前有无临产先兆(如见红),是否临产,如已临产应了解规律宫缩开始的时间、阵缩频率、持续时间和强度;有无阴道流血、破膜时间、流出羊水的情况。了解产妇临产后饮食、大小便及休息情况。

2. 身心状况

(1)一般情况:临产后要注意评估产妇的一般情况。临产后产妇的体温、脉搏、呼吸无明显变化,宫缩时血压可升高 4~10mmHg。子宫收缩导致产妇出现下腹部阵发性胀痛,部分妇女表现为腰酸、腰骶部胀痛。

(2)子宫收缩:用手触摸或胎儿监护仪可观察子宫收缩持续时间、间歇时间、收缩强度。由助产人员用手放于孕妇腹壁上,宫缩时宫体部隆起变硬,间歇时宫体松弛变软,此时应注意宫缩持续时间、强度及间歇时间。临产早期宫缩持续时间为 30~40s,间隙时间为 5~6min,随着产程的进展宫缩不断加强,至第一产程末,子宫颈口接近开全时宫缩持续时间可达 50~60s 或更长,间歇时间为 1~2min。

（3）宫颈扩张和胎头下降:宫颈扩张及胎头下降的程度和速度是产程进展的重要标志,也是指导产程处理的主要依据,一般通过直肠指检或阴道检查可了解宫颈扩张和胎先露下降情况,每次检查的结果均应记录在产程图上,描绘出宫口扩展曲线和胎先露下降曲线,从而可更全面地了解产程的进展。按子宫颈口扩张程度将第一产程分为潜伏期和活跃期。

潜伏期是指从规律宫缩开始至子宫颈口扩张 3cm,此期扩张速度较慢,平均每 2~3h 扩张 1cm,潜伏期约需 8h,最大时限为 16h,超过 16h 为潜伏期延长。活跃期是指子宫颈口扩张 3~10cm,此期宫颈口扩张程度显著加快,约需 4h,最大时限为 8h,超过 8h 为活跃期延长。活跃期又分为加速期、最大加速期、减速期。加速期是指宫口扩张 3~4cm,约需 1.5h;最大加速期是指宫口扩张 4~9cm,约需 2h;减速期是指宫口扩张 9~10cm,约需 30min。胎先露下降程度是以胎头颅骨最低点与骨盆坐骨棘平面的关系为衡量标准,坐骨棘水平是判断胎头高低的标志。胎头颅骨最低点平坐骨棘平面时,以"0"表示。在坐骨棘平面上 1cm 者,以"-1"表示,在坐骨棘平面下 1cm 者,以"+1"表示,依此类推。初产妇一般在分娩开始时胎头已衔接,先露部的最低点可达坐骨棘平面或以上,对经产妇而言则一般在坐骨棘平面以上。

（4）胎心情况:在宫缩间歇期,用胎心听诊器、多普勒仪或胎儿监护仪监测胎心,正常胎心率是规律的,为 120~160 次/分,平均为 140 次/分。

（5）破膜和羊水的观察:胎膜多在第一产程末宫口近开全时自然破裂。若胎膜没有破裂,肛查时能在先露部前面触到弹性的水囊;若胎膜已经破裂,则能直接触到先露部,推动先露部,前羊水自阴道流出。可用 pH 试纸测阴道流水,呈碱性反应说明已破膜。破膜后应立即听胎心,并观察羊水的性状、颜色和量,记录破膜时间,并注意有无脐带脱垂。妊娠足月的正常羊水为无色、无味、略混浊的不透明液体;若先露为头,羊水呈黄绿色,混有胎粪,可能有胎儿缺氧,应及时报告医生,做相应的处理。

（6）产妇的心理状态:第一产程的产妇,特别是初产妇,因为产程较长,容易出现紧张不安、焦虑、恐惧等表现,护士或助产士应注意通过产妇的认知水平、语言、动作及不适程度评估其心理状态。

3. 辅助检查

（1）胎儿监护仪:分外电子监护和内电子监护两种,常用的是外电子监护。胎儿监护仪的优点是不受宫缩影响,可描记宫缩及胎心曲线,既能看到宫缩强度、频率及每次宫缩的持续时间,又可连续观察并记录胎心率的动态变化,监测时同时记录胎心率、子宫收缩、胎动,可反映三者间的关系。

（2）胎儿头皮血检查:目前认为胎儿头皮血 pH 测定是判断胎儿有无宫内缺氧的最准确的方法。胎儿头皮血 pH 在第一产程为 7.25~7.35 是正常的。

（3）其他检查:根据具体情况,可选择血常规、尿常规、出凝血时间、血气分析、羊膜镜等检查,协助评估胎儿宫内状况。

(二)可能的护理诊断

1. 疼痛　与阵发性且逐渐增强的子宫收缩有关。
2. 焦虑　与缺乏分娩的相关知识、担心自己和胎儿的安全有关。

(三)预期目标

1. 产妇能正确地对待宫缩痛,不适程度减轻。
2. 产妇焦虑症状减轻,能正确运用有关知识和方法减轻焦虑。

(四)护理措施

1. 观察生命体征　每 4~6h 测 1 次体温、脉搏、呼吸,第一产程宫缩时血压常升高 5~10mmHg,间歇期恢复。应在宫缩间歇期每 4~6h 测量血压 1 次,如出现血压增高,收缩压>140mmHg 或舒张压>90mmHg 需警惕产妇抽搐,应增加测量次数,并给予相应处理。

2. 监测产程进展

(1)子宫收缩:定时连续观察宫缩持续时间、强度、频率及间歇时间,一般连续观察三次宫缩并记录。记录方法:宫缩持续时间/宫缩间歇时间,如宫缩持续时间为 30~40s,间歇 3~4min,记为 30~40s/3~4min。使用触诊手法测量宫缩时,要注意用力适当,不能在腹壁反复移动。也可通过胎儿监护仪描记的宫缩曲线了解宫缩,是较全面地反映宫缩的客观指标。

(2)胎心监测:胎心反映胎儿在宫内的情况,临床上观察胎心的方法有以下几种。

1)胎心听诊宫缩时子宫胎盘血流减少,应注意胎心音改变。潜伏期每 1~2h 听胎心音 1 次,进入活跃期后每 15~30min 听 1 次。一般在宫缩间歇期每次听诊 1min,注意心音的节律及强弱,正常胎心率为 120~160 次/分,胎心率<120 次/分或>160 次/分,提示胎儿宫内缺氧,给待产妇左侧卧位、吸氧,并报告医生及时处理。

2)超声多普勒胎心听诊仪能听到胎心音的变化。

3)胎儿电子监护仪能观察胎心率的变异及其与宫缩的关系,判断胎儿在宫内的状态。

(3)直肠指检及产程图:及时了解宫口扩张及胎先露下降情况。临床上通过直肠指检可了解宫颈厚薄、软硬度、宫口扩张程度、是否破膜、骨盆腔大小,并可确定胎方位及胎先露下降的程度。直肠指检方法:产妇仰卧,两腿屈曲分开,检查者站在产妇右侧,右手(戴手套)示指蘸润滑油,拇指伸直,其余各指屈曲,示指轻轻伸入直肠内,触及尾骨尖端以了解尾骨活动度,再触两侧坐骨棘是否突出,并确定先露的高度,继续用指端掌侧探查子宫颈口,触摸四周边缘,估计宫颈口扩张的程度。宫口开全时,摸不到宫口边缘。

初产妇在潜伏期应每 2h 做 1 次直肠指检,活跃期每小时 1 次,可根据产妇的产次、宫缩强度、产程进展情况增减检查次数,适时在宫缩时行直肠指检。有阴道流血或可能有前置胎盘者,禁止进行直肠指检。临产后如肛查不满意,严密消毒后可行阴道检查。阴道检查能直接摸清胎头,并能触清矢状缝及囟门和宫口扩张程度,以进一步确定胎位和决定其分娩方式,有些医院已用阴道检查取代直肠指检。

目前临床上,普遍采用产程图来观察产程进展。产程图是以临产时间(h)为横坐标,以宫颈扩张程度(cm)和胎头下降程度(cm)为纵坐标,描记宫颈扩张曲线和胎头下降曲线,是产程图中最重要的两项,既能代表产程进展情况又能指导产程的处理。

3.破膜的护理 一旦胎膜破裂,应立即听胎心音,观察羊水性状、颜色和流出量,并记录破膜时间。若头先露,羊水混有胎粪呈绿色或棕黄色,提示胎儿宫内缺氧,应及时报告医生做相应处理。破膜后要注意外阴清洁,垫上消毒垫。若破膜后羊水清而胎头高浮未衔接,应嘱产妇立即卧床休息,同时抬高臀部,以防脐带脱垂;若破膜超过12h未分娩,应遵医嘱使用抗生素预防感染。

4.促进舒适

(1)清洁卫生:根据产妇的具体情况,如时间和条件允许,可在进入待产室前做一次淋浴或擦洗。进入待产室后将阴毛剃净并用温肥皂水和清水擦、冲洗外阴、阴阜和两侧大腿上1/3的皮肤,注意避免划伤皮肤,避免污水流入阴道,保持会阴部的清洁、干燥;及时更换衣裤及床单以保持清洁与舒适。

(2)指导饮食:分娩消耗体力较大,有些产妇因为宫缩痛及精神状态的影响,不愿多进食,护士应鼓励和帮助产妇在宫缩间歇期摄取高热量、易于消化的食物,少吃多餐,并注意摄入足够水分,保证精力和体力充沛。对个别进食少、呕吐频繁、出汗多,尿少或产程延长者及不能进食者,应酌情给予静脉输液并观察患者的全面情况,防止发生脱水、酸中毒、衰竭等。

(3)活动与休息:临产后,无阴道流血、宫缩不强、胎膜未破者,可在病室内适当活动,促进产程进展。若初产妇宫口近开全,经产妇宫口开大4cm,应卧床待产,采取左侧卧位,避免发生仰卧位低血压综合征。对于已破膜的产妇,若胎头已衔接,应采取平卧位休息,若胎头未衔接,产妇应取臀高位,防止脐带脱垂。应教会产妇在宫缩时采取适当方法缓解疼痛,在间歇期放松休息,保持良好的体力。如产程较长,产妇精神紧张、宫缩过频或休息不佳,可适当给予少量镇静药,保证产妇有充分的休息,有利于分娩的顺利进行。

(4)排尿与排便:临产后,应鼓励产妇每2~4h排尿1次,以免膀胱充盈影响子宫收缩及胎头下降。因胎头压迫引起排尿困难者,必要时可导尿,注意有无难产因素存在。初产妇宫口扩张<4cm,经产妇宫口扩张<2cm时,可给予温肥皂水灌肠。灌肠可清洁直肠,避免分娩时大便排出造成污染,同时可刺激宫缩,加快产程进展。灌肠溶液用0.2%肥皂水500~1000mL,温度为39~42℃,禁用等渗盐水,以防黏膜吸入钠离子。灌肠操作前应做好解释工作,用润滑剂润滑肛管前端,利用宫缩间歇期插管,灌肠时要注意观察宫缩及胎心音,有宫缩时应减慢灌肠液输入的速度,并做好记录。

有下列情况则应避免灌肠:①阴道流血;②胎膜早破;③有急产或剖宫产史;④胎头未入盆或胎位异常;⑤胎儿窘迫;⑥中度或以上妊娠期高血压疾病及血压偏高者;⑦宫缩强,估计1h内分娩;⑧患有严重的心脏病。

5.疼痛护理 分娩疼痛是每位产妇都要经历的不适之一,产妇对疼痛的感受与其文化程度、社会环境等有关,护士应多与产妇沟通,进行语言交流,可通过药物性或非药物性干预减轻产妇的疼痛,使产妇顺利度过分娩期。

(1)潜伏期:在这时宫缩痛刚刚开始,产妇的精力还比较充沛,护士应该耐心倾听产妇关于疼痛的诉说,表达同情和理解,解释产生疼痛的生理基础及疼痛时产程的变化情况;鼓励产妇走动,促使胎头下降,缩短产程;教会产妇及家人减轻疼痛的方法如肌肉放松及呼吸训练等。

(2)活跃期:随着疼痛加重,产妇容易情绪波动、烦躁、恐惧,护士应该加强关心和支持,运用非语言交流技巧进行帮助,根据需要握着产妇的手或按摩背部,指导产妇做深呼吸,使她们的精神安定、放松,有条件时应让产妇选择分娩体位。

(3)减轻疼痛:分娩镇痛能减轻产妇的剧烈疼痛,方法有药物镇痛、使用镇痛分娩仪、椎管内注药、氧化亚氮吸入、穴位注射、静脉麻醉、局部麻醉等。

6.心理护理 护士应安慰产妇,讲解分娩是生理过程,增强产妇自然分娩的信心。耐心解答产妇所提出的问题,建立良好的护患关系。

从规律宫缩开始到宫颈口开全,这一时期产妇子宫收缩引起疼痛,易产生焦虑情绪。护士应与产妇密切接触,通过亲切交谈来了解她们的思想状况和对妊娠、分娩生理常识的掌握情况,消除其对分娩的恐惧紧张情绪,保持良好的心理状态。让产妇感受到医务人员对她的关心、照顾,获得安全感,增强对疼痛的耐受性。指导产妇做深呼吸,帮助产妇按摩下腹部及腰骶部,以减轻疼痛不适等症状,使产妇在产程中密切配合护士,顺利完成分娩。

(五)结果评价

1.产妇不适感减轻,能耐受疼痛,树立分娩的信心。

2.产妇适应环境,焦虑程度减轻。

四、第二产程的护理

(一)护理评估

1.病史 此期产妇的主诉是有排便感、肛门坠胀、腹痛加剧,应了解胎儿宫内及产程进展情况,并了解第一产程经过及处理。

2.身心状况 进入第二产程后,产妇的阴道分泌物增多,宫缩加强,每次宫缩持续时间在1min以上,间歇时间仅1~2min,出现不自主的屏气并向下用力。检查可见产妇会阴膨胀,肛门松弛,直肠指检已触不到子宫颈的边缘。应严密注意产妇的子宫收缩强度、频率和两次宫缩间是否能全部放松,警惕强直性子宫收缩和病理缩复环的出现,注意胎头下降情况。评估会阴局部情况,因此时会阴极度扩张变薄,在协助分娩时应注意保护会阴,并结合胎儿大小,判断是否需要行会阴切开术。

此期产妇在强烈宫缩的影响下,可能失去自制能力,表现为焦虑、急躁、恐惧、喊叫、拒绝触摸等。

3.辅助检查 必要时用胎儿监护仪了解胎心的活动情况,及时发现异常情况并处理。

(二)可能的护理诊断

1.疼痛 与强烈子宫收缩或会阴侧切术有关。

2. 知识缺乏　缺乏正确使用腹压的知识。

3. 有受伤危险　与胎头受压过久、胎儿缺氧及分娩中可能出现的会阴裂伤有关。

(三)预期目标

1. 产妇及新生儿没有产伤。

2. 产妇能正确使用腹压,顺利完成分娩过程。

(四)护理措施

1. 心理护理　产妇被送上产床,护理人员应陪伴产妇,不断给予精神上的安慰、解释及支持,给产妇以安全感。教会产妇正确屏气和用力方法,宫缩间歇时协助产妇擦汗、饮水,让产妇全身肌肉放松休息,等待下次宫缩时再用力。同时,让产妇明白自己是分娩的主人,医务人员仅能帮其"助产",使产妇对助产者更加信赖,以取得密切配合,缓解、消除产妇的紧张和恐惧心理。

2. 观察产程进展　第二产程宫缩更加频繁、强烈,须密切监测胎心音,特别注意胎心与宫缩的关系。观察胎儿有无急性缺氧,应勤听胎心,一般每 5~10min 听胎心音 1 次,有条件时可使用胎儿监护仪监测胎心率及基线变化。如有异常应及时通知医生行阴道检查,尽快结束分娩。

3. 指导产妇用力　宫口开全后,指导产妇正确使用腹压。方法是令产妇在宫缩开始时双足蹬在产床上,双手紧握产床把手,先深吸气屏住,如解大便样向下屏气用力,配合宫缩,以增加腹压,加强娩出力量,宫缩间歇时则全身肌肉放松休息,宫缩时再屏气用力。要防止用力不当而消耗体力,影响产程进展。

4. 做好接产准备

(1)时间:初产妇宫口开全,经产妇宫口扩张至 4cm 且宫缩规律有力时,送产妇入产房,做好接生准备。宫缩紧、分娩进展较快者,应适当提前做好准备。

(2)用物准备:①打开产包,按需要添加物品,如注射器、麻醉用物、新生儿吸痰管、产钳、胎头吸引器等;②新生儿睡床,红外线辐射台,必要时加放毛毯、热水袋,如为早产,应准备暖箱。

(3)产妇准备:将产妇扶于产床上取仰卧位,两腿屈曲稍分开,分别置于产床的支腿架上,暴露外阴部,臀下放一便盆或塑料布,先用消毒棉球和清水将外阴部的血迹和黏液及肛周洗净,后用无菌棉纱球蘸肥皂水清洁外阴部,再用温开水冲净肥皂水,顺序是大阴唇、小阴唇、阴阜、大腿内上 1/3、会阴及肛门周围。为防止冲洗液流入阴道,应用消毒干纱布球盖住阴道外口,最后以 0.1% 苯扎溴铵冲洗或涂以聚维酮碘消毒,顺序同上。冲毕移去,用消毒干纱球按以上顺序擦干外阴部,取出消毒棉球和臀下便盆或塑料布后铺无菌单于臀下。

(4)接产人员准备:接产人员应戴帽子、口罩,穿洗手衣,按无菌技术操作常规洗手、穿手术衣、戴手套后,助手协助打开产包,按顺序铺好无菌巾准备接生。

5. 接产

(1)接产的原则:在保护会阴的同时,协助胎头俯屈,让胎头以最小径线在宫缩间歇时缓慢通过阴道口。如会阴过紧或胎儿过大,估计会阴裂伤不可避免者,宜先行会阴切开术。

(2)方法和步骤:接产者站在产妇右侧,当胎头拨露,会阴变薄,阴唇后联合紧张时,开始保护会阴。保护会阴的方法:接产者右肘支撑在产床上,右手拇指与其余四指分开,将一块无菌巾折叠放于手心,利用手掌大鱼际肌托住会阴部。宫缩时右手向上向内托压,使胎头以最小径线通过会阴,同时左手应轻轻下压胎头枕部,协助胎头俯屈和缓慢下降。宫缩间歇时,保护会阴的右手稍放松不再用力,以免压迫过久导致会阴水肿。当胎头枕骨在耻骨弓下露出时,左手协助胎头仰伸,此时若宫缩强,应嘱产妇张口哈气解除腹压,让产妇在宫缩间歇期稍向下屏气用力,使胎头缓慢娩出。胎头娩出后,右手仍应注意保护会阴,不要急于娩出胎肩,左手自胎儿鼻根向下颏挤压,挤出口鼻内的黏液和羊水,然后协助胎头复位及外旋转,枕左前位时,枕部向产妇的左侧转;枕右前位时,枕部向产妇的右侧转,使胎儿双肩径与骨盆出口前后径一致。接产者左手将胎儿颈部向下轻压,使前肩自耻骨弓下先娩出,再托胎颈向上,使胎儿后肩从会阴前缘缓慢娩出。双肩娩出后,保护会阴的右手方可松开,双手协助胎体及下肢相继以侧位娩出,胎儿娩出后,羊水随之涌出,记录胎儿娩出时间。胎头娩出后,若脐带绕颈一1且较松,可用手将脐带顺胎肩推下或从头部脱出。若脐带绕颈较紧或绕2周及以上,则用两把止血钳将脐带夹住,从中间剪断,注意不要伤及胎儿颈部,再松解脐带后协助胎肩娩出。胎儿娩出后1~2min在距脐带根部15~20cm处用两把血管钳钳夹,并在两钳之间剪断脐带。在产妇臀下置一弯盘接血,以测量出血量。至此,分娩进入第三产程即胎盘娩出期。

五、第三产程的护理

(一)护理评估

1. 病史 了解第一、第二产程产妇和胎儿的情况,了解临床经过及处理。

2. 身心状况

(1)一般情况:胎儿娩出后,宫底降到脐水平,宫缩暂停,数分钟后又开始收缩。由于子宫腔容积突然明显缩小,胎盘不能相应缩小而与子宫壁发生错位、剥离,剥离面出血,形成胎盘后血肿。由于子宫继续收缩,增加剥离面积,致使胎盘完全剥离而排出。胎盘娩出后2h内评估子宫收缩情况,注意宫高、膀胱充盈、阴道出血量、有无血肿、胎盘胎膜是否完整及有无软产道损伤。

(2)胎盘剥离及排出:胎盘剥离征象:①子宫收缩使子宫体变硬呈球形,宫底升高达脐上;②少量血液从阴道内流出;③露于阴道外的脐带自行延长;④用手掌尺侧在产妇耻骨联合上方按压子宫下段时,宫体上升而外露脐带不再回缩。胎盘剥离及娩出方式:①胎儿面娩出式:胎盘胎儿面先排出,胎盘从中央开始剥离,然后向周围剥离,其特点是胎盘先排出,随后见阴道流血,此种娩出方式多见;②母体面娩出式:胎盘母体面先排出。胎盘从边缘开始剥离,血液沿剥离面流出,其特点是先有较多量阴道流血,胎盘后排出,此种娩出方式少见。胎盘排出后,子宫底降至脐下1~2横指处。胎盘娩出前后,子宫出血量150~300mL。

（3）心理评估：评估产妇的情绪，对新生儿性别、健康、外形等是否满意等，大多数胎儿娩出后产妇会顿感轻松愉悦，表现出对新生儿的亲近。

（4）新生儿评估：临床常用新生儿 Apgar 评分标准评估新生儿状况。用以判断有无新生儿窒息及窒息的严重程度，是以出生后 1min 内的心率、呼吸、肌张力、喉反射、皮肤颜色 5 项体征为依据（表 14-1），每项为 0~2 分，满分 10 分。8~10 分属于正常新生儿；4~7 分为轻度窒息，需清理呼吸道，进行吸氧等治疗；0~3 分为重度窒息，须紧急抢救。凡 7 分以下者，应在出生后 5min、10min 时再次评分，直至连续两次评分≥8 分。1min 评分反映宫内情况；5min 及以后评分则反映复苏效果，与预后关系密切。

表 14-1　新生儿 Apgar 评分

体征	应得分数		
	0 分	1 分	2 分
每分钟心率	0	<100 次	≥100 次
呼吸	0	浅慢且不规则	佳
肌张力	松弛	四肢稍屈曲	四肢屈曲活动好
喉反射	无反射	有些动作	咳嗽、恶心
皮肤颜色	苍白或发绀	四肢发绀而躯干红	红润

（二）可能的护理诊断

1. 疲乏　与产程延长、体力消耗过多有关。

2. 潜在并发症　产后出血、软产道损伤、新生儿窒息。

（三）护理措施

1. 一般护理　胎儿娩出后注意观察产妇一般情况、阴道出血量、子宫收缩及胎盘剥离征象等。

2. 新生儿护理　新生儿娩出后首先清理呼吸道，将胎儿置于平台上，注意保暖，及时用新生儿吸痰管或导管清除新生儿口鼻腔的黏液和羊水，以免发生吸入性肺炎。当呼吸道黏液和羊水确已吸净而仍无啼哭时，可用手轻拍新生儿足底使其啼哭。新生儿哭声响亮，表示呼吸道畅通，正常呼吸建立。

脐带处理：清理新生儿呼吸道之后，开始处理脐带。在距脐轮 10~15cm 处用两把止血钳夹住脐带，在两钳之间剪断，用 75% 乙醇在脐根部消毒，在距脐轮 0.5cm 处用粗线扎第 1 道，结扎线外 0.5~1cm 处结扎第 2 道。注意必须扎紧，以防脐带出血，但不要造成脐带断裂。在第 2 道线外 0.5cm 处剪断脐带，挤净脐带断面残血，用 5% 聚维酮碘溶液消毒脐带断面，避免接触新生儿皮肤，以免发生灼伤。无菌纱布覆盖，再用脐带布包扎。目前还采用气门芯、脐带夹、血管钳等方法取代双重结扎脐带法。

断脐后先让产妇看清新生儿性别，然后用干毛巾擦净新生儿皮肤及足跟，打新生儿足印及产妇拇指印于新生儿病历上，系标明新生儿性别、体重、出生时间、母亲姓名和床号的手腕带,并进行体格检查,书写新生儿病历,用5%弱蛋白银或抗生素眼药水滴眼,出生后半小时内抱给产妇,进行首次吸吮乳头。

3.协助胎盘、胎膜娩出 当确认胎盘已完全剥离时,左手握住宫底并按压,同时右手轻轻牵拉脐带,协助胎盘、胎膜完整剥离排出。当胎盘娩至阴道口时,接产者双手捧住胎盘,同一方向旋转并缓慢向外牵拉,使整个胎盘和胎膜逐渐完整地娩出。若在胎膜排出过程中发现胎膜断裂,可用止血钳夹住断裂上端的胎膜,再继续向原方向旋转,直至胎膜完全排出。

4.检查胎盘胎膜及软产道 胎盘娩出后应检查,首先将胎盘铺平,先检查母体面,有无胎盘小叶缺损,然后将胎盘提起,检查胎膜是否完整,再检查胎盘子体面边缘有无血管断裂,记录胎盘娩出的时间、方式、胎盘大小、重量及脐带长度。胎盘娩出后,应仔细检查子宫下段、子宫颈、阴道及外阴,发现裂伤立即缝合。

5.预防产后出血 正常分娩出血量一般不超过300mL。若过去有产后出血史或易发生宫缩乏力的产妇,在胎儿前肩娩出时或胎儿娩出后静脉注射缩宫素10U;若胎盘娩出后出血多,可经下腹直接注入子宫肌壁或肌内注射麦角新碱0.2mg。

6.产后观察 产后产妇应留在产房观察2h,观察产妇生命体征、宫底高度、膀胱充盈、阴道流血量等。如产妇出现肛门坠胀感,应行肛门检查,排除阴道后壁血肿。

7.健康指导 嘱产妇勤换衣服、会阴垫,保持外阴清洁。督促产妇尽早排尿,以免膀胱充盈影响子宫收缩。

(四)结果评价

1.产妇整个分娩过程的出血量小于300mL。
2.新生儿早接触产妇、早吸吮乳头。

第二节 产褥期产妇的护理

一、护理评估

1.健康史 了解产妇有无传染病史;在妊娠及分娩中有无异常情况及处理经过,如产时出血多、会阴撕裂、新生儿窒息等;评估用药史;了解婴儿出生时的情况,评估婴儿的吮吸能力、有无畸形如唇腭裂、有无分娩并发症如颅内出血等征象。

2.身心状况

(1)生理状态

1)生命体征:产后大多数产妇的体温在正常范围内,产后24h内可稍升高,一般不超过38℃;脉搏略缓慢,每分钟60~70次/分;呼吸深慢,为14~16次/分;血压平稳,变化不大。

2)子宫复旧:评估前嘱产妇仰卧位,排空膀胱,双膝稍屈曲,腹部放松,必要时使用屏风遮挡。先按摩子宫促进收缩,用皮尺测量耻骨联合上缘至子宫底的距离,也可用体表标志表示。

3)恶露:评估恶露时,要注意观察恶露的色、质、量。一般在按压宫底的同时观察恶露的情况。正常恶露有血腥味但无臭味,一般持续 4~6 周,总量约 500mL。产后头 2 天有小血块,血性恶露持续 3d 后转为浆液性恶露,约 2 周后变为白色恶露,再持续 2~3 周后干净。

4)排泄:评估产后膀胱充盈情况,因膀胱过度充盈会影响子宫收缩。需要评估第一次排尿的时间和尿量,如尿量较少应再次评估膀胱充盈情况,防止产后尿潴留的出现。

5)乳房:评估乳房的类型,观察有无乳头平坦或内陷;评估乳汁的质和量;评估是否有乳房胀痛及乳头皲裂。

(2)心理状态:评估产妇对分娩的感受;了解产妇对自己及孩子的看法,如对体形变化的看法等,这将关系到能否接纳孩子;评估母亲的行为是否存在不适应性。

(3)影响因素的评估:许多研究表明,一些生理因素往往能够影响产妇的产后心理适应,如产妇的年龄、健康状况、社会支持系统、经济状况、性格特征、文化背景等。良好的支持系统如丈夫及家人的理解和帮助,有助于产妇的心理适应。

(4)母乳喂养情况的评估

1)生理因素:评估产妇的血压、心率、有无急性传染病、乳房发育情况及营养状况等。还要评估是否存在乳头平坦或凹陷,有无乳房胀痛及乳头皲裂,同时要评估乳汁的质和量。评估影响母乳喂养的生理因素:①严重心脏病、子痫、艾滋病、急性肝炎;②失眠或睡眠质量欠佳;③营养不良;④乳房因素,如乳头凹陷、皲裂、涨奶或乳腺炎;⑤药物影响,如使用地西泮、巴比妥类、麦角新碱、可待因等药物。

2)心理因素:评估产妇分娩时有无不良的分娩体验,是否存在过度疲劳和会阴及腹部切口疼痛,是否对母乳喂养缺乏信心,有无焦虑及抑郁等因素。

3)社会因素:评估产妇的社会支持系统如丈夫、家人的关心、帮助,评估影响母乳喂养的社会因素如工作负担过重、得不到支持、婚姻问题、单身母亲、母婴分离及知识缺乏等。

3. 辅助检查　产后除进行常规检查外,必要时进行血、尿常规检查,药物敏感试验等。如产后留置导尿管者要做尿常规检查,以监测有无尿路感染。

二、可能的护理诊断

1. 知识缺乏　与知识来源不足有关。
2. 尿潴留　与产时损伤及活动减少有关。
3. 有感染的危险　与分娩时损伤、胎儿的娩出及会阴切开时细菌的侵入有关。
4. 疼痛　与子宫复旧有关。
5. 母乳喂养无效　与缺乏母乳喂养知识有关。

三、预期目标

产妇能说出有关产褥期的保健知识;产妇大、小便排出正常,舒适感逐渐增加;产妇没有感染,出院时体温正常;产妇主述疼痛减轻或消失;产妇能掌握正确的哺乳方法,哺乳后婴儿安静、满足。

四、护理措施

(一)一般管理

1. 提供良好的环境　室温保持在 18~20℃ ,相对湿度保持在 50%~60%。室内定时通风换气,注意避免对流风直接吹到产妇身上而受凉。保持床单元的清洁、干燥,因产妇有恶露,出汗多,要及时更换会阴垫、衣服等。

2. 饮食　为了补充分娩过程中身体的消耗及满足哺乳的需要,应摄入高蛋白质、高热量、高纤维素饮食。少食多餐,多饮汤类以利于乳汁分泌,同时注意增加蔬菜、水果、维生素及铁剂。

3. 保持大、小便通畅　产后 4~6h 要鼓励产妇排尿,以免膀胱过度充盈妨碍子宫收缩,而发生产后出血。若产后超过 6h 不能自行排尿,可采取以下措施协助排尿:①鼓励起床排尿;②诱导排尿,让产妇听流水声;③热敷下腹部;④针刺关元、气海等穴位;⑤肌内注射新斯的明 1mg,兴奋膀胱逼尿肌促进排尿;若上述方法均无效,必要时导尿。鼓励产妇早期下床活动及做产后操,多饮水,多吃含纤维素的食物,以保持大便通畅。

4. 休息与活动　产妇应保证充分休息和睡眠,逐渐增加活动时间及范围。鼓励产妇早期下床活动,以利于子宫复旧,恶露排出,促进伤口愈合,增强食欲,预防下肢静脉血栓形成,促进康复。由于产妇产后盆底肌肉松弛,应避免负重劳动或蹲位活动,以防止子宫脱垂。

(二)会阴护理

1. 保持外阴清洁干燥,每天用 1∶5000 高锰酸钾溶液或 1∶2000 苯扎溴铵溶液冲洗或擦洗外阴 2 次,擦洗原则为自上而下、先内后外,会阴刀口单独擦洗。嘱产妇健侧卧位,勤换会阴垫,大便后用水清洗,保持会阴部清洁。

2. 外阴水肿者,用 95% 乙醇或 50% 硫酸镁湿热敷,每天 2 次,每次 15min。

3. 外阴血肿者,小的可用湿敷或远红外灯照射,大的需配合医生切开处理;有硬结者则用大黄、芒硝外敷。

4. 外阴伤口一般于产后 3~5d 拆线,如伤口感染,应提前拆线引流或行扩创处理,并可自产后 7~10d 起给予高锰酸钾坐浴。

(三)子宫复旧护理

产后 1 周内应仔细观察记录宫底高度和恶露情况,以了解子宫复旧程度。一般产后 30min、1h、2h 各观察一次,每次需观察宫底位置、高度、软硬度,并按压宫底以免血块积压影响子宫收缩,更换会阴垫并记录宫底高度、恶露的质和量。正常情况下,产后当日宫底脐平或脐下一横指,以后每天下降 1~2cm,至产后 10d 降入盆腔内,在耻骨联合上方触不到宫底。子宫不能如期复原常提示异常,如发现异常,应及时排空膀胱、按摩腹部(子宫部位)、按医嘱给予宫缩剂。如恶露有异味,常提示有感染的可能,配合做好血及组织培养标本的收集及抗生素应用。产后当天禁用热水袋外敷,以避免子宫肌肉松弛造成出血过多。

(四)乳房护理

1. 常规护理　乳房应保持清洁、干燥,经常擦洗。每次哺乳前,应洗净双手,用温水毛巾清洁乳头和乳晕,切忌用肥皂或乙醇之类擦洗,以免引起局部皮肤干燥、皲裂。每次哺乳前柔和地按摩乳房,刺激排乳反射。哺乳时,产妇取舒适而且松弛的喂哺姿势,每次哺乳应让新生儿吸空乳汁。如乳汁充足,孩子吸不完时,应用吸乳器将剩乳吸出,以免乳汁淤积影响乳汁再生,并预防乳腺管阻塞等情况。哺乳期应佩戴适当的胸罩,起到支托作用,避免过松或过紧。

2. 乳头异常护理　如乳头平坦、凹陷、过大或过小都会影响正常哺乳的进行。如存在乳头平坦、凹陷,在妊娠中期以后可进行乳头伸展练习、牵拉练习、利用注射器进行真空抽吸等方法进行纠正。乳头过大或过小可通过配置乳头罩进行哺乳。

3. 乳房胀痛及乳腺炎护理　产后早开奶、按需哺乳,增加哺乳次数及每次哺乳后挤出多余的乳汁,可预防乳房胀痛。若一旦出现乳房胀痛,也可用下列方法缓解:①哺乳前热敷乳房,使乳腺管畅通;②两次哺乳间冷敷乳房以减少局部充血、肿胀;③按摩乳房,从乳房边缘向乳头中心按摩,使乳腺管畅通;④婴儿吸吮不足时,可借助吸奶器吸尽剩余乳汁;⑤中药散结通乳,可外敷芒硝或金黄散。如产妇乳房局部出现红、肿、热、痛症状,提示患有乳腺炎,一般不停止哺乳。炎症初期,哺乳前湿热敷乳房 3~5min 并按摩乳房,轻轻拍打和抖动乳房。哺乳时先哺患侧,因饥饿时的婴儿吸吮力最强,有利于吸通乳腺管。每次哺乳应充分地吸空乳汁,在哺乳的同时按摩患侧乳房。增加哺喂的次数,每次至少喂 20min,哺乳后充分休息,饮食要清淡。

4. 乳头皲裂护理　乳头皲裂好发于初产妇,主要是由于产妇没有掌握正确的哺乳姿势、婴儿没有正确含接乳头造成的。应指导产妇掌握正确的哺乳方法,先在损伤轻的一侧乳房哺乳,以减轻对另一侧乳房的吸吮力。让乳头和大部分乳晕含吮在婴儿口内。增加哺喂的次数,缩短哺喂时间。哺喂后,挤出少许乳汁涂在乳头和乳晕上,乳汁具有抑菌作用且含有丰富蛋白质,能起修复表皮的作用。

5. 退乳护理　因某种原因不适宜哺乳或需终止哺乳时应尽早退乳。应限进汤类食物,用胸带紧束胸部,停止吸吮及挤奶,按医嘱给予己烯雌酚。如已泌乳,用芒硝退乳。取芒硝 250g 碾碎,装布袋分别敷于两乳房上并固定。芒硝受湿后应更换再敷,直至乳房不胀为止。同时可用生麦芽 50g 泡茶饮,每天 3 次,连服 3d,配合退奶。

(五)母乳喂养指导

母乳含有出生后 4~6 个月婴儿所需的全部营养物质,是婴儿必需的营养食品。母乳喂养指导应做到以下几点。

1. 介绍母乳喂养的知识

(1)哺乳时间:早吸吮,即产后半小时内开始哺乳,可促进乳汁分泌。按需哺乳,即当婴儿需要或母亲感到乳房充盈时进行哺乳。最初哺乳时间为 3~5min,以后逐渐增加至 15~20min。两侧乳房轮流喂哺。

(2)喂哺姿势:哺乳时,母亲可采用坐式、卧式或环抱式姿势。一手呈"C"状扶托并挤压乳房,用乳头触动新生儿舌上方,并让其吸入乳头及大部分乳晕,同时防止乳房堵住新生儿鼻孔。两侧乳房交替进行哺乳,每次喂哺后,应将新生儿抱起轻拍背部 1~2min,排出胃内空气,以防溢乳。

(3)喂哺方法:哺乳前应洗净双手,用清洁的毛巾清洁乳头和乳晕,哺乳时如果婴儿吸吮姿势不正确或母亲感到乳头疼痛应重新吸吮。哺乳结束后在离乳头两横指处,围绕乳头依次挤压乳晕,以排空乳房内乳汁,有利于乳汁的再分泌。

2. 告知母乳喂养的优点

(1)母乳所含的营养物质适合婴儿机体的需要,有利于消化吸收,无过敏反应。

(2)母乳有免疫作用。母乳中含有大量免疫活性细胞、多种免疫球蛋白如 IgA、乳铁蛋白、溶菌酶等,有吞噬、对抗、抑制病毒和细菌的作用,预防呼吸道和肠道疾病。

(3)母乳经济实用,温度适宜,无污染,喂哺方便。

(4)母亲通过哺乳,可促进泌乳和子宫收缩,可避孕和预防产后出血。近年的研究表明,亲自授乳的妇女,其乳腺癌及卵巢癌的发生率较低。

(5)通过哺乳,可增进母子感情。研究证明母乳喂养与高智商有关。

(6)母乳中的酶可以防止婴儿便秘。

3. 一般护理指导

(1)营养:营养对产后康复、促进乳汁分泌和满足新生儿生长发育的需要至关重要。产妇的饮食应为含高蛋白质的平衡饮食,宜比平时增加蛋白质 15~20g/d,授乳者加 25~30g/d,不需增加脂肪的摄入量,但也不能过少,因为高质量的脂肪有利于婴儿大脑的发育,也有助于维生素 A、维生素 D、维生素 E、维生素 K 的吸收。乳母每天约需热量 2800~3200kcal(11 724~13 398kJ),蛋白质 100g,钙 2000mg,铁 18mg,脂肪 80~100g。为促进乳汁分泌,产妇应多吃汤类,如鸡汤、鱼汤、骨头汤等,也应摄入一定的纤维素饮食。不宜吃刺激性食物,避免饮烈性酒,禁烟、禁饮咖啡及服用禁忌药物,少量甜米酒可促进乳汁分泌。

(2)休息与活动:产妇应保证充分的休息,适当活动,做到劳逸结合。产妇最好能与婴儿同步休息,生活有规律。

(3)保持心情愉快:情绪因素能影响乳汁的分泌,产妇应该保持乐观情绪。

4. 出院后喂养指导　产妇出院后继续保持合理的饮食和休息,保持精神愉悦及乳房卫生。强调母乳喂养的重要性,并对产妇进行母乳喂养知识和技能的评估,进行针对性指导。告知需要上班的产妇可于上班前将乳汁挤出存放于冰箱内,婴儿需要时由他人哺喂,下班后仍坚持母乳喂养。哺乳母亲于上班期间要特别注意摄取足够的水分和营养,合理安排休息和睡眠。鼓励上班母亲在家属协助下坚持实施母乳喂养计划。告知产妇及其家属遇到喂养问题时进行咨询的方法。

(六)促进心理适应

1. 建立良好的护患关系　产妇进入休息室后,热情接待,让产妇充分休息。耐心倾听产妇诉说分娩经历,尊重产妇的风俗习惯,提供正确的产褥期生活方式指导。

2. 母婴同室　尽量让产妇更多地接触自己的孩子,在获得充分休息的基础上,让其多抱孩子,逐渐参与孩子的日常生活护理,培养母子感情。

3. 提供帮助　在产后 3d 内,为避免产妇过度劳累,主动帮助产妇进行日常生活护理。培养技能,给予新生儿喂养、换尿布、沐浴指导,同时给予产妇饮食、休息等自我护理指导,如乳房胀痛、宫缩痛等常见问题的处理方法,减少产妇的困惑及无助感。

4. 指导丈夫及家人　鼓励和指导丈夫及家人参与新生儿护理活动,培养新家庭观念。

(七)出院指导

1. 一般生活指导　产后产妇生活环境应清洁、通风,保证空气新鲜。嘱产妇继续保证合理的营养,适当的活动,充足的睡眠,合理安排家务及婴儿护理,坚持母乳喂养,注意个人卫生和外阴清洁,保持良好的心境,适应新的家庭。

2. 计划生育指导　产褥期禁止性生活。因此时子宫创面未完全修复,很容易导致感染。一般产后 42d 进行复查后决定是否可以性生活,并落实避孕措施,指导产妇选择适当的避孕方法。哺乳期间月经来潮者,甚至在第一次月经来潮前,可能已经排卵,也应采取避孕措施。产褥期避孕方法应以不影响哺乳为原则,不宜使用药物避孕,可选用工具或宫内节育器避孕。

3. 产褥期保健操　产褥期保健操可以促进腹壁、盆底肌肉张力的恢复、防止尿失禁及子宫脱垂。应该根据产妇的情况,活动量由小到大地进行体操练习。一般在产后 24h 开始,每 1~2d 适当增加一节,每节做 8~16 次(图 14-1)。

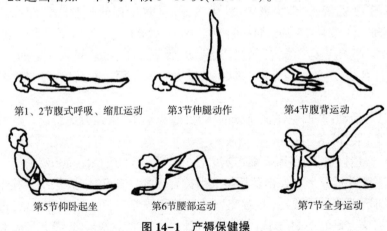

第1、2节腹式呼吸、缩肛运动　　第3节伸腿动作　　第4节腹背运动

第5节仰卧起坐　　第6节腰部运动　　第7节全身运动

图 14-1　产褥保健操

第 1 节——腹式呼吸,屈膝仰卧位,深吸气,收腹部,然后呼气。

第 2 节——缩肛运动,仰卧,两臂直放于身旁,收紧腹部肌肉和臀部,呼气时保持 3~5s,放松。

第 3 节——伸腿运动,仰卧,两臂自然放于身旁,双腿轮流上举和并举,与身体呈直角。

第 4 节——腹背运动,仰卧,髋与腿放松,分开稍屈,尽力抬高臀部及背部。

第 5 节——仰卧起坐。

第 6 节——腰部运动,跪姿,双膝分开,双手平放床上,腰部进行旋转动作。

第 7 节——全身运动,双臂支撑在床上,双腿交替高举。

4. 产后检查　一般包括产后访视和产后检查两部分。产后访视至少三次。时间为:第一次在产妇出院后 3d 内,第二次在产后 14d,第三次在产后 28d。了解产妇及新生儿健康状况和哺乳情况,及时给予指导。嘱产妇产后 42d 携带婴儿到分娩的医院进行产后体格检查及婴儿的健康检查,量血压,查血常规、尿常规,及时了解母体全身及生殖器官的恢复情况和新生儿的生长发育情况。

五、结果评价

1. 产妇产后及时排尿。

2. 产妇没有出现产褥期并发症,如感染、出血等。

3. 产妇恢复良好,各项指标均在正常范围内。

4. 产妇能配合护士积极参与自我护理及新生儿护理,并表现出自信和满足。

第三节　异常分娩产妇的护理

一、产力异常

产力是分娩的动力,包括子宫收缩力、腹肌和膈肌收缩力,以及肛提肌收缩力,其中以子宫收缩力为主。在分娩过程中,子宫收缩的节律性、对称性及极性不正常或强度、频率有改变,称为子宫收缩力异常,简称产力异常。临床上子宫收缩力异常分为子宫收缩乏力(简称宫缩乏力)和子宫收缩过强(简称宫缩过强)两类,每类又分为协调性子宫收缩和不协调性子宫收缩。

(一)子宫收缩乏力

1. 病因　子宫收缩乏力多由几个因素综合作用引起,常见的有以下几种。

(1)头盆不称或胎位异常:头盆不称或胎儿先露部异常,如枕后位、面先露、额先露、臀位或横位等造成先露部下降受阻,不能紧贴子宫下段或宫颈内口,因而不能引起反射性子宫收缩,是导致继发性子宫收缩乏力的最常见原因。

(2)精神因素:多见于 35 岁以上的高龄初产妇,恐惧及精神过度紧张,以致中枢神经系统功能紊乱而影响正常的子宫收缩。

(3)子宫因素:多胎妊娠、巨大胎儿、羊水过多等使子宫壁过度膨胀、子宫肌纤维过度伸展,经产妇或曾有急、慢性子宫感染使子宫肌纤维变性,子宫发育不良,子宫畸形(如双角子宫等),子宫肌瘤等均可引起宫缩乏力。

(4)体质和内分泌因素:身体过于肥胖或健康状态差,如营养不良、贫血和其他慢性疾病致体质衰弱;或临产后,产妇体内雌激素、催产素及前列腺素等分泌不足,雌、孕激素比例失调,均可影响子宫肌纤维的收缩能力。

(5)药物影响:临产后不恰当地使用大剂量镇静药或镇痛药,如吗啡、氯丙嗪、硫酸镁、苯巴比妥、哌替啶等,可使子宫收缩受到抑制。

（6）其他：临产后产妇过度疲劳、尿潴留、前置胎盘等均可使宫缩乏力。

2.临床表现　子宫收缩乏力分为协调性和不协调性两类。类型不同,临床表现也不同。

（1）协调性宫缩乏力（低张性宫缩乏力）：其特点是子宫收缩虽有节律性、对称性和极性,但收缩力弱,持续时间短而间歇时间长,宫腔压力低（<15mmHg）,宫缩每10分钟<2次。当宫缩高峰时,子宫体隆起不明显,用手指压子宫底部肌壁仍可出现凹陷。这种宫缩乏力多属于继发性宫缩乏力,临产早期宫缩正常,多在宫颈宫缩减弱。此种宫缩乏力对胎儿影响不大。

（2）不协调性宫缩乏力（高张性宫缩乏力）：多见于初产妇,其特点是子宫收缩的极性倒置,宫缩的兴奋点不是起自两侧宫角部,而是来自子宫下段的一处或多处,子宫收缩波由下而上扩散,节律不协调；宫腔内压力达20mmHg,宫缩时宫底部不强,而是子宫下段强,宫缩间歇期子宫壁也不完全松弛,致使宫口不能如期扩张,不能使胎先露部如期下降,属于无效宫缩。产妇自觉下腹部持续疼痛、拒按、烦躁不安,严重者出现脱水、电解质平衡紊乱、肠胀气、尿潴留。胎儿-胎盘循环障碍,出现胎儿窘迫。潜伏期延长。

（3）产程曲线异常：产程图是产程监护和识别难产的重要手段,产程进展的标志是宫口扩张和胎先露部下降。子宫收缩乏力时,表现在产程图上的异常主要有8种类型。

1）潜伏期延长：从临产规律宫缩开始至宫口扩张3cm超过16h。

2）活跃期延长：从宫口开大3cm至宫口开全超过8h。

3）活跃期停滞：活跃期宫口扩张停止2h以上。

4）第二产程延长：第二产程初产妇超过2h,经产妇超过1h,胎儿尚未娩出。

5）第二产程停滞：第二产程达1h,胎头下降无进展。

6）胎头下降延缓：活跃期晚期及第二产程,胎头下降速度初产妇<1.0cm/h,经产妇<2.0cm/h,为胎头下降延缓。

7）胎头下降停滞：活跃期晚期胎头不下降,停在原处达1h以上。

8）滞产总产程超过24h。

以上8种异常产程,可以单独或合并存在。

3.对母儿的影响

（1）对产妇的影响：由于子宫收缩乏力,产程延长,产妇休息不好,进食少,精神与体力消耗大,可出现疲乏无力、肠胀气、排尿困难等,严重时可引起脱水、酸中毒、低钾血症,影响子宫收缩。由于第二产程延长,膀胱被压迫于胎先露部（特别是胎头）与耻骨联合之间,可导致组织缺血、水肿、坏死,形成膀胱-阴道瘘、胎膜早破,多次直肠指检或阴道检查增加了感染机会。产后宫缩乏力影响胎盘剥离、娩出和子宫壁的血窦关闭,容易引起产后出血。手术产率高,产褥期并发症亦增多。

（2）对胎儿的影响：协调性宫缩乏力容易造成胎头在盆腔内旋转异常,使产程延长,手术产率高,胎儿产伤增多；不协调性宫缩乏力不能使子宫壁完全放松,对胎盘-胎儿循环影响大,胎儿在子宫内缺氧,容易发生胎儿窘迫。胎膜早破易造成脐带受压或脱垂,发生胎儿窘迫甚至胎死宫内。

4. 处理原则

(1)协调性子宫收缩乏力:无论是原发性还是继发性,一旦出现,首先应寻找原因,检查有无头盆不称与胎位异常,阴道检查了解宫颈扩张和胎先露下降情况。如发现有头盆不称,估计不能经阴道分娩者,应及时行剖宫产术;如判断无头盆不称和胎位异常,则首先要改善产妇全身状况,消除紧张恐惧心理,使其能够得到适当的休息与睡眠,补充营养与水分,满足基本需要。然后根据产程进展情况实施加强宫缩的措施,促使产妇尽快地安全度过分娩。

(2)不协调性子宫收缩乏力:原则上调节子宫收缩,恢复子宫收缩的生理极性和对称性,给予适量的强镇静药如哌替啶、吗啡、地西泮等,使产妇充分休息后恢复为协调性子宫收缩。如经上述处理,不协调性宫缩未能纠正,或伴有胎儿窘迫,或伴有头盆不称,均应行剖宫产。若不协调性子宫收缩已被控制,而子宫收缩力仍弱,可按协调性子宫收缩乏力处理,但在子宫收缩恢复协调性之前,严禁使用缩宫素。

5. 护理评估

(1)病史

1)评估产妇产前检查的一般资料(如产妇的身体状况、身高与骨盆测量值、胎儿大小与骨盆关系等)及既往病史,尤其是妊娠和分娩史。

2)评估产妇支持系统情况,如家庭成员的心理反应、照顾能力及支持态度等。

(2)身心状况

1)了解产程的进展,重点评估宫缩的节律性、对称性、极性、强度与频率,以及宫口开大与先露下降的情况。

2)评估产妇临产后的一般情况,如精神状态、进食情况、休息与睡眠等。

3)评估胎儿的胎位、胎心及胎儿的大小等。

4)由于产程延长或产程停滞,产妇及家属显得焦虑、恐惧,担心母儿的安危,请求医护人员尽快帮助产妇解除痛苦,结束分娩。

(3)诊断检查

1)体格检查:测量产妇生命体征,观察产妇神志、皮肤弹性等的改变。

2)产程观察:①用手触摸腹部或用胎儿电子监护仪监测宫缩的节律性、强度和频率的改变情况;②描绘产程图;③用多普勒胎心听诊仪监测胎儿胎心的变化。

3)实验室检查:进行尿液及血生化检查。尿液检查可出现尿酮体阳性;血生化检查可有钠、钾、氯等电解质的改变,甚至二氧化碳结合力可降低。

6. 可能的护理诊断

(1)疲乏:与产程延长、孕妇体力消耗、水及电解质平衡紊乱有关。

(2)有体液不足的危险:与产程延长、过度疲乏影响摄入有关。

(3)焦虑:与产程延长、担心母儿安危有关。

(4)潜在并发症:子宫破裂、产后出血。

7. 预期目标　①产妇能在产程中保持良好体力;②产妇体液问题得到纠正,水、电解质达到平衡;③产妇情绪稳定,安全度过分娩;④无子宫破裂及产后出血。

8.护理措施

(1)协调性子宫收缩乏力的护理:明显头盆不称不能从阴道分娩者,应积极做剖宫产的术前准备。估计可经阴道分娩者做好以下护理。

1)第一产程的护理

①一般护理

A.保证休息:关心和安慰产妇,消除紧张情绪,对产程时间长、过度疲劳或烦躁不安的产妇按医嘱给予镇静药,如地西泮 10mg 缓慢静脉推注或哌替啶 100mg 肌内注射。

B.鼓励进食,注意营养与水分的补充。鼓励产妇多进食易消化、高热量的饮食,不能进食或大量不足者静脉补充营养。伴有酸中毒时可依据二氧化碳结合力补充适量的 5% 碳酸氢钠,同时注意纠正电解质平衡紊乱。

C.注意膀胱和直肠的排空。初产妇宫口开大不足 3cm,胎膜未破者,可给予温肥皂水灌肠,以促进肠蠕动,排出粪便和积气,刺激子宫收缩。自然排尿有困难者可先行诱导法,无效时应予导尿。

②加强子宫收缩:如经上述处理子宫收缩仍乏力,且能排除头盆不称、胎位异常和骨盆狭窄,无胎儿窘迫,产妇无剖宫产史,则按医嘱可选择以下方法加强子宫收缩。

A.针刺穴位,通常针刺合谷、三阴交、太冲、关元等穴位,有增强宫缩的效果。

B.人工破膜,宫口扩张>3cm,无头盆不称,胎头已衔接者,可行人工破膜。破膜后先露下降紧贴着子宫下段和宫颈内口,反射性加强子宫收缩,促进产程进展。但破膜前必须先做阴道检查,特别对胎头尚未完全衔接者应除外脐带先露,以免破膜时发生脐带脱垂。破膜时间应选择在两次宫缩之间,以防羊水流出过速而将脐带冲出引起脐带脱垂。同时在破膜后要保持会阴部清洁卫生,使用消毒会阴垫。

C.缩宫素静脉滴注:在处理协调性子宫收缩乏力时,恰当地使用缩宫素十分重要。使用前应除外头盆不称、胎位异常、前置胎盘、胎儿窘迫及有子宫或子宫颈手术史者。先用 5% 葡萄糖 500mL 静脉滴注,调节为 8~10 滴/分,然后加入缩宫素 2.5~5U,摇匀,每隔 15min 观察 1 次子宫收缩、胎心、血压和脉搏,并予记录。如子宫收缩不强,可逐渐加快滴速,一般不宜超过 40 滴/分,以子宫收缩达到持续 40~60s,间隔 2~4min 为好。在使用缩宫素静脉滴注时,必须专人监护,随时调节剂量、浓度和滴速,避免因子宫收缩过强(持续时间超过 1min,间隔少于 2min)而发生胎儿窘迫或子宫破裂等严重并发症。

③剖宫产术的准备:如经上述处理产程仍无进展,或出现胎儿窘迫,产妇体力衰竭等,应立即准备行剖宫产术。

2)第二产程的护理:经第一产程中各种方法处理后,一般宫缩转为正常,进入第二产程。此时应做好阴道助产和抢救新生儿的准备,密切观察胎心、宫缩和胎先露下降情况。若第二产程出现子宫收缩乏力,在无头盆不称的前提下,也应加强子宫收缩,给予缩宫素静脉滴注,促进产程进展。

3)第三产程的护理:第三产程期间,与医生继续合作,预防产后出血及感染。于胎儿前肩娩出时用缩宫素 10U 肌内注射或静脉滴注;胎儿、胎盘娩出后加大缩宫素剂量,防止产后出血。同时密切观察子宫收缩、阴道出血及产妇的各项生命体征情况。凡破膜 12h、总产程超过 24h、直肠指检或阴道助产操作多者,应给予抗生素预防感染,并注意产后保暖,及时饮用一些高热量饮品,使产妇得到休息与恢复。

(2)不协调性子宫收缩乏力的护理:调节子宫收缩,遵医嘱给予适当的镇静药物,如哌替啶 100mg 或吗啡 10~15mg,让产妇得到充分休息。同时护理人员要关心患者,耐心细致地向产妇解释疼痛的原因,指导产妇宫缩时的深呼吸及放松技巧,缓减疼痛。经过充分休息后,产妇多能恢复为协调性宫缩。如宫缩仍不协调或伴有胎儿窘迫、头盆不称等,应及时通知医生并配合处理。

(3)提供心理支持,减少焦虑与恐惧:鼓励陪伴分娩,重视评估产妇的心理状况,及时给予解释和支持,防止精神紧张。护理人员应保持亲切、关怀、平静和理解的态度,可用语言性和非语言性沟通技巧以示关心。提供有关异常分娩的信息和对母儿的影响并,及时将产程进展和护理计划告知产妇及家属,使产妇对分娩有信心,并鼓励家属为产妇提供心理支持。

(二)子宫收缩过强

1. 病因　目前其病因尚不十分清楚,可能与下列因素有关。

(1)急产:多见于经产妇,其主要原因为软产道阻力小。

(2)临产后缩宫素应用不当:个体对缩宫素过于敏感、缩宫素使用不当或剂量过大,均可导致强直性子宫收缩。

(3)胎盘早剥:血液浸润子宫肌层而使子宫强直收缩。

(4)精神紧张:过度疲劳或粗暴的多次宫腔内操作等,引起子宫壁某部肌层呈痉挛性不协调性宫缩过强。

2. 临床表现

(1)协调性子宫收缩过强:子宫收缩保持正常的节律性、对称性和极性,仅表现为子宫收缩力过强(宫腔内压力>50mmHg)、过频(10min 内有 5 次或以上的宫缩且持续时间达 60s 或更长)。当子宫收缩过强,产道阻力又不大,可使胎儿娩出过速,若总产程不超过 3h 即为急产,多见于经产妇。产妇往往有痛苦面容,大声喊叫。当胎儿过大、胎位异常或骨盆狭窄致分娩受阻时,过强的子宫收缩使子宫体部肌肉不断收缩变厚,子宫下段过度拉长而变薄,子宫上、下段交界处明显上移并形成明显的环状凹陷征象,称为病理缩复环。此为子宫破口征象,应及时处理,否则将发生子宫破裂,危及母儿生命。

(2)不协调性子宫收缩过强

1)强直性子宫收缩:子宫颈内口以上的子宫肌肉普遍处于强烈的痉挛性收缩状态,称为强直性子宫收缩。多因不恰当使用缩宫素、明显的头盆不称等因素引起,临床表现子宫收缩极为强烈,宫缩间歇短或无间歇,产妇烦躁不安、持续腹痛、拒按。触诊胎方位不清,听诊胎心音不清,甚至出现病理缩复环、血尿等先兆子宫破裂前兆。

2)子宫痉挛性狭窄环:在上述原因作用下,子宫局部肌肉呈痉挛性不协调性收缩时所形成的环状狭窄,称为子宫痉挛性狭窄环。狭窄环多发生在子宫上下段交界处、宫颈外口或围绕胎体某一狭窄处(如胎颈、胎腰处)。产妇表现为持续性腹痛、烦躁、宫颈扩张缓慢等。与病理缩复环不同的是此环不随宫缩上升。

3. 对母儿的影响

(1)对产妇的影响:宫缩过强、过频,产程过快,可致初产妇宫颈、阴道及会阴撕裂;胎先露部下降受阻可发生子宫破裂;接产时来不及消毒可致产褥感染;胎儿娩出后子宫肌纤维缩复不良易发生胎盘滞留或产后出血。

(2)对胎儿及新生儿的影响:宫缩过强、过频影响子宫和胎盘的血液循环,胎儿在宫内缺氧,易发生胎儿窘迫、新生儿窒息或死亡。胎儿娩出过快,使胎头在产道内受到的压力突然解除,可致新生儿颅内出血。无准备的分娩,来不及消毒的接生,使新生儿易发生感染、坠地而导致骨折、外伤等。

4. 处理原则　有急产史的孕妇,在预产期前1~2周不宜外出远走,以免发生意外,有条件者应提前住院。临产后不宜灌肠。提前做好接生及抢救新生儿窒息的准备。胎儿娩出时,嘱产妇不要向下屏气,并积极预防母儿并发症。

5. 护理评估

(1)病史:认真查看产前记录,了解产妇以往有无急产史,此次妊娠是否存在胎位及骨盆异常,是否是巨大儿,产程中有无不正确应用宫缩剂或粗暴的阴道操作等。

(2)身心状况:评估临产后子宫收缩的节律性(持续时间、间隔时间和强度)、极性,以及胎心、胎动等情况。由于子宫收缩强烈,腹部出现持续而剧烈的疼痛、产程进展快等,产妇表现为精神紧张、焦灼不安、合作度欠佳等。

(3)诊断检查

1)急产:一般检查测量产妇的体温、脉搏、血压、呼吸等一般情况。

2)产科检查:子宫收缩持续时间长、宫体硬、间歇期短,触诊胎位不清,听诊胎心不清;若产道梗阻,腹部可出现病理缩复环;子宫局部肌肉强直性收缩时,围绕胎颈、胎腰可形成环状狭窄;子宫下段压痛明显、膀胱充盈或有血尿等是子宫破裂的先兆。

6. 可能的护理诊断

(1)疼痛:与过频、过强的子宫收缩有关。

(2)恐惧、焦虑:与担心自身及胎儿安危有关。

(3)潜在并发症:胎儿受损、子宫破裂。

7. 预期目标　①产妇能应用减轻疼痛的常用技巧;②产妇能了解宫缩过强对母儿的影响,能描述自己的焦虑和应对方法;③母儿安全。

8. 护理措施

(1)一般护理:鼓励产妇进食,卧床休息,最好采用左侧卧位,并做好接生及抢救新生儿的准备工作。待产妇要求解大、小便时,先判断宫口大小及胎先露的下降情况,以防分娩在厕所内造成意外伤害。

（2）心理护理：向产妇和家属耐心解释疼痛的原因及有关病情，说明用药或手术的必要性及其治疗效果，消除产妇紧张情绪。

（3）密切观察产程进展：监测宫缩、胎心及产妇的生命体征变化，发现异常及时通知医生，迅速、准确地执行医嘱。宫缩过强时按医嘱给予宫缩抑制剂，如25%硫酸镁20mL加入25%葡萄糖20mL缓慢静脉推注，推注时间不少于5min。因硫酸镁有降压、抑制呼吸和心搏的作用，应密切观察产妇血压、呼吸、心率及胎心变化。

（4）分娩期及新生儿的护理：分娩时尽可能行会阴侧切术，防止会阴撕裂；胎儿娩出后，应及时检查宫颈、阴道及会阴有无撕裂。遵医嘱给予新生儿肌内注射维生素K，预防颅内出血。

（5）产后护理：观察子宫收缩、宫体复旧及阴道出血及产妇生命体征变化情况，指导产妇注意产褥期卫生，做好健康教育及出院指导。若新生儿有异常，应及时处理，同时做好产妇及家属的情绪疏通。

9.护理评价 ①产妇自述舒适感增加；②产妇情绪稳定，母儿安全。

二、产道异常

产道包括骨产道（骨盆腔）及软产道（子宫下段、宫颈、阴道、外阴），是胎儿经阴道娩出的通道。产道异常可使胎儿娩出受阻，临床上以骨产道异常多见。

1.骨产道异常及临床表现 骨盆是产道的主要构成部分，其大小和形状与分娩的难易有直接关系。骨盆结构形态异常或径线较正常为短，致使骨盆腔小于胎先露部可通过的限度，阻碍胎先露部下降，影响产程顺利进展，称为狭窄骨盆。狭窄骨盆可以为一个径线过短或多个径线同时过短，也可以为一个平面狭窄或多个平面同时狭窄。当一个径线狭窄时，要观察同一个平面其他径线的大小，再结合整个骨盆腔大小与形态进行综合分析，做出正确判断。

（1）骨盆入口平面狭窄：常见于扁平骨盆，其入口平面呈扁椭圆形，测量骶耻外径<18cm，骨盆入口前后径<10cm，对角径<11.5cm。我国妇女常见以下两种类型：单纯扁平骨盆和佝偻病性扁平骨盆。因骨盆入口平面狭窄，主要表现为胎头衔接受阻，因胎先露部不能入盆，易致胎膜早破及临产后继发性宫缩乏力。

（2）中骨盆及骨盆出口平面狭窄：我国妇女常见漏斗骨盆（男型骨盆）和横径狭窄骨盆（类人猿型骨盆）两种。

1）漏斗骨盆：骨盆入口平面各径线正常，两侧骨盆壁向内倾斜，状似漏斗。特点是中骨盆及骨盆出口平面均狭窄，坐骨棘间径、坐骨结节间径缩短，耻骨弓<90°。坐骨结节间径与出口后矢状径之和<15cm。

2）横径狭窄骨盆：骨盆入口、中骨盆及骨盆出口横径均缩短，前后径稍长，坐骨切迹宽。测量骶耻外径值正常，但髂棘间径及髂嵴间径均缩短。中骨盆及骨盆出口平面狭窄，产程早期无头盆不称征象，当胎头下降至中骨盆或骨盆出口时，常不能顺利地转成枕前位，形成持续性枕横位或枕后位造成难产。同时出现继发性宫缩乏力，活跃期后期及第二产程延长甚至第二产程停滞。若中骨盆狭窄程度严重,宫缩又较强,可发生先兆子宫破裂及子宫破裂。强行阴道助产,可导致严重软产道裂伤及新生儿产伤。

(3)骨盆三个平面狭窄:骨盆外形属女型骨盆,但骨盆入口、中骨盆及骨盆出口平面均狭窄,每个平面径线均小于正常值2cm或更多,称均小骨盆,多见于身材矮小、体型匀称的妇女。若胎儿小、胎位及产力均正常,可经阴道分娩,否则可致分娩进展受阻。

2. 处理原则　根据骨盆狭窄部位及程度、胎位、胎儿大小、宫缩及宫口情况,结合年龄、产次及既往分娩史来决定分娩方式。除骨盆有明显狭窄外,一般均应试产,在良好宫缩下,观察6~8h。如胎头双顶径已下降至坐骨棘或更低水平,而宫口已开全,产程较长者,可用吸引器或产钳助产;如宫缩好,双顶径仍在坐骨棘水平以上,应考虑剖宫产。

3. 护理评估

(1)病史:了解幼时有无影响骨盆变形的疾病史(如佝偻病、结核病)、外伤史及以往分娩史,有无产程延长,分娩困难等。

(2)身心状况:评估本次妊娠的发展过程是否顺利,产妇的情绪及身体反应。了解产妇的心理状态及社会支持系统的情况。

(3)诊断性检查

1)一般检查:观察孕妇体态及发育,是否有身材矮小、跛足、脊柱前突或侧弯、胸部畸形或悬垂腹。如身高小于145cm,应警惕均小骨盆。①腹部检查;②腹部形态观察:腹部外形,测量宫底高度及腹围;③胎位检查:四步触诊判断胎位是否正常。跨耻征检查用于估计头盆关系。一般情况下,部分初孕妇在预产期前两周或经产妇于临产后,胎头应入盆。检查头盆是否相称的具体方法为:孕妇排空膀胱,仰卧,两腿伸直。检查者将手放在耻骨联合上方,将浮动的胎头向骨盆腔方向推压。如胎头低于耻骨联合平面,表示胎头可以入盆,头盆相称,称为跨耻征阴性;如胎头与耻骨联合在一平面,表示可疑头盆不称,称为跨耻征可疑阳性;如胎头高于耻骨联合平面,表示头盆明显不称,称为跨耻征阳性。对出现跨耻征阳性的孕妇,应让其取两腿屈曲半卧位,再次行跨耻征检查,如转为阴性,提示骨盆倾斜度异常,而不是头盆不称,仍有经阴道分娩的可能。

2)骨盆测量:包括骨盆外测量和内测量。

3)辅助检查:B超观察胎先露和骨盆的关系,通过测量胎头双顶径、腹围、股骨长度,预测胎儿体重,判断能否顺利通过骨产道。

4. 可能的护理诊断

(1)有感染的危险:与胎膜早破、产程延长、手术助产操作等有关。

(2)焦虑和恐惧:与知识缺乏、分娩过程的结果未知有关。

(3)潜在并发症:子宫破裂、胎儿窘迫。

5. 预期目标　①产妇无感染征象;②产妇恐惧和焦虑程度减轻;③产妇及胎儿不发生并发症。

6. 护理措施

(1)一般护理:产程中注意产妇的一般情况,如进食、休息及有无排尿等,必要时遵医嘱静脉输液、导尿。尽量减少直肠指检次数,胎膜早破后慎做阴道检查,禁止灌肠。

(2)密切观察产程进展:及时发现产程异常有明显头盆不称,不能经阴道分娩者,积极做好剖宫产术前准备。轻度头盆不称,在严密监护下试产,试产2~4h胎头仍未入盆并伴胎儿窘迫,则应停止试产,做好剖宫产术前准备,并注意子宫破裂的先兆(病理性缩复环),一旦出现停止试产,通知医生及时处理。中骨盆平面狭窄及骨盆出口平面狭窄者根据狭窄程度、胎头下降、胎心是否良好等来决定经阴道助产或行剖宫产手术。

(3)提供心理及信息支持:及时与产妇、家属沟通,讲解产道异常对母儿的影响,阴道分娩的可能性及优点,提供优质的护理服务,建立良好的护患关系,增强产妇的自信心。主动向产妇说明产程进展情况,减轻产妇的恐惧和不安情绪。

(4)预防产后出血和感染:胎儿娩出后,及时使用宫缩剂、抗生素,预防产后出血和感染。保持外阴清洁,对会阴侧切产妇,严密观察会阴伤口有无红、肿、热、痛等感染征象。对留置导尿管者,保持导尿管通畅,防止感染。

(5)加强新生儿护理:分娩前应做好抢救新生儿的准备。对胎头受压时间过长或手术助产儿,应观察是否有颅内出血或其他损伤症状,并给予及时处理。

7.护理评价

(1)产妇无感染征象,产后体温正常,恶露、白细胞数均正常,伤口愈合良好。

(2)产妇理解对分娩的处理。

(3)产妇及胎儿没有发生因产道异常而致的并发症。

三、胎位异常

胎位异常是造成难产的常见因素之一。分娩时除枕前位为正常胎位外,其余均为异常胎位,占10%,其中,胎头位置异常占6%~7%,臀先露占3%~4%,肩先露极少见。

1.胎位异常及临床表现

(1)持续性枕后位:在分娩过程中,因强有力的宫缩,绝大多数枕后位能向前旋转135°而自然娩出。若胎头枕骨持续不能转向前方,直至分娩后期仍位于母体骨盆的后方或侧方,致使分娩发生困难,称为持续性枕后位或持续性枕横位,发病率为5%。临床表现为产程延长,因枕骨位于骨盆后方压迫直肠,产妇于第一产程开始后不久出现肛门坠胀及排便感,而过早使用腹压,且易出现疲乏、肠胀气、尿潴留。由于胎头旋转受阻,常导致协调性宫缩乏力,出现胎儿窘迫征象。

(2)臀先露:是最常见的异常胎位,占分娩总数的3%~4%,经产妇多见。由于胎臀小而不规则,分娩时不能紧贴子宫颈,致使软产道不能充分扩张,后出胎头又无明显变形,易导致分娩困难,因此,围生儿病死率比枕前位高3~8倍,同时孕产妇软产道损伤及感染的机会也增加。孕妇常感肋下有圆而硬的胎头。临产后由于胎臀不能紧贴子宫下段及宫颈内口,导致宫缩乏力,宫口扩张缓慢,产程延长,且易并发胎膜早破、脐带脱垂,导致围生儿死亡或感染。

(3)面先露:分娩过程中,当胎头极度后仰,以面部为先露时称为面先露,又称颜面位。多于临产后发现,经产妇多于初产妇,发生率为2%,临产时,胎头枕部与背部接触,胎儿颜面部不能紧贴子宫下段及宫颈,引起子宫收缩乏力,产程延长。

（4）其他

1）肩先露:又称横位,是对母儿最不利的胎位,发生率为0.1%~0.25%。临产后由于先露部不能紧贴子宫下段,常出现宫缩乏力和胎膜早破。破膜后可伴有脐带和上肢脱垂等情况,可导致胎儿窘迫甚至死亡。

2）复合先露:较少见,胎头或胎臀伴有肢体同时进入骨盆。若上肢或下肢和胎头同时入盆,可致梗阻性难产。胎儿可因脐带脱垂或产程延长导致缺氧,从而造成死亡。

2. 对母儿的影响

（1）对产妇的影响:胎位及胎儿发育异常均可导致继发性宫缩乏力,产程延长,常需手术助产。同时易发生软产道损伤,严重者可造成宫颈撕裂、子宫破裂,增加产后出血及感染的机会。若胎头长时间压迫软产道可形成生殖道瘘。

（2）对胎儿和新生儿的影响:由于产程延长、手术助产机会增多,常引起胎儿窘迫和新生儿窒息,使围生儿病死率高。面先露者,胎儿娩出后面部受压变形,口唇发绀、肿胀,影响吸吮。臀先露者易发生脐带脱垂,还可发生臂丛神经损伤及颅内出血。巨大胎儿出生后易发生低血糖、红细胞增多症等。

3. 处理原则

（1）定期产前检查妊娠30周以后胎位有异常者,根据不同情况给予矫正。若矫正失败,需提前1周住院待产,根据情况决定分娩方式。

（2）妊娠期一旦发现为巨大胎儿,应及时查找原因,如证实孕妇有糖尿病,应积极治疗,控制血糖,孕36周后根据胎儿及胎盘功能、血糖控制情况而决定引产或剖宫产。各种先天畸形一经确诊,应及时终止妊娠。

4. 护理评估

（1）病史:询问产妇既往分娩史,有无头盆不称、胎位不正、糖尿病史,有无分娩巨大胎儿、畸形家族史等,是否为过期妊娠及本次妊娠的营养状况等。

（2）身心状况:评估产妇的一般情况,如身高、骨盆测量值、胎方位。估计胎儿大小、有无羊水过多等。

评估产程进展、胎头下降情况。产妇及家属往往因产程时间长、身体疲乏而产生急躁情绪,同时因担心自身及胎儿的安危而恐惧。

（3）诊断性检查

1）腹部检查:通过四步触诊可判断胎位是否正常。如在宫底部触及胎臀,胎背偏向母体后方或侧方,前腹壁触及胎体,胎心在脐下偏外侧处听得最清楚,一般为枕后位。如在宫底部触到圆而硬、按压时有浮球感的抬头,在耻骨联合上方触及软而宽、不规则的胎臀,胎心在脐上左/右侧听得最清楚,为臀位。

2）直肠或阴道检查:当宫颈部分开大或开全时,行直肠指检或阴道检查如感到盆腔后部空虚,胎头矢状缝在骨盆斜径上,前囟在骨盆的右（左）前方,后囟在骨盆的右（左）后方,提示为持续性枕后位。若触及软而宽且不规则的胎臀、胎足或生殖器等可确定为臀位。若感觉胎头很大,颅缝宽,囟门大且紧张,颅骨骨质薄而软,如乒乓球的感觉,则考虑脑积水。无论直肠指检或阴道检查,次数不宜过多,直肠指检一般少于 10 次。阴道检查应严格控制,检查前须严格消毒,防止感染。

3)B 超检查:B 超检查能探查胎头的位置、大小及形状,做出胎位及胎儿发育异常的诊断。若探查胎头双顶径>10cm、胎体较大,则一般为巨大胎儿。

4)实验室检查:疑为巨大胎儿的孕妇,产前可做血糖、尿糖检查,晚期可抽羊水检测胎儿成熟度、胎盘功能等。

5. 可能的护理诊断

(1)有新生儿窒息的危险:与胎位异常分娩困难有关。

(2)焦虑、恐惧:与不了解产程进展或担心分娩的结果有关。

(3)潜在并发症:软产道裂伤、子宫破裂。

6. 护理目标　产妇和家属的焦虑及恐惧程度减轻,能正视现实,配合处理方案;产妇分娩过程顺利,无并发症;新生儿健康。

7. 护理措施

(1)一般护理:鼓励产妇进食,保持产妇的营养和体力,必要时静脉补充液体。指导产妇合理用力,宫口未开全之前不要过早屏气用力,防止宫颈水肿及体力消耗。

(2)心理护理:针对产妇及家属的疑问、焦虑与恐惧,及时向产妇与家属说明实际情况,给予相关知识指导。鼓励产妇增强信心,与医护积极合作,安全度过分娩。如需行剖宫产者,给予术前的有关解释和安慰。

(3)密切监测产程的进展:分娩过程中,护理人员宜密切监测胎心音、子宫收缩及产程进展,以便及早发现产程进展异常及胎儿窘迫。如发现异常,立即报告医生并协助处理。

(4)做好抢救新生儿的准备:分娩后注意观察新生儿有无产伤,糖尿病母亲所生的新生儿应注意有无低血糖的表现。

(5)预防产后出血和感染:遵医嘱及时、准确地应用宫缩剂与抗生素,预防产后出血和感染。

8. 护理评价

(1)产妇及家属能与医护人员积极配合,顺利度过分娩。

(2)无胎儿窘迫、产后出血等并发症发生。

(3)新生儿健康,母子平安。

第四节　自然流产产妇的护理

妊娠不足 28 周,胎儿体重<1000g 而终止者,称为流产。根据流产发生的时间分为早期流产和晚期流产。妊娠不足 12 周发生的流产属于早期流产;妊娠在 12 周至不足 28 周发生的流产属于晚期流产。根据流产的终止方式又分为自然流产与人工流产。本节主

要讲述自然流产,其发生率为10%～18%,多为早期流产,占80%以上。

一、病因

自然流产的发病原因很多,主要有以下五个方面。

1. 遗传基因缺陷　染色体异常是引起早期流产的主要原因,包括染色体数目异常和结构异常。

2. 母体疾病

(1)全身性疾病:妊娠期母体发生各种急性或严重的疾病都可能引起流产,如高热、严重感染等刺激子宫强烈收缩引起流产;严重贫血、心脏病、高血压等可致胎儿缺氧甚至死亡而导致流产。

(2)内分泌功能异常:黄体功能减退、甲状腺功能减退或甲状腺功能亢进、严重糖尿病等。

(3)生殖器官异常:子宫畸形、子宫肌瘤等影响胚胎着床发育引发流产;宫颈内口松弛引起胎膜早破常导致晚期流产。

(4)免疫功能异常:如母体抗磷脂抗体、抗精子抗体的存在导致妊娠期间对胎儿免疫耐受降低。

3. 环境因素　生活环境中有各种各样的有害物质,特别是在妊娠早期接触到有害物质时,引起胎儿发育畸形甚至死亡,导致流产,如过多接触放射线和铅、砷、甲醛、有机汞、苯等化学物质及高温、噪声等,均可能导致流产。

4. 强烈应激和不良生活习惯　妊娠期间过度紧张与劳累、性交过频、过度饮酒、吸烟、吸毒等,均可导致流产。

5. 意外伤害　当妊娠期间发生外伤,如车祸、摔跤等,可引起流产。

二、病理

早期流产时胚胎多数先死亡,随后底蜕膜发生出血、坏死,致胚胎与蜕膜层分离,刺激子宫收缩而被排出。晚期流产时,胎盘已完全形成,流产时往往先有腹痛,然后排出胎儿、胎盘,阴道流血较少。

三、临床类型及表现

流产是一个动态过程,在自然流产发展的不同阶段,患者的临床表现有所不同,采取的护理措施也有所差异,故根据流产不同阶段临床表现的不同,将流产分为先兆流产、难免流产、不全流产、完全流产。各种类型的流产共有的症状是停经后阴道流血及下腹痛,且阴道流血量及下腹痛的程度与病情一致。各类流产的临床表现见表14-2。

表14-2 各类流产的临床表现

类型	症状			体征		辅助检查	
	阴道流血量	下腹痛	组织排出	子宫颈口	子宫大小	妊娠试验	B超检查
先兆流产	少	无或轻	无	闭	与妊娠周数相符	阳性	正常胎囊及胎心搏动
难免流产	中→多	加剧	无	扩张	相符或略小	阴性或阳性	胎囊塌陷移位
不全流产	少→多	减轻	部分排出	扩张或有堵塞物	小于妊娠周数	一般为阴性	宫腔内不定型块状物
完全流产	少→无	无	全部排出	闭	正常或略大	阴性	子宫腔空虚

此外,流产还有以下两种特殊的临床类型。

1. 稽留流产 稽留流产指胚胎或胎儿已死亡,但滞留在宫腔内未及时自然排出者。主要表现为妊娠早期早孕反应消失,子宫不再增大反而缩小,妊娠中期胎动、胎心音消失,孕妇腹部不见增大。如死胎稽留过久,坏死组织释放凝血活酶进入母体血液循环,可引发弥散性血管内凝血(DIC)。

2. 习惯性流产 习惯性流产指连续自然流产不少于3次。近年常用复发性流产取代习惯性流产,指连续自然流产不少于2次。

四、处理原则

先兆流产需进行保胎观察,完全流产一般不须处理,其余类型流产均应尽快清除宫腔内容物,即行清宫术。

五、护理评估

1. 健康史 详细了解有无停经史、流产史、既往史(心脏病、糖尿病等),询问本次妊娠期间有无高热、严重感染,是否接触过有害物质等。

2. 身体评估

(1)症状:主要评估阴道流血量、颜色及下腹痛程度、部位、性质等。其次是了解有无恶心、呕吐、头晕、乏力、妊娠物排出等症状。

(2)体征:评估全身状况,监测生命体征并记录,尤其要评估有无休克体征。

3. 辅助检查

(1)B超检查:超声显像可显示有无胎囊、胎心、胎动等,可诊断并鉴别流产类型,指导正确处理。

(2)妊娠试验:连续测定血HCG,有助于妊娠诊断和预后判断。

4. 心理社会评估 主要评估患者对发生流产的心理感受及情绪反应。当出现阴道流血及下腹痛,患者感到不知所措,一旦得知是流产,则出现焦虑、不安,甚至因失去胎儿而感到悲伤、抑郁,对接下来的治疗和护理也可能表现出紧张、害怕。其次是了解患者家属的态度。

六、护理诊断/问题

1. 有感染的危险　与阴道流血时间长、子宫腔残留组织等有关。

2. 焦虑与担心　胎儿安危有关。

七、护理措施

1. 心理护理　告诉患者其情绪波动会影响病情与保胎效果,同时护理人员的一言一行也直接影响到患者的心理。护士应关心体贴患者,取得信任,了解其内心感受,对不良情绪和心理问题进行安抚、疏导,告知患者流产的原因及治疗情况,使其正确认识疾病,保持心情愉悦,积极配合治疗和护理。同时宣传优生优育的重要意义,使患者理解保胎不成功时,不要强求,应顺其自然,鼓励面对现实。此外,还应及时与患者家属沟通,使他们能理解患者并给予相应的心理支持。

2. 一般护理

(1)生活护理:注意休息,先兆流产患者应绝对卧床;加强营养,指导进食富含蛋白质、铁质的食物。保持外阴清洁卫生。

(2)监测生命体征:随着病情的发展及治疗的实施,患者的病情多表现为好转,少数可能出现恶化。通过定时监测体温、脉搏、血压、呼吸,可以第一时间掌握患者的病情变化,以便做出及时的处理。

(3)观察症状变化:通过询问及检查了解患者阴道流血量的变化、腹痛的部位及程度有无改变,先兆流产、难免流产时还要注意观察阴道有无肉样组织排出。阴道长时间流血可能合并感染时应观察有无发热。阴道大量流血时注意观察患者有无贫血面容及早期休克症状。

3. 医护配合

(1)保胎:绝对卧床休息,提供优质生活护理;避免身心刺激,少做检查,禁止性生活,遵医嘱给予维生素 E、黄体酮治疗;期间密切观察病情变化。若因子宫颈口松弛导致习惯性流产者,可于妊娠前或孕 12~18 周行子宫颈内口修补术并做好手术护理。

(2)止血:难免流产、不全流产、稽留流产、习惯性流产,应及时清除子宫腔内容物以达到止血的目的。积极配合医生做好手术护理,术后常规给予缩宫素治疗,促进子宫收缩达到止血效果。稽留流产需在术前进行凝血功能检查,如果凝血功能异常,应纠正后再行手术,术前可口服雌激素提高子宫对缩宫素的敏感性。

(3)抗感染:不全流产易合并感染,遵医嘱给予抗生素治疗,流血时间长或已实施清宫术者,应给予抗生素。

(4)抗休克:当不全流产患者突然出现阴道大量流血或稽留流产引发 DIC 时,协助患者取头低足高位,遵医嘱给予吸氧、输液、输血等抗休克治疗。

(5)纠正贫血:由于阴道长时间流血引起贫血时,可遵医嘱给予药物纠正贫血。

八、健康教育

1.注意休息、加强营养、保持外阴清洁。

2.先兆流产经保胎成功者,应保持心情愉快、情绪稳定,妊娠早期禁止性生活、剧烈活动,避免意外伤害。此外,妊娠期加强产前检查,如有异常情况及时就医。

3.其余类型的流产行清宫术者,叮嘱患者遵医嘱继续止血、抗感染、纠正贫血等治疗,禁止盆浴及性生活1个月;如术后阴道流血量增多、阴道流血淋漓不尽超过10d或出现发热、腹痛等应及时到医院复诊。

4.下次妊娠前应避免可能引起流产的诱发因素。尤其是习惯性流产者,一旦确诊妊娠,应立即行保胎治疗,保胎时间需超过以往发生流产的妊娠周数。

参考文献

[1]皮红英,何丽,孙建荷.手术室护理指南[M].北京:科学出版社,2017.

[2]龙亚香,江月英,刘玉华.基础护理技术[M].武汉:华中科技大学出版社,2017.

[3]潘瑞红.专科护理技术操作规范[M].武汉:华中科技大学出版社,2016.

[4]巫向前.临床专科护理[M].上海:上海科技教育出版社,2015.

[5]王春先,刘胜霞.妇产科护理[M].北京:人民军医出版社,2015.

[6]黄力毅,李砚池.儿科护理[M].北京:人民军医出版社,2015.

[7]韩慧娟,吴秋霞,邸红军.实用专科护理手册[M].北京:人民军医出版社,2013.

[8]陈利芬,成守珍.专科护理常规[M].广州:广东科技出版社,2013.

[9]车文芳,郑水利.护理常规[M].北京:科学出版社,2011.

[10]谢晓铿.专科护理技术[M].北京:中国医药科技出版社,2011.